全国高等中医药院校教材配套用书

针灸学
核心考点与习题

主编 张 昕 李 洋

中国健康传媒集团
中国医药科技出版社

内容提要

本书以全国高等中医药院校教材和教学大纲为基础，由长年从事一线中医教学工作且具有丰富教学及命题经验的教师编写而成。书中将本学科考试中的重点、难点进行归纳总结，并附大量精选习题，每题均附有正确答案、易错答案提示及答案分析，将本学科知识点及易错之处加以解析，对学生重点掌握理论知识及应试技巧具有较强的指导作用。书末附有3套模拟试卷及解析，方便读者自测。本书适合中医学专业或相关专业学生在校学习、备考使用，也可作为执业医师资格考试的复习用书。

图书在版编目（CIP）数据

针灸学核心考点与习题 / 张昕，李洋主编 . — 北京：中国医药科技出版社，2022.8

全国高等中医药院校教材配套用书

ISBN 978-7-5214-2988-6

Ⅰ . ①针… Ⅱ . ①张… ②李… Ⅲ . ①针灸学 – 中医学院 – 教学参考资料 Ⅳ . ① R245

中国版本图书馆 CIP 数据核字（2022）第 023708 号

美术编辑 陈君杞

版式设计 友全图文

出版 **中国健康传媒集团** | 中国医药科技出版社

地址 北京市海淀区文慧园北路甲 22 号

邮编 100082

电话 发行：010-62227427 邮购：010-62236938

网址 www.cmstp.com

规格 889 × 1194mm $^{1}/_{16}$

印张 15 $^{1}/_{4}$

字数 373 千字

版次 2022 年 8 月第 1 版

印次 2022 年 8 月第 1 次印刷

印刷 三河市万龙印装有限公司

经销 全国各地新华书店

书号 ISBN 978-7-5214-2988-6

定价 49.00 元

编委会

主　编

张　昕　李　洋

副主编

仙　晋　杨玉平　郑耀庭　陈　欣

编　委（按姓氏笔画排序）

王春兰　王科心　刘　辉　郑懿超　崔　潇

编写说明

《针灸学核心考点与习题》以全国高等中医药院校教材和教学大纲《针灸学》为基础，将教材中的重点、难点内容进行精简提炼，帮助学生系统掌握课程的重点内容。其中，重点、难点及习题的覆盖范围与教学大纲及教材内容一致。全书编写顺序与教材章节顺序基本一致，方便学生同步学习。

本书的主要特点在于总结教材中需重点掌握的知识点和难点，并附大量习题，使学生在短时间内既能对已学知识进行复习回顾，又能熟悉题目、掌握考点，同时还可以对自己学习中的薄弱环节进行强化记忆和练习。书中覆盖了教材的全部重要知识点，题型多样，题量丰富，对需要掌握、熟悉的内容予以强化。重点、难点部分力求全面而精炼，并有所侧重；答案分析部分力求简单明了地概括知识点的学习方法和相关解题技巧，帮助学生在复习、练习的过程中及时发现自身知识的不足之处，并厘清学习和解题的思路，提示学生针对易错点进行分析、辨别，尽可能减少在考试中的失分，从而提高对知识的应用能力，增强应试能力。书后附有3套模拟试卷及详细的答案解析，均依据新版教材要求，将重点、难点结合经典题型编写而成，可用于备考前查缺补漏。

本书适合中医学专业或相关专业学生在校学习、备考使用，也可作为执业医师资格考试的复习用书。

编者

2022年3月

皮外伤科病证 ……………………………………………………………179
五官科病证 ………………………………………………………………190
急症 ……………………………………………………………………197
其他病证 ………………………………………………………………200

模拟试卷

A 卷…………………………………………………………………… 204
B 卷…………………………………………………………………… 215
C 卷…………………………………………………………………… 226

目 录

绪论……………………………………………………………………………

上篇 经络腧穴

第一章 经络总论………………………………………………………………… 1
第二章 腧穴总论………………………………………………………………… 34
第三章 经络腧穴各论…………………………………………………………… 43
手足太阴阳明经及其腧穴 ………………………………………………… 43
手足少阴太阳经及其腧穴 ………………………………………………… 59
手足厥阴少阳经及其腧穴 ………………………………………………… 79
奇经八脉及经外奇穴 ……………………………………………………… 96

中篇 刺灸方法

第四章 刺灸法总论……………………………………………………………… 105
第五章 刺灸法各论……………………………………………………………… 107

下篇 针灸治疗

第六章 针灸治疗总论…………………………………………………………… 124
第七章 针灸治疗各论…………………………………………………………… 137
内科病证 ………………………………………………………………………137
妇儿科病证 ……………………………………………………………………166

绪论

◎ **重点** ◎

1. 针灸学定义、特点
2. 针灸学发展史上的重要医家和著作

◎ **难点** ◎

1. 针灸学起源、形成、对外传播
2. 针灸学发展史上的重要医家和著作
3. 针灸学的基本内容和学习方法

精选习题

扫码获取同步习题

（一）单项选择题

1.《十四经发挥》的作者是（　　）

A. 杨继洲　　B. 皇甫谧　　C. 孙思邈
D. 滑伯仁　　E. 李学川

【正确答案】D　　【易错答案】A、E

【答案分析】元代滑伯仁于公元 1341 年著《十四经发挥》，首次将十二经脉与任、督二脉合称为十四经脉，对后人研究经脉很有裨益。两晋时期，著名的针灸学家皇甫谧撰成《针灸甲乙经》是继《黄帝内经》之后对针灸学的又一次总结，是现存最早的一部针灸学专著。隋、唐时期著名医家孙思邈在其著作《备急千金要方》中创用阿是穴和指寸法。明代杨继洲《针灸大成》是继《黄帝内经》《针灸甲乙经》后对针灸学的又一次总结。清代针灸名医李学川撰《针灸逢源》，完整地列出了 361 个穴位。

2. 我国第一个针灸铜人铸造于（　　）

A. 唐代　　B. 宋代　　C. 明代
D. 元代　　E. 晋代

【正确答案】B　　【易错答案】A、C

【答案分析】北宋时期著名针灸学家王惟一重新考订明堂经穴，于公元 1026 年撰成《铜人腧穴针灸图经》，并刻于石碑供人们参抄拓印，他还设计了2具铜人模型，外刻经络腧穴，内置脏腑，作为针灸教学的直观教具和考试针灸医生之用，促进了经络腧穴理论知识的统一和针灸学的发展。

3. 我国历史上最早的彩色经络腧穴图见于（　　）

A.《备急千金要方》　　B.《千金翼方》　　C.《外台秘要》

D.《针灸大成》　　E.《铜人腧穴针灸图经》

【正确答案】A　　【易错答案】E

【答案分析】隋、唐时期著名医家孙思邈在其著作《备急千金要方》中绘制了五色“明堂三人图”。

4. 我国针灸传到欧洲的时间（　　）

A. 公元6世纪　　B. 公元7世纪　　C. 公元15世纪

D. 公元562年　　E. 公元17世纪

【正确答案】E　　【易错答案】A

【答案分析】公元6世纪，针灸学传到朝鲜、日本。公元562年《针经》赠日本天皇，同年吴人知聪携《明堂图》《针灸甲乙经》到日本。17世纪，针灸传到欧洲。

5. 针灸学的指导理论是（　　）

A. 中医理论　　B. 经络理论　　C. 腧穴理论

D. 刺灸理论　　E. 藏象理论

【正确答案】A　　【易错答案】B

【答案分析】针灸学是以中医理论为指导，研究经络、腧穴及刺灸方法，探讨运用针灸防治疾病规律的一门学科。其内容包括经络、腧穴、刺灸技术及针灸治疗等部分。

6. 针灸学起源于我国的时代是（　　）

A. 青铜器时代　　B. 新石器时代　　C. 仰韶文化时期

D. 奴隶制度时代　　E. 春秋战国时期

【正确答案】B　　【易错答案】A

【答案分析】针灸医学起源于新石器时期，在距今2000多年以前的古书中，经常提到原始的针刺工具是石器，称为“砭石”。青铜器时代，针刺工具由砭石、骨针发展到金属针具，特别是九针的出现更扩大了针灸实践范围，促进了针灸学的飞越发展，针灸理论也不断得以升华。

7. 最原始的针刺用具是（　　）

A. 骨针　　B. 竹针　　C. 砭石

D. 陶针　　E. 铜针

【正确答案】C　　【易错答案】A、B、D

【答案分析】针具的起源——砭石，我们的祖先在最初并不是用针，而是用石头制成的砭石来治疗疾病。

8. 依据经络学说选穴施术的治疗方法是（　　）

A. 熏洗　　B. 针灸　　C. 中药

D. 食疗　　E. 正骨

【正确答案】B　　【易错答案】A、E

【答案分析】经络学说是阐述人体经络系统的循行分布、生理功能、病理变化及其与脏腑相互关系的一门学说，几千年来一直指导着针灸临床治病，在针灸学中的地位尤其突出。

（二）多项选择题

1. 反映经络学说早期面貌的著作是（　　）

A.《素问》　　B.《灵枢》　　C.《足臂十一脉灸经》

D.《脉经》　　E.《阴阳十一脉灸经》

【正确答案】CE　　【易错答案】A、B

【答案分析】1973 年在长沙马王堆三号汉墓出土的医学帛书（用丝绸当纸张），有 2 种关于经脉的著作，即《足臂十一脉灸经》和《阴阳十一脉灸经》，记载了十一条经脉的循行分布、病候表现和灸法治疗。两书均根据足臂、阴阳命名，是现存最早的经络学说专著。

2.《针灸甲乙经》是一部（　　）

A. 经络学专著　　B. 针灸学专著　　C. 腧穴学专著

D. 治疗学专著　　E. 率先传播至国外的针灸学专著

【正确答案】BC　　【易错答案】A、C

【答案分析】《针灸甲乙经》保存了亡佚的古针灸医籍《明堂孔穴针灸治要》腧穴和腧穴主治的重要资料，皇甫谧取其精要，删其浮辞，厘定十二卷，撰成《针灸甲乙经》一书，全面论述了脏腑经络学说，发展和确定了 349 个腧穴的位置、主治、操作，介绍了针灸方法、宜忌和常见病的治疗，是继《黄帝内经》之后对针灸学的又一次总结，是现存最早的针灸学专著。

3. 晋代著名的女医家及特长是（　　）

A. 鲍姑　　B. 陶弘景　　C. 秦承祖

D. 擅长用灸　　E. 擅长针刺

【正确答案】AD　　【易错答案】B、E

【答案分析】鲍姑是晋代著名医家葛洪的妻子，擅长用灸，是我国历史上不可多得的女灸疗家。

4. 唐代针灸学发展的主要特点是（　　）

A. 子午流注针法兴起　　B. 确定穴位的数目和主治　　C. 针灸成为一门专科

D. 创立奇经八脉理论　　E. 针灸教育占有重要地位

【正确答案】CE　　【易错答案】A、B、D

【答案分析】随着经济文化的繁荣，针灸医学在隋唐时期发展较快，至唐代针灸已成为一门专科，针灸教育也占有重要的地位。唐代下设“太医署”，负责掌管医药教育，设医、针、按摩、咒禁 4 科，其中针即为针灸医学专业。《旧唐书·职官志》载：“针博士一人，针助教一人，针师十人，针工二十人，针生二十人。针博士掌教针生以经脉孔穴，使识浮、沉、涩、滑之候，又以九针为补泻之法。”唐代对针灸医学的重视和教学上的严格要求，为针灸学的学校教育开创了先河，极大促进了针灸学的全面发展和进步。

5.《十四经发挥》增加循经列穴的经脉是（　　）

A. 阴、阳跷脉　　B. 任脉　　C. 督脉

D. 阴、阳维脉　　E. 冲脉

【正确答案】BC　　【易错答案】A、D、E

【答案分析】元代滑伯仁在公元 1341 年著《十四经发挥》，首将任、督二脉与十二经脉合称为十四经脉，进一步发展了经络腧穴理论，对后人研究经脉大有裨益。

6. 针灸学术渊源与理论基础主要来源于（　　）

A.《黄帝内经》　　B.《针灸大全》　　C.《难经》

D.《十四经发挥》　　E.《针灸甲乙经》

【正确答案】ACE　　【易错答案】B、D

【答案分析】战国到秦汉成书的《黄帝内经》，以阴阳、五行、脏腑、经络、腧穴、精神、气血、津液等为基本理论，从整体观阐述了人体生理病理、诊断要领和防治原则，重点论述了经络、腧穴、针法、灸法等。特别是《灵枢》，较为完整地论述了经络腧穴理论、刺灸方法和临床治疗等，对针灸医学作了比较系统的总结，为后世针灸学术的发展奠定了基础。大约成书于汉代的《难经》，以阐明《黄帝内经》为要旨，其中关于奇经八脉和原穴的论述，更是弥补了《黄帝内经》的不足。同时，《难经》还提出了八会穴，并对五输穴按五行学说作了详细的解释。《针灸甲乙经》保存了亡佚的古针灸医籍《明堂孔穴针灸治要》腧穴和腧穴主治的重要资料，皇甫谧取其精要，删其浮辞，厘定十二卷，撰成《针灸甲乙经》一书，全面论述了脏腑经络学说，发展和确定了 349 个腧穴的位置、主治、操作，介绍了针灸方法、宜忌和常见病的治疗，是继《黄帝内经》之后对针灸学的又一次总结，是现存最早的针灸学专著。

7. 唐代载有针灸学内容的著作有（　　）

A.《外台秘要》　　B.《骨蒸病灸方》　　C.《备急灸法》

D.《神应经》　　E.《备急千金要方》

【正确答案】ABE　　【易错答案】C、D

【答案分析】《外台秘要》是唐代王焘所著，《骨蒸病灸方》是唐代崔知悌所著，《备急千金要方》是唐代孙思邈所著；《备急灸法》是宋代闻人耆年所著，《神应经》是明代陈会所著。

8. 宋代著名的针灸学家有（　　）

A. 王惟一　　B. 刘完素　　C. 王执中

D. 李东垣　　E. 张元素

【正确答案】AC　　【易错答案】B、D、E

【答案分析】北宋王惟一重新考订明堂经穴，于公元 1026 年撰成《铜人腧穴针灸图经》，并

将此书刻于石碑供人参抄拓印，便于交流、统一。另外，设计、制造2座铜人模型，外刻经络腧穴，内置脏腑，作为教学直观教具和考试针灸医生之用。南宋王执中于1220年撰成《针灸资生经》，十分重视实践，搜集了许多民间散在的临床经验，并重视灸术和压痛点对诊断和治疗疾病的作用。刘完素、李东垣、张元素是金元时代著名医家。

9. 明代著名的针灸著作有（　　）

A.《针灸大成》　B.《针灸资生经》　C.《针灸大全》

D.《铜人腧穴针灸图经》　E.《针灸问对》

【正确答案】ACE　【易错答案】B、D

【答案分析】明初徐凤撰《针灸大全》，重视手法的研究。《针灸大成》是明代杨继洲在家传《卫生针灸玄机秘要》的基础上，汇集历代诸家学说和实践经验总结而成，是后世学习和研究针灸的重要参考文献。明代汪机著《针灸问对》，针对针灸学术领域的主要内容设80多条问答，对学习者很有启发。南宋王执中于1220年撰成《针灸资生经》，北宋王惟一重新考订明堂经穴，于公元1026年撰成《铜人腧穴针灸图经》。

10. 早年我国传入日本的针灸著作有（　　）

A.《医宗金鉴》　B.《神应经》　C.《针灸甲乙经》

D.《针经》　E.《明堂图》

【正确答案】CDE　【易错答案】A、B

【答案分析】公元6世纪，我国针灸传到朝鲜、日本等国。公元562年，我国以《针经》赠日本钦明天皇，同年吴人知聪携《明堂图》《针灸甲乙经》东渡扶桑（日本）。

11. 下列成书于宋朝的针灸著作是（　　）

A.《针灸资生经》　B.《铜人腧穴针灸图经》　C.《针灸聚英发挥》

D.《针灸大全》　E.《针灸大成》

【正确答案】AB　【易错答案】C、D、E

【答案分析】《针灸资生经》是南宋王执中所著,《铜人腧穴针灸图经》是北宋王惟一所著。《针灸聚英发挥》是明代高武所著,《针灸大全》是明代徐凤所著,《针灸大成》是明代杨继洲所著。

（三）名词解释

1. 针灸学

【正确答案】针灸学是以中医理论为指导，研究经络、腧穴及刺灸方法，探讨运用针灸防治疾病规律的一门学科。它是中医学的重要组成部分，其内容包括经络、腧穴、刺灸技术及针灸治疗等部分。

【易错答案】针灸学是以中医理论为指导，研究经络、腧穴及刺灸方法的一门学科。

【答案分析】该题考查的是针灸学的定义，常见的错误是回答不全面。

2. 针刺麻醉

【正确答案】针刺麻醉是根据针刺具有镇痛和调节人体生理功能的作用，通过对腧穴的刺激，使患者能在清醒的状态下接受手术的一种麻醉方法。

【易错答案】针刺麻醉是通过对腧穴刺激，使患者能在清醒的状态下接受手术的一种麻醉方法。

【答案分析】该题考查的是针刺麻醉的概念，要注意针刺是通过刺激腧穴，从而对人体生理功能产生调节作用，镇压痛觉。

（四）填空题

1. 隋唐时期对针灸学有贡献的主要代表作是（　　）（　　）。

【正确答案】《备急千金要方》　《外台秘要》

【易错答案】《针灸资生经》　《铜人腧穴针灸图经》

【答案分析】注意区分不同针灸著作的成书年代。

2. 针灸疗法的特点是（　　）（　　）（　　）（　　）。

【正确答案】适应证广　疗效显著　应用方便　经济安全

【易错答案】常见错误是回答不全面。

【答案分析】针灸疗法具有适应证广、疗效显著、应用方便、经济安全的优点，数千年来深受广大人民的欢迎，对中华民族的繁衍昌盛做出了巨大贡献。

3. 以外科闻名于世的华佗亦精于（　　），创立了著名的（　　）穴。

【正确答案】针灸　华佗夹脊

【易错答案】内科　阿是

【答案分析】华佗不仅在外科方面成绩斐然（麻沸散），而且精于针灸，并创立了“华佗夹脊穴”。

4. 著名医家孙思邈在其著作《备急千金要方》中绘制了五色（　　），还创用了（　　）穴和指寸法。

【正确答案】明堂三人图　阿是

【易错答案】铜人腧穴针灸图经　夹脊

【答案分析】孙思邈著有《备急千金要方》，他在针灸学方面贡献有三：①绘制了五色“明堂三人图”。②首创“阿是穴”。③提出“指寸法”。

5. 北宋时期的 2 具（　　）作为（　　）和考试针灸师之用。

【正确答案】铜人模型　教学

【易错答案】模型　观摩

【答案分析】公元 1027 年，北宋著名针灸家王惟一设计、制造 2 座铜人模型，外刻经络腧穴，内置脏腑，作为教学和考试针灸师之用。

6. 清代针灸医学亦有发展，其中吴谦等撰（　　），李学川撰（　　）。

【正确答案】《医宗金鉴》　《针灸逢源》

【易错答案】《针灸聚英》　《针灸问对》

【答案分析】清代吴谦等撰《医宗金鉴》，成书于1742年，其中有关针灸内容的“刺灸心法要诀”，继承了历代前贤针灸要旨，并且发扬光大，通篇歌图并茂，成为太医院医学生必修内容。清代李学川于公元1822年撰成《针灸逢源》，强调辨证取穴，针药并重，并且较为完整地列出了361个经穴，至今仍为针灸学教材所遵用。

7. 1987年11月，经世界卫生组织的支持，在我国北京召开了（　　）联合会的成立大会暨第一届（　　）大会。

【正确答案】世界针灸学会　世界针灸学术

【易错答案】世界中医药学会　世界中医药学术

【答案分析】1987年11月经世界卫生组织的支持，在我国北京召开了世界针灸学会联合会（简称“世界针联”）的成立大会暨第一届世界针灸学术大会。

（五）问答题

1. 简述《黄帝内经》对针灸学的贡献。

【正确答案】战国到秦汉成书的《黄帝内经》，以阴阳、五行、脏腑、经络、腧穴、精神、气血、津液等为基本理论，以针灸为主要医疗技术，用无神论观点、整体观点、发展变化的观点、人体与自然相应的观点，阐述了人体生理病理、诊断要领和防治原则，重点论述了经络、腧穴、针法、灸法等。特别是《灵枢》，较为完整地论述了经络腧穴理论、刺灸方法和临床治疗等，对针灸医学作了比较系统的总结，标志着针灸理论的初步形成，为后世针灸学术的发展奠定了基础。

【易错答案】回答不全面。产生错误的原因是对《黄帝内经》的内容及其对针灸学的贡献没有全面掌握。

【答案分析】《黄帝内经》是中医重要的古典医籍之一，包括《素问》和《灵枢》两部分。《灵枢》较为完整地论述了经络腧穴理论、刺灸方法和临床治疗等方面内容，故又称《针经》。其对针灸医学作了比较系统的总结，标志着针灸理论的初步形成，是针灸学术史上的第一次大总结。

2. 简述《针灸甲乙经》对针灸学的贡献。

【正确答案】《针灸甲乙经》保存了亡佚的古针灸医籍《明堂孔穴针灸治要》腧穴和腧穴主治的重要资料，皇甫谧取其精要，删其浮辞，厘定十二卷，撰成《针灸甲乙经》一书，全面论述了脏腑经络学说，发展和确定了349个腧穴的位置、主治、操作，介绍了针灸方法、宜忌和常见病的治疗，是继《黄帝内经》之后对针灸学的又一次总结，是现存最早的针灸学专著。

【易错答案】回答不全面。产生错误的原因是对《针灸甲乙经》的内容及对针灸学的贡献没有全面掌握。

【答案分析】晋代皇甫谧在深入钻研《灵枢》《素问》《明堂孔穴针灸治要》的基础上，择其精华，撰成《针灸甲乙经》一书。此书是继《黄帝内经》之后对针灸学历史上的第二次大总结，其学术价值较高。主要贡献：承前启后。此书内容：全面论述了脏腑、经络学说，发展和确立了349个腧穴的位置、主治、操作，介绍了针灸方法、宜忌和常见病的治疗。

3. 怎样学好针灸？

【正确答案】学好针灸，其一必须学好中医基础理论，要在理解的基础上加深对经络的循行分布和腧穴的定位、主治的掌握。其二要结合骨度分寸和解剖标志反复点穴。其三要熟练掌握针灸的操作方法，加强针刺手法的练习。其四要掌握好针灸治病的原则和常见病证的针灸配穴处方，为临床实践打好基础。只有这样才能学好针灸。

【易错答案】此题常见错误是回答不全面。

【答案分析】针灸学是中医学的重要组成部分，它既以中医基本理论为基础，又有自身独特的理论技术体系，内容十分丰富，因此，是一门综合性很强的课程。针灸又是一门操作性非常强的课程，因此对本课的学习，要求大家打好理论基础的同时，多在手法上下功夫。平时熟记腧穴的定位、主治及操作方法，掌握好针灸治病的原则和常见病的针灸配穴处方，为进一步走向临床打好基础。送大家三句话：勤学苦练。勇于实践。善于思考。

4. 针灸疗法有何特点？

【正确答案】针灸学作为一门古老的医学，之所以历经沧桑而屹立于世界医学之林，显示出勃勃的生机，是因为针灸疗法具有如下特点。

（1）适应证广，疗效显著。早在1979年，世界卫生组织（WHO）就列出了适宜针灸治疗的43种疾病的名称。据统计，目前可用针灸治疗的病证已达400多种，包括内、外、妇、儿、五官、皮肤各科，其中对100种左右的病证有较好的或很好的疗效，尤其是对某些急症、痛症，如胃痉挛、胆胶痛、肾绞痛等可起到迅速缓解的作用，具有廉、便、验的特点。针刺治疗痛证举世公认。一些西医尚无能为力的免疫性、功能性等疾患，针灸却有特殊疗效，如艾滋病经针灸治疗能改善症状、延长寿命。针灸医学还在诊断、预防、抗衰老、康复、美容、减肥、戒烟戒酒等方面有独特作用。总之，针灸的应用范围广泛、疗效独特。

（2）应用方便，经济安全。针灸疗法使用器具较为简单、节省，除针、艾和消毒材料外，所需其他物品不多，用具可随身携带、随时随地应用，尤其便于在仓促之际用于急救，加之费用低廉，因而深受广大患者的欢迎。针灸操作技术除针刺补泻操作技术复杂深奥外，一般针刺操作手法和灸法，经过一段时间的学习和实践操作基本掌握是不难做到的。针灸施术过程中，只要按规定施术，就不会对人体产生副作用，更无毒性作用。针灸疗法这种安全而无不良反应的特点是任何药物疗法都难以相比的。

（3）与科学技术紧密结合。无论是在古代还是现代，针灸均显示出与科学技术紧密结合的特点。①针具的改进明显与科技发展同步，新石器时代制作石针，青铜器时代制作铜针，后随冶金技术的发展出现了金针、银针、铁针，及现代用合金制成的不锈钢针。近20～30年，针具的发展更是与现代科技密不可分，20 世纪 60 年代，电疗机广泛用于临床；70 年代，激光治疗仪问世；80 年代则出现了品种繁多的微波针、电磁针；90 年代，各种针灸仪器更是层出不穷，如计算机针灸治疗仪。②在针灸理论研究方面与现代科学的结合也更为密切，如 20 世纪 50、60 年代，中外医学工作者运用现代神经解剖学、神经生理学等对针刺镇痛、针刺麻醉原理进行了研究，70 年代后，运用现代科学技术对针灸理论进行了全方位、多视角、多学科的研究，在经络研究方面几乎动用了当代最新科技成果，包括最新的边缘学科和最现代的手段，如红外热像图、超大型声波、化学示踪、辐射场照相等，加速了经络的研究过程。正因为有上述特点，才使我国传统的针灸学成为世界医学的组成部分。

【易错答案】此题常见的错误是回答不全面。

【答案分析】此题考查的是针灸疗法的优点，针灸疗法具有适应证广、疗效显著、应用方便、经济安全 4 个方面的优点，且与科学技术紧密结合。答题的时候要注意逐条分析，举例说明。

5. 试论中华人民共和国成立以来针灸方法的发展。

【正确答案】中华人民共和国成立以来，针灸得到了长足发展。传统的针灸方法在得到重视的同时，也结合了物理疗法、药物注射疗法等，获得了新的发展。如针灸与电学相结合的电针、电热针、微波针灸；与光学相结合的红外线灸法、激光针灸；与声学相结合的声波电针；与磁相结合的磁疗仪、电磁针、穴位磁贴等。此外，还有穴位注射疗法、穴位埋线、穴位结扎、穴位割治等。

【易错答案】回答不全面。

【答案分析】此题考查针灸新技术的发展，新中国成立以来，新型针灸技术出现较多，应全面了解。

上篇　经络腧穴

第一章　经络总论

◎ **重点** ◎

1. 经络的概念
2. 经络系统的组成
3. 十二经脉的名称、分布规律、表里属络关系、循行走向与交接规律、气血流注规律
4. 奇经八脉的定义、作用与临床意义
5. 十五络脉的定义、作用与临床意义
6. 十二经别、十二经筋和十二皮部的定义
7. 标本、根结、气街、四海的概念
8. 经络的作用

◎ **难点** ◎

1. 经络学说的概念
2. 十二经脉与脏腑器官的联络
3. 奇经八脉的循行分布与特点
4. 十五络脉的分布概况
5. 十二经别特点
6. 标本、根结、气街、四海的内容
7. 熟悉经络学说的临床应用
8. 经络学说的形成
9. 十二经别、十二经筋、十二皮部的分布概况、作用与临床意义

扫码获取
同步习题

精选习题

（一）单项选择题

1. 十二经脉的命名结合了哪些内容（　　）

A. 阴阳、五行、脏腑　　B. 五行、阴阳、手足　　C. 手足、五行、脏腑
D. 手足、阴阳、脏腑　　E. 三阴三阳、脏腑

【正确答案】D　　【易错答案】A

【答案分析】此题考查的是十二经脉的命名。随着十二经脉在《黄帝内经》中的出现，根据其循行所联络的部位，十二经脉的命名也较以前复杂，以手足、阴阳、脏腑三方面结合来命名。其中用手、足将十二经脉分成手六经和足六经；凡属五脏和心包、分布于四肢内侧的经脉为阴经，属六腑分布于四肢外侧的经脉为阳经。再根据阴阳消长变化规律，把阴阳划分为三阴三阳，三阴为太阴、少阴、厥阴；三阳为阳明、太阳、少阳。

2. 十二经脉中阳经与阳经的交接部位是（　　）

A. 腹部　　B. 头面部　　C. 胸部

D. 胸腹部　　E. 四肢部

【正确答案】B　　【易错答案】E

【答案分析】此题考查的是十二经脉的交接规律，要求考生记忆准确。交接部位：手之阴阳经交接在手指末端，手之阳经与足之阳经交接在头面部，足之阳经与足之阴经交接在足趾末端，足之阴经与手之阴经交接在胸腹部。所以阳经与阳经的交接部位是头面部。

3. 十二经脉中，在目内眦交接的是（　　）

A. 手太阳与手少阳　　B. 手太阳与足太阳　　C. 手少阳与足少阳

D. 足太阳与足少阳　　E. 手阳明与足太阳

【正确答案】B　　【易错答案】C

【答案分析】此题考查的是十二经脉的交接规律。手太阳小肠经与足太阳膀胱经在目内眦交接，手少阳三焦经与足少阳胆经在目外眦交接。手太阳与手少阳不相交接，足太阳与足少阳不相交接，手阳明与足太阳也不相交接。

4. 十二经脉中，在足大趾内端交接的是（　　）

A. 足太阳与足少阳　　B. 足太阳与足少阴　　C. 足少阳与足厥阴

D. 足太阴与足阳明　　E. 足阳明与足少阴

【正确答案】D　　【易错答案】C

【答案分析】此题考查的是十二经脉的交接规律。相表里的阴经与阳经在四肢末端交接，因此可以排除A、E，足太阳与足少阴在足小趾端交接，足少阳与足厥阴在足大趾外端交接，足太阴与足阳明在足大趾内端交接。

5. 足少阴与手厥阴经交接的部位是（　　）

A. 腹中　　B. 胸中　　C. 肺中

D. 心中　　E. 心包中

【正确答案】B　　【易错答案】D

【答案分析】此题考查的是十二经脉的交接规律。相互衔接的阴经与阴经在胸中交接，具体包括：足太阴脾经与手少阴心经交接于心中；足少阴肾经与手厥阴心包经交接于胸中；足厥阴肝经与手太阴肺经交接于肺中。

6. 足三阴经在足内踝上 8 寸（同身寸）以下依前→中→后依次分布的次序是（　　）

A. 厥阴、少阴、太阴　　B. 少阴、厥阴、太阴　　C. 厥阴、太阴、少阴

D. 太阴、厥阴、少阴　　E. 太阴、少阴、厥阴

【正确答案】C　　【易错答案】D

【答案分析】此题考查的是十二经脉在四肢部的分布规律。按正立姿势、两臂自然下垂、掌心向内、拇指向前为标准体位，将上下肢的内外侧分别分成前、中、后三条区线：阴经——太阴在前、厥阴在中、少阴在后，阳经——阳明在前、少阳在中、太阳在后。需要注意的是，足三阴经在内踝上 8 寸以下是厥阴在前，太阴在中，少阴在后，至内踝上 8 寸以上，太阴交出于厥阴之前。

7. 辨证归经、循经取穴、针刺补泻的依据是（　　）

A. 阴阳学说　　B. 卫气营血理论　　C. 五行学说

D. 经络学说　　E. 脏腑学说

【正确答案】D　　【易错答案】E

【答案分析】经络学说是阐述人体经络系统的循行分布、生理功能、病理变化及其与脏腑相互关系的一门学说，是中医理论体系的重要组成部分。经络学说是古代医家在长期的医疗实践中积累和发展起来的，而且几千年来一直用于指导中医各科的辨证治疗，更是针灸治疗的理论基础，也是辨证归经、循经取穴、针刺补泻的依据。

8. 阴经是指（　　）

A. 五脏的经脉　　B. 六腑的经脉　　C. 督、带脉

D. 循行胸腹经脉　　E. 循行背部经脉

【正确答案】A　　【易错答案】D

【答案分析】此题考查的是十二经脉的名称。十二经脉以手足、阴阳、脏腑三方面结合来命名。其中用手、足将十二经脉分成手六经和足六经；凡属五脏及循行于肢体内侧的经脉为阴经，属六腑及循行于肢体外侧的经脉为阳经。

9. 经脉所分出的小支是（　　）

A. 奇经八脉　　B. 络脉　　C. 皮部

D. 经筋　　E. 气街

【正确答案】B　　【易错答案】D

【答案分析】此题考查的是络脉的定义。十五络脉是指十二经脉和任、督二脉各自别出一络脉，加上脾之大络，总计 15 条。

10. 分布于四肢外侧和头面、躯干的经脉是（　　）

A. 阴经　　B. 阴维脉　　C. 阳经

D. 奇经　　E. 带脉

【正确答案】C　　【易错答案】A

【答案分析】此题考查的是十二经脉的分布规律。总规律：十二经脉左右对称地分布于头面、

躯干和四肢，纵贯全身。六阴经（六脏）：分布于四肢的内侧及胸腹，上肢内侧为手三阴经，下肢内侧为足三阴经。六阳经（六腑）：分布于四肢的外侧及头面、躯干，上肢外侧为手三阳经，下肢外侧为足三阳经。

11. 督、任、冲脉皆起于胞中，同出会阴，故称（　　）

A. 循行走向　　B. 离入出合　　C. 奇恒之腑

D. 一源三歧　　E. 别道奇行

【正确答案】D　　【易错答案】E

【答案分析】此题考查的是奇经八脉中任脉、督脉、冲脉的循行。任脉、督脉、冲脉皆起于胞中，同出于会阴，而分别循行于人体的前、后正中线和腹部两侧，故督、任、冲脉皆起于胞中，同出会阴，称为“一源三歧”。

12. 既被称为十二经之海，又被称为血海的是（　　）

A. 督脉　　B. 足阳明胃经　　C. 足少阴肾经

D. 冲脉　　E. 足太阴脾经

【正确答案】D　　【易错答案】A

【答案分析】此题考查的是冲脉的功能。冲脉涵蓄十二经气血，故被称为“十二经之海”或“血海”。督脉总督六阳经，调节全身阳经经气，故被称为“阳脉之海”。

13. 经络系统中，其分布“以经脉为纪”者是指（　　）

A. 十二络脉　　B. 十二皮部　　C. 十二经别

D. 十二经筋　　E. 奇经八脉

【正确答案】B　　【易错答案】D

【答案分析】此题考查的是十二皮部的分布特点。十二皮部的分布区域是以十二经脉在体表的分布范围，即十二经脉在皮肤上的分属部分为依据而划分的。《素问·皮部论》载：“欲知皮部，以经脉为纪者，诸经皆然。”又云：“皮者，脉之部也。”“凡十二经络脉者，皮之部也。”

14. “六合”是指（　　）

A. 十二正经的表里相合

B. 十二络脉的表里两经联系

C. 十二经别的表里经别相合

D. 十二皮部的表里相合

E. 十二经筋的表里相合

【正确答案】C　　【易错答案】A、B

【答案分析】此题考查的是十二经别的循行特点。十二经别的循行具有“离、入、出、合”的特点。“离”，指十二经别多是从四肢肘膝关节附近正经别出；“入”，经过躯干深入体腔与相关的脏腑联系；“出”，再浅出体表上行于头项部；“合”，在头项部阳经经别合于本经的经脉，阴经经别合于其相表里的阳经经脉。十二经别正好是阴阳表里两经相合，为六对，故又称之为“六合”。

15. 十五络脉中，脾之大络散布于（　　）

A. 胸胁　　B. 颈项　　C. 腹部

D. 胸部　　E. 头部

【正确答案】A　　【易错答案】D

【答案分析】此题考查的是十五络脉中脾之大络的分布。脾之大络由大包穴分出，散布于胸胁。

16. “结于阴器”的是（　　）

A. 足三阳经筋　　B. 足三阳经脉　　C. 手三阳经筋

D. 足太阳经筋　　E. 足三阴经筋

【正确答案】E　　【易错答案】D

【答案分析】此题考查的是十二经筋的分布特点。十二经筋均起于四肢末端，结聚于关节骨骼部，走向头面躯干，行于体表，不入内脏。根据循行部位不同，筋有刚柔之分，刚（阳）筋分布于四肢外侧和项背，手足三阳经筋属于刚筋；柔（阴）筋分布于胸腹和内侧，手足三阴经则属于柔筋，其中，足三阴经筋起于足趾，循股内上行结于阴器（腹部）。因此本题的答案是足三阴经筋。

17. 环绕腰身一周的经脉是（　　）

A. 阴跷脉　　B. 冲脉　　C. 阳维脉

D. 带脉　　E. 足少阴肾经

【正确答案】D　　【易错答案】A、B

【答案分析】此题考查的是奇经八脉的循行分布。带脉起于胁下，环腰一周，状如束带；阴跷脉起于足跟内侧，伴足少阴等经上行，至目内眦与阳跷脉会合；冲脉与足少阴经相并上行，环绕口唇，且与任、督、足阳明等有联系；阳维脉起于足跗外侧，并足少阳经上行，至项后会合于督脉。

18. 髓海位于（　　）

A 项部　　B. 胸部　　C. 头部

D. 背部　　E. 腹部

【正确答案】C　　【易错答案】A

【答案分析】此题考查的是四海理论的内容。“四海”即髓海、血海、气海、水谷之海的总称，脑为髓之海，冲脉为血海，膻中为气海，胃为水谷之海，因此髓海位于头部。

19. 标本、根结、气街、四海的理论强调了（　　）

A. 人体四肢与头身的密切联系

B. 上肢与下肢的密切联系

C. 前胸与后背的密切联系

D. 脏腑与五官的密切联系

E. 五脏与六腑之间的密切联系

【正确答案】A　　【易错答案】C、D

【答案分析】此题考查的是标本、根结、气街、四海理论的意义。标本，主要指经脉腧穴分布部位的上下对应关系。根结用于针灸学，同标本一样，也是强调的上下部的联系，即人体之气，起于四肢末端，上行结于人体的上部。气街主要说明头、胸、腹、胫部是经气循行的共同通道，从部位上联系“标”和“结”、“本”和“根”。总的来看，“本”和“根”位于四肢，“标”和“结”位于头、胸、腹三部，与气街关系密切。“四海”即髓海、血海、气海、水谷之海的总称。海，百川汇集之所。针灸学中的四海理论就是古人以比类取象的方式来说明人体气血也像大地河流一样，都汇集至人体的某些部位。因此，标本、根结、气街、四海理论都强调的是人体四肢与头身的密切联系。

20. 标本是指经脉腧穴分布的（　　）

A. 上下对应关系　　B. 前后对应关系　　C. 左右交叉关系

D. 表里络属关系　　E. 范围和规律

【正确答案】A　　【易错答案】D

【答案分析】此题考查的是标本的概念。标本，主要指经脉腧穴分布部位的上下对应关系。标，原意为树梢，《说文解字》载：“标，木杪末也。”段注：“杪末谓末之细者也。”又谓：“高远之木枝曰标。”与人体头面胸背的位置相应；本，指树根，引申为下部，《说文解字》：“木下曰本。”《礼记·乐记》释：“犹初也。”又有本源之义，与人体四肢下端相应。标本用在针灸学中主要是指人体上下的对应关系。标在上部，本在下部。此与《黄帝内经》中有关篇文所言的十二经脉之气从四肢末端发出的理论是一致的。只是标本强调的是人体上下部的联系。

21. 经气的所起与所归是指（　　）

A. 气街　　B. 标本　　C. 根结

D. 交会穴　　E. 四海

【正确答案】C　　【易错答案】B

【答案分析】此题考查的是根结的含义，注意与标本的概念进行区分。根，指根本、开始，即四肢末端的井穴；结，指结聚、归结，即头、胸、腹部。十二经脉根结、标本，有同有异。所谓同者，二者均论述了四肢与头身的密切关系，皆以四肢末端为根本，以头面胸腹背等处为结标，然两者中所言部位，有的差异较大。标本范围较根结广泛，标本所指的范围，笼统而抽象，根结所指的范围，局限而具体，“根”专指井穴；“本”指四肢肘膝以下的一定部位。“结”在头胸腹部；“标”在头胸背部。根和本的部位相近，含义相似，均为脉气所出、所始之处；标和结的部位相近，含义相似，均为脉气所归、所止之处。标本与根结在具体部位上的关系是根之上有本，结之外有标。“根结”理论强调了经气上下两极之间的联系，“标本”理论强调经脉分布上下部位的相应关系，即经气的集中与弥散。根结、标本理论补充说明了经气的流注运行情况，即经气循行的多样性和弥散作用，强调了人体头身与四肢的密切关系，为针灸临床中四肢肘膝以下的特定穴治疗远隔部位的脏腑疾病、头面五官疾病；头身穴位治疗四肢疾病，以及“上病下取”“下病上取”等提供了理论依据。

22. 气街是经气的（　　）

A. 组成和来源　B. 聚集运行的共同通路　C. 布散的主要部位

D. 蓄积停留之处　E. 别道奇行路径

【正确答案】B　【易错答案】D

【答案分析】此题考查的是气街的含义。气街在《黄帝内经》中实际已做出解释，即前言“气之径路也”，这说明气街是经气聚集运行的共同通路。

23. “夫十二经脉者，内属于腑脏，外络于肢节”出自于（　　）

A.《灵枢·海论》　B.《灵枢·口问》　C.《灵枢·经水》

D.《灵枢·本藏》　E.《灵枢·经脉》

【正确答案】A　【易错答案】E

【答案分析】此题考查的是《灵枢》原文对十二经脉作用的描述。《灵枢·海论》载：“夫十二经脉者，内属于腑脏，外络于肢节。”

24. 人体成为一个有机的整体联系，主要靠（　　）

A. 五脏六腑　B. 经络系统　C. 四肢百骸

D. 五官九窍　E. 皮肉筋骨

【正确答案】B　【易错答案】A

【答案分析】此题考查的是经络具有联系脏腑、沟通内外的作用。《灵枢·海论》：“夫十二经脉者，内属于腑脏，外络于肢节。”这就是说人体各部通过经络联系成为一个有机整体。经络纵横交错，通过多种形式和通路，把脏腑与体表、体表与体表、脏腑与腑脏之间，以及机体的上下、内外、前后、左右之间紧密地联系在一起。正是由于这种联系，使机体各个部分之间保持着相互协调、相互制约的平衡关系，从而维持着人体的完整与统一。

25. 经络系统没有表里关系的是（　　）

A. 十二经脉　B. 奇经八脉　C. 十二经别

D. 十二皮部　E. 十二经筋

【正确答案】B　【易错答案】C

【答案分析】此题考查的是奇经八脉的特点。奇经八脉有异于十二正经，是十二正经之余，不直接隶属于十二脏腑，无表里配属关系，但与奇恒之腑（脑、脉、骨、髓、胆、女子胞）有密切关系的经脉，故称奇经，也意指“别道奇行”的经脉。

26. “联络脏腑，沟通肢窍”其意思指（　　）

A. 经络系统内容　B. 经络生理功能　C. 循经感传现象

D. 病候反应途径　E. 病邪传变规律

【正确答案】B　【易错答案】A

【答案分析】此题考查的是经络的作用。经络具有联系脏腑、沟通内外的作用，人体各部通过经络联系成为一个有机整体。

27. 经络局部出现不仁、不用等痿废现象，其病机是（　　）

A. 经脉气血不畅　　B. 经脉外伤受损　　C. 经脉气血衰竭

D. 经脉病邪壅阻　　E. 经脉气血不足

【正确答案】E　　【易错答案】D

【答案分析】此题考查的是经络学说的临床应用。经络是人体通内达外的一个通道，在生理功能失调时，其也是病邪传注的途径，具有反映病候的特点。当经脉气血不足时，经络局部失于濡养，出现不仁、不用等痿废现象。

（二）多项选择题

1. 描述经络感应传导现象的是（　　）

A. 针已出，气独行

B. 刺之要，气至而有效

C. 内景隧道，惟返观者能照察之

D. 内属于腑脏，外络于肢节

E. 行气血而营阴阳

【正确答案】AE　　【易错答案】A、B

【答案分析】此题考查的是对经典原文的理解能力。经络的感应传导现象体现在经气的运行上，“针已出，气独行”和“行气血而营阴阳”都表示经气的运行，“刺之要，气至而有效”描述的是得气，“内属于腑脏，外络于肢节”指的是经络联络脏腑、沟通内外的作用，“内景隧道，惟返观者能照察之”出自李时珍的《奇经八脉考》，意思是人体内部景象及气血运行的情景，只有练气功到一定层次的人才能看到。

2. 经脉循行的发现是由于（　　）

A. 针刺感应出现　　B. 温灸热感扩散　　C. 练气功时的感觉

D. 药物性能的归经　　E. 熏洗、推拿疗效

【正确答案】ABC　　【易错答案】D、E

【答案分析】此题考查的是经络的发现。经络的发现主要通过以下几个途径：针灸等刺激后感应传导现象的总结；腧穴主治功效的总结；气功“行气”感的反复出现；体表病理现象的总结；解剖生理知识的启发。

3. 十二经脉的分布规律是（　　）

A. 左右对称

B. 纵贯全身

C. 六阳经分布于四肢外侧和头面、躯干

D. 六阴经分布于四肢内侧和胸腹

E. 足三阴经的分布规律是太阳在前、厥阴在中、少阴在后

【正确答案】ABCD　　　　　　　　【易错答案】C、D、E

【答案分析】此题考查的是十二经脉的分布规律。十二经脉左右对称地分布于头面、躯干和四肢，纵贯全身。其中六阴经分布于四肢的内侧及胸腹，上肢内侧为手三阴经，下肢内侧为足三阴经。六阳经分布于四肢的外侧及头面、躯干，上肢外侧为手三阳经，下肢外侧为足三阳经。六阳经的分布规律为阳明在前、少阳在中、太阳在后，六阴经的分布规律为太阴在前、厥阴在中、少阴在后，需要注意的是，足三阴经在内踝上 8 寸以下是厥阴在前、太阴在中、少阴在后，至内踝上 8 寸以上，太阴交出于厥阴之前。

4. 人体运行气血、联络脏腑、沟通内外、贯串上下的通路是（　　）

A. 血管　　　　B. 经脉　　　　C. 络脉

D. 皮部　　　　E. 经筋

【正确答案】BC　　　　　　　　【易错答案】A、B、C

【答案分析】此题考查的是经络的概念。经络是经脉和络脉的总称，指人体内运行气血、联络脏腑、沟通内外、贯穿上下的通路。

5. 经络学说形成的历史时期主要是（　　）

A. 旧石器时代　　　　B. 新石器时代　　　　C. 春秋战国时期

D. 西汉时期　　　　E. 东汉时期

【正确答案】CD　　　　　　　　【易错答案】B、C、D、E

【答案分析】此题考查的是经络学说的形成时期。在春秋、战国、秦汉时期，针刺工具由砭石、骨针发展到金属针具，特别是九针的出现更扩大了针灸实践范围，促进了针灸学的飞越发展，针灸理论也不断得以升华，经络学说就是在这个时期形成的。

6. 十二经脉的流注是（　　）

A. 从肺经开始　　　　B. 到小肠经为止　　　　C. 从心经开始

D. 到肝经为止　　　　E. 从脾经开始

【正确答案】AD　　　　　　　　【易错答案】C、D

【答案分析】此题考查的是十二经脉的流注规律。十二经脉通过阴阳表里、手足同名经相互连接，从手太阴肺经始至足厥阴肝经而终，再由肝经复传于肺经与诸经相接，流注不已，从而构成了周而复始，如环无端的传注系统。

7. 奇经八脉与十二经脉的不同点是（　　）

A. 不直接隶属于十二脏腑

B. 无阴阳表里配属关系

C. 无统摄有关经脉气血的作用

D. 无协调阴阳作用

E. 对经脉气血无蓄积渗灌的调节作用

【正确答案】AB　　　　　　　　【易错答案】C、D、E

【答案分析】此题考查的是奇经八脉的特点及作用。奇经八脉有异于十二正经，是十二正经之余，不直接隶属于十二脏腑，无表里配属关系，具有加强十二经脉之间的联系、统摄气血、协调阴阳的作用，对十二经脉气血有蓄积、渗灌的调节作用。

8. 十二经脉的别络特点是（　　）

A. 阳经别络于阳经　　B. 阴经别络于阳经　　C. 阴经别络于阴经

D. 阳经别络于阴经　　E. 手三阳经别络于奇经

【正确答案】BD　　【易错答案】A、B

【答案分析】此题考查的是十二经脉别络的循行规律。十二经脉别络均从本经四肢肘膝关节以下的络穴分出，走向其相表里的经脉，即阴经别络于阳经，阳经别络于阴经。

9. 十二经别从十二经脉分出主要分布在（　　）

A. 胸腹　　B. 腰背　　C. 头部

D. 颈项　　E. 上肢

【正确答案】AC　　【易错答案】B、D、E

【答案分析】此题考查的是十二经别的循行特点。十二经别的循行具有“离、入、出、合”的特点。“离”，指十二经别多是从四肢肘膝关节附近正经别出；“入”，经过躯干深入体腔与相关的脏腑联系；“出”，再浅出体表上行于头项部；“合”，在头项部，阳经经别合于本经的经脉，阴经经别合于其表里的阳经经脉。

10. 十二经脉的分布特点是（　　）

A. 集中归结于头、胸、腹

B. 结聚于关节和骨骼部

C. 离、入、出、合于表里之间

D. 内部隶属于脏腑

E. 外部分布于躯体

【正确答案】DE　　【易错答案】A、B、C

【答案分析】此题考查的是十二经脉的分布特点。《灵枢·海论》曰：“夫十二经脉者，内属于腑脏，外络于肢节。”这就是说人体各部通过经络联系成为一个有机整体。选项A指的是根结理论当中结的含义，结，指结聚、归结，即头、胸、腹部。十二经脉以四肢为根，以头、胸、腹三部为结。选项B指的是十二经筋的特点，十二经筋均起于四肢末端，结聚于关节骨骼部，走向头面躯干，行于体表，不入内脏。选项C指的是十二经别的循行具有“离、入、出、合”的特点。

11. 与十二经脉相同，分手足三阴三阳的经络组织有（　　）

A. 十五络脉　　B. 奇经八脉　　C. 十二经别

D. 十二经筋　　E. 十二皮部

【正确答案】CDE　　【易错答案】A、B

【答案分析】此题考查的是经脉系统当中十二经脉的附属部分。包括十二经别、十二经筋和十二皮部，与十二经脉相同分手足三阴三阳。

12. 足三阳经是指（　　）

A. 大肠经　　B. 小肠经　　C. 胃经

D. 胆经　　E. 膀胱经

【正确答案】CDE　　【易错答案】A、B

【答案分析】此题考查的是十二经脉的名称。足三阳经包括足阳明胃经、足少阳胆经和足太阳膀胱经。选项 A 是手阳明大肠经，B 是手太阳小肠经。注意要在理解十二经脉命名规律的基础上，熟练记忆十二经脉的名称。

13. 手三阴经是指（　　）

A. 肺经　　B. 肝经　　C. 心经

D. 脾经　　E. 心包经

【正确答案】ACE　　【易错答案】B、D

【答案分析】此题考查的是十二经脉的名称。手三阴经是指手太阴肺经、手少阴心经和手厥阴心包经。选项 B 是足厥阴肝经，选项 D 是足太阴脾经。注意要在理解十二经脉命名规律的基础上，熟练记忆十二经脉的名称。

14. 十二经脉命名的依据是（　　）

A. 根据五行学说　　B. 根据阴阳学说　　C. 根据经脉循行部位

D. 根据脏腑功能　　E. 根据脏腑相络属关系

【正确答案】BCE　　【易错答案】A、B、D

【答案分析】此题考查的是十二经脉的命名。十二经脉以手足、阴阳、脏腑三方面结合来命名。其中用手、足将十二经脉分成手六经和足六经；凡属五脏和心包、分布于四肢内侧的经脉为阴经，属六腑及分布于四肢外侧的经脉为阳经。再根据阴阳消长变化规律，将阴阳划分为三阴三阳，三阴为太阴、少阴、厥阴；三阳为阳明、太阳、少阳。十二经脉与脏腑有联属的关系，根据经脉联属的脏腑进一步命名。

15. 十五络脉中，督脉之别络的特点是（　　）

A. 散布于头　　B. 沟通背部的经气　　C. 别走足太阳膀胱经

D. 与任脉相表里　　E. 名曰长强

【正确答案】ABCE　　【易错答案】A、D、E

【答案分析】此题考查的是十五络脉中督脉之别络的名称和循行特点。督脉的别络由长强分出后散布于头，左右别走足太阳经，沟通背部的经气。

16. 标本在经络理论中是指（　　）

A. 经脉的循行走向

B. 经气集中于四肢部位

C. 经气扩散于头身一定部位

D. 经气的循行和扩散

E. 经脉循行的交接规律

【正确答案】BC　　【易错答案】B、D

【答案分析】此题考查的是标本理论的含义。标本，主要指经脉腧穴分布部位的上下对应关系。标，原意为树梢，《说文解字》曰："标，木杪末也。"段注："杪末谓末之细者也。"又谓："高远之木枝曰标。"与人体头面胸背的位置相应；本，指树根，引申为下部，《说文解字》曰："木下曰本。"《礼记·乐记》释："犹初也。"又有本源之义，与人体四肢下端相应。标本用在针灸学中主要是指人体上下的对应关系，标在上部，本在下部。此与《黄帝内经》中有关篇文所言的十二经脉之气从四肢末端发出的理论是一致的。

17. "四根三结"是指（　　）

A. 四肢井穴　　B. 颈、背、腰三部　　C. 头、胸、腹部

D. 任、督、冲、带脉　　E. 手足阳经合穴

【正确答案】AC　　【易错答案】B、D

【答案分析】此题考查的是根结理论。十二经脉以四肢末端井穴为根，以头、胸、腹三部为结。《标幽赋》载："更穷四根三结，依标本而刺无不痊。"

18. 根结、标本、气街、四海的理论主要论述经络的（　　）

A. 上下关系　　B. 左右关系　　C. 前后关系

D. 内外间分段对应关系　　E. 络属关系

【正确答案】AD　　【易错答案】B、E

【答案分析】此题考查的是根结、标本、气街、四海理论的意义。标本，主要指经脉腧穴分布部位的上下对应关系。根结用于针灸学，同标本一样，也是强调的上下部的联系，即人体之气，起于四肢末端，上行结于人体的上部。气街主要说明头、胸、腹、胫部是经气循行的共同通道，从部位上联系"标"和"结"、"本"和"根"。总的来看，"本"和"根"位于四肢，"标"和"结"位于头、胸、腹三部，与气街关系密切。"四海"即髓海、血海、气海、水谷之海的总称。海，百川汇集之所。针灸学中的四海理论就是古人以比类取象的方式来说明人体气血也像大地河流一样，都汇集至人体的某些部位。因此，根结、标本、气街、四海理论论述的是经络的上下关系和内外间分段对应关系。

19. 冲脉称之为（　　）

A. 气海　　B. 髓海　　C. 小海

D. 血海　　E. 十二经之海

【正确答案】DE　　【易错答案】A、B

【答案分析】此题考查的是冲脉的功能。冲脉涵蓄十二经气血，故称"十二经之海"或"血海"。四海理论中，脑为髓海，膻中为气海。

20. 标本、根结理论对针灸治疗的临床意义体现在（　　）

A. 上病下取　　B. 以痛为输　　C. 左病右取

D. 肘膝关节以下穴位治疗脏腑病　　E. 下病上取

【正确答案】ADE　　【易错答案】A、C、E

【答案分析】此题考查的是标本、根结理论的临床意义。“根结”理论强调了经气上下两极之间的联系；“标本”理论强调经脉分布上下部位的相应关系，即经气的集中与弥散。根结、标本理论补充说明了经气的流注运行情况，即经气循行的多样性和弥散作用，强调了人体头身与四肢的密切关系，为针灸临床中四肢肘膝以下的特定穴治疗远隔部位的脏腑疾病、头面五官疾病，头身穴位治疗四肢疾病，以及“上病下取”“下病上取”等提供了理论依据。

21. 下列哪些是“标”部腧穴的应用（　　）

A. 神庭治疗四肢瘫痪　　B. 魂门治疗筋骨拘挛　　C. 公孙治疗脾寒胃冷

D. 风池治疗头晕目眩　　E. 委中治疗腰背疼痛

【正确答案】ABD　　【易错答案】A、C、E

【答案分析】此题考查的是标本理论，要明确标和本的含义。标，原意为树梢，《说文解字》载：“标，木杪末也。”段注：“杪末谓末之细者也。”又谓：“高远之木枝曰标。”与人体头面胸背的位置相应。因此，标部的腧穴应当是位于头面胸背部，神庭、魂门和风池符合，公孙和委中是位于下肢部。

22. 指出哪些是“本”部与“标”部腧穴配合应用（　　）

A. 咳嗽哮喘　肺俞配膻中　　B. 惊悸怔忡　心俞配巨阙　　C. 舌下肿痛　廉泉配中冲

D. 鼻中衄血　中府配合谷　　E. 肠风下血　长强配承山

【正确答案】CDE　　【易错答案】A、B、D

【答案分析】此题考查的是标本理论中标和本的腧穴配合应用。首先需要明确，标与人体头面胸背的位置相应，本与人体四肢下端相应，然后根据腧穴各自的定位判断是否属于标部与本部配合应用。本题中肺俞和膻中、心俞和巨阙都是标部腧穴，所以不属于标部和本部腧穴配合应用。

23. 下列哪些是十二经脉“本”部的相应腧穴（　　）

A. 中封　　B. 养老　　C. 中渚

D. 心俞　　E. 天池

【正确答案】ABC　　【易错答案】A、B、D

【答案分析】此题考查的是标本理论中标和本的腧穴。标与人体头面胸背的位置相应，本与人体四肢下端相应。中封、养老、中渚都是四肢部腧穴，属于本部腧穴；而心俞和天池是胸背部腧穴，属于标部腧穴。

24. 指出哪些是根据气街理论的临床应用（　　）

A. 白浊遗精针刺三阴交与气海

B. 伤寒项强针刺温溜与期门

C. 头痛头晕针刺百会与风池

D. 胸满咳喘针刺中府与肺俞

E. 下肢痿痹针刺气冲与承山

【正确答案】CDE　　【易错答案】A、B

【答案分析】此题考查的是气街理论。气街是经气聚集运行的共同通路，共有四街，即头气之街、胸气之街、腹气之街、胫气之街。气街横贯脏腑经络，纵分头、胸、腹、胫的网络状分布特点扩大了十四经穴的主治范围，各经穴不仅能治疗局部病证，而且还可以治疗脏腑本经脉和其他相关脏腑经脉的病变。

25.“经脉者，所以决死生”是因其具有（　　）

A. 循经感传作用　　B. 联系人体内外作用　　C. 传注病邪作用

D. 运行气血作用　　E. 指导分经辨证作用

【正确答案】BD　　【易错答案】A、E

【答案分析】此题考查的是经络的作用。《灵枢·经脉》记载：“经脉者，所以能决死生，处百病，调虚实，不可不通。”其所以能决死生，是因为经络具有联系人体内外、运行气血的作用；处百病，是因为经络具有抗御病邪、反映病候的作用；调虚实，是因为刺激经络，有传导感应的作用。

26. 经络的病理变化有（　　）

A. 防卫机体　　B. 扶正祛邪　　C. 抗御外邪

D. 传注病邪　　E. 反映病候

【正确答案】DE　　【易错答案】A、B、C

【答案分析】此题考查的是经络学说的临床应用当中经络的病理变化。由于经络是人体通内达外的一个通道，在生理功能失调时，其也是病邪传注的途径，具有反映证候的特点，故临床某些疾病的病理过程中，常常在经络循行通路上出现明显的压痛，或结节、条索状等反应物，以及相应部位的皮肤色泽、形态、温度、电阻等的变化。通过望色、循经触摸反应物和按压等，可推断疾病的病理变化。

27.“经脉者，所以处百病，调虚实”是由于经脉（　　）

A. 循行分布，纵横交错　　B. 抗御病邪，反映病候　　C. 出表入里，通达上下

D. 传导感应，补虚泻实　　E. 经脉流注，依次衔接

【正确答案】BD　　【易错答案】A、C

【答案分析】此题考查的是经络的作用。《灵枢·经脉》记载：“经脉者，所以能决死生，处百病，调虚实，不可不通。”其所以能决死生，是因为经络具有联系人体内外、运行气血的作用；处百病，是因为经络具有抗御病邪、反映病候的作用；调虚实，是因为刺激经络，有传导感应的作用。

28. 人体与自然环境的关系表现在经络上有（　　）

A. 气候对脉搏的影响

B. 气候对感传现象的影响

C. 时间对经脉气血流注影响

D. 时间对气至病所的影响

E. 气候对循行方向影响

【正确答案】ABC　　【易错答案】B、C

【答案分析】此题考查的是自然环境对人体经络的影响。气候变化会对人体产生重要的影响，经络是人体内运行气血的通道，所以气候变化可以对脉搏、经络的循经感传、经脉气血流注产

生影响。经络的循行方向不会随着气候变化而改变。

29. 下列针灸治疗体现循经取穴的是（　　）

A. 肚腹三里留　　B. 头项寻列缺　　C. 面口合谷收

D. 多汗取复溜　　E. 乳少取少泽

【正确答案】ABC　　【易错答案】A、B、D

【答案分析】此题考查的是经络学说在指导针灸选穴方面的应用。针灸选穴一般是在明确辨证的基础上，除选用局部腧穴外，通常以循经取穴为主，即某一经络或脏腑有病，便选用该经或该脏腑的所属经络或相应经脉的远部腧穴来治疗。《四总穴歌》所载："肚腹三里留，腰背委中求，头项寻列缺，面口合谷收。"就是循经取穴的体现。

30. 与经脉循行有关的头痛是（　　）

A. 前额头痛　　B. 头重隐痛　　C. 两侧头痛

D. 后脑头痛　　E. 发热头痛

【正确答案】ACD　　【易错答案】A、B、C

【答案分析】此题考查的是经络学说在指导辨证归经方面的应用。由于经络有一定的循行部位及所属络的脏腑，故根据体表相关部位发生的病理变化，可推断疾病所在的经脉，如头痛一证，痛在前额者多与阳明经有关，痛在两侧者多与少阳经有关，痛在后项者多与太阳经有关，痛在颠顶者多与督脉、足厥阴经有关。临床上亦可根据所出现的证候，结合其所联系的脏腑，进行辨证归经。

31. 根据经络的特殊联系进行诊断的有（　　）

A. 舌部赤痛是心火上炎

B. 咳嗽喘气是肺气上逆

C. 精神抑郁是肝气郁结

D. 两目红赤是肝火升腾

E. 耳鸣耳聋是肾脏虚损

【正确答案】ABD　　【易错答案】A、B、C、D、E

【答案分析】此题考查的是经络学说在指导辨证归经方面的应用。由于经络有一定的循行部位及所属络的脏腑，故根据体表相关部位发生的病理变化，可推断疾病所在的经脉，临床上亦可根据所出现的证候，结合其所联系的脏腑，进行辨证归经。

（三）名词解释

1. 经络

【正确答案】经络是经脉和络脉的总称，是人体内运行气血、联络脏腑、沟通内外、贯穿上下的通路。经，有路径的含义，经脉贯通上下，沟通内外，是经络系统中的主干，深而在里；络，有网络的含义，络脉是经脉别出的分支，较经脉细小，纵横交错，遍布全身。络脉又包括浮络，孙络，浮而在表，难以计数。通过经络系统的联系，人体内外、脏腑、肢节成为一个有机的整体。

【易错答案】此题常见错误是回答不全面。

【答案分析】此题考查的是经络的概念，作答时要注意分别阐述经脉和络脉的含义、特点，以及络脉的分类，不可遗漏。

2. 经络学说

【正确答案】经络学说是阐述人体经络系统的循行分布、生理功能、病理变化及其与脏腑相互关系的一门学说。

【易错答案】经络学说是阐述人体经络系统的循行分布、生理功能的一门学说。

【答案分析】此题考查的是经络学说的定义。经络学说的研究内容包括经络系统的循行分布、生理功能、病理变化及其与脏腑相互关系，共 4 个方面的内容，回答时注意全面。

3. 奇经

【正确答案】奇经之“奇”含义有二：一指“异”，它们与十二正经不同，既不直属脏腑，除任、督外又无专属穴位和表里配合关系，且“别道奇行”。二指单数，偶之对，因奇经没有表里配属关系。

【易错答案】奇经即不同于十二正经的经脉。

【答案分析】此题考查的是奇经的概念，见于奇经八脉。奇经八脉指别道奇行的经脉，包括督脉、任脉、冲脉、带脉、阴维脉、阳维脉、阴跷脉、阳跷脉共 8 条，故称奇经八脉。回答此题的关键在于阐释奇经“奇”在哪里，既不直接隶属于十二脏腑，也无阴阳表里配属关系，但与奇恒之腑有密切联系。

4. 经别

【正确答案】即指十二经别，是十二正经别行深入体腔的支脉。其循行特点是：多从四肢肘膝关节附近正经别出（离），经过躯干深入体腔与相关的脏腑联系（入），再浅出体表上行头项部（出），在头项部，阴经经别合于与其相表里的阳经，阳经经别则合于本经（合）。其作用主要是补充十二经脉之不足，加强经脉所属络的脏腑在体腔深部的联系，扩大了手足三阴经穴位的主治范围。

【易错答案】即指十二经别，是十二正经离、入、出、合的别行部分，是正经别行深入体腔的支脉。

【答案分析】此题考查的是十二经别的概念，十二经别的循行最大的特点是“离、入、出、合”，注意解释“离”“入”“出”“合”的含义。

5. 经筋

【正确答案】即指十二经筋，是十二经脉之气结、聚、散、络于筋肉关节的体系，是附属于十二经脉的筋肉系统。其循行分布均起始于四肢末端，结聚于关节骨骼部，走向头面躯干，行于体表，不入内脏。其具有约束骨骼，屈伸关节，维持人体正常运动功能的作用。

【易错答案】即指十二经筋，是附属于十二经脉的筋肉系统。

【答案分析】此题考查的是经筋的概念，注意回答经筋是十二经脉之气结、聚、散、络于筋肉骨节的体系，以及经筋的循行特点和作用。

6. 十二皮部

【正确答案】十二皮部是十二经脉功能活动反映于体表的部位，也是络脉之气在皮肤所散布的部位。十二皮部的分布区域是以十二经脉体表的分布范围为依据的，是十二经脉在皮肤上的分属部分。十二皮部是机体的卫外屏障，起着保卫机体、抗御外邪和反映病证的作用。

【易错答案】十二皮部是十二经脉功能活动反映于体表的部位。

【答案分析】此题考查的是十二皮部的概念。需要注意的是，十二皮部的分布区域是以十二经脉体表的分布范围为依据的，是十二经脉在皮肤上的分属部分，以及十二皮部具有保卫机体、抗御外邪和反映病证的重要作用。

7. 标本

【正确答案】主要指经脉腧穴分布部位的上下对应关系。“标”原义是树梢，引申为上部，与人体头面胸背的位置相应；“本”原义是树根，引申为下部，与人体四肢下端相应。十二经脉均有标部与本部。

【易错答案】主要指经脉腧穴分布部位的上下对应关系。

【答案分析】此题考查的是标本的定义。只知道标本指的是经脉腧穴分布部位的上下对应关系是不够的，还要知道什么是“标”，什么是“本”。

8. 根结

【正确答案】主要反映经气的所起与所归。“根”指根本、开始，即四肢末端的井穴。“结”指结聚、归结，即头、胸、腹部。根结理论强调了经脉从四肢末端到头面胸腹的联系特点。

【易错答案】主要反映经气的所起与所归。

【答案分析】此题考查的是根结的定义。要知道什么是“根”，什么是“结”，根结的意义是强调经脉从四肢末端到头面胸腹的联系特点。

9. 气街

【正确答案】指经气聚集运行的共同通路，分四气街，即胸气街、腹气街、头气街、胫气街。气街说明了头、胸、腹、胫部是经脉之气聚集循行的通路和经络在头、胸、腹、胫的分段联系。

【易错答案】指经气聚集通行的共同通路。

【答案分析】此题考查的是气街的定义。气街共有四，即头气之街，胸气之街，腹气之街，胫气之街。

10. 四海

【正确答案】即髓海、气海、血海、水谷之海的总称，其中脑为髓海、膻中为气海、冲脉为血海（十二经之海）、胃为水谷之海。“海”是百川归聚之所，经络学中认为十二经脉内流行的气血像大地上的水流一样，如百川归海。四海主持全身的气血、津液。

【易错答案】此题常见错误是回答不全面。

【答案分析】此题考查的是四海的概念。针灸学中的四海理论就是古人以比类取象的方式来说明人体气血也像大地河流一样，都汇集至人体的某些部位。

（四）填空题

1. 经络系统主要是由（　　）（　　）（　　）（　　）和连属部分（　　）（　　）等组成。

【正确答案】十二经脉　奇经八脉　十五络脉　十二经别　十二经筋　十二皮部

【易错答案】常见错误是回答不全面。

【答案分析】此题考查的是经络系统的组成。经络系统由经脉、络脉和连属于体表的十二经筋、十二皮部组成，其中经脉包括十二经脉、奇经八脉、十二经别；络脉包括十五络脉和难以计数的浮络、孙络等。要求熟练记忆。

2. 十四经脉是指（　　）加上（　　）和（　　）。

【正确答案】十二经脉　督脉　任脉

【易错答案】十二经脉　冲脉　带脉

【答案分析】此题考查的是十四经脉的定义。奇经八脉中的任脉、督脉，各有其所属腧穴，故与十二经相提并论合称“十四经”。十四经均具有一定的循行路线、病候和所属的腧穴，是经络系统中的主要部分。

3.《灵枢·海论》记载：“夫十二经脉者，内属于（　　），外络于（　　）。”

【正确答案】腑脏　肢节

【易错答案】脏腑　支节

【答案分析】此题考查的是灵枢经原文。“夫十二经脉者，内属于腑脏，外络于肢节”，表示经络具有联系脏腑、沟通内外的作用。

4. 十二经脉交接的规律为相表里的阴经与阳经在（　　）交接，同名的阳经与阳经在（　　）交接，相互衔接的阴经与阴经在胸中交接。

【正确答案】四肢末端　头面部

【易错答案】手足　胸背

【答案分析】此题考查的是十二经脉的交接规律。即相表里的阴经与阳经在四肢末端交接，同名的阳经与阳经在头面部交接，相互衔接的阴经与阴经在胸中交接。可以举例说明以加强记忆。

5. 络脉包括（　　）和难和计数的（　　）等。

【正确答案】十五络脉　浮络与孙络

【易错答案】十二络脉　浮络

【答案分析】此题考查的是络脉的组成。络脉包括十五络脉和难以计数的浮络、孙络等，十五络脉是指十二经脉和任、督二脉各自别出一络，加上脾之大络，总计 15 条。

6. 十二经脉在体内与脏腑相连属，其中（　　）主里，（　　）主表。

【正确答案】阴经属脏　阳经属腑

【易错答案】阴经　阳经

【答案分析】此题考查的是十二经脉的属络表里关系。十二经脉在体内与脏腑相络属，脏腑有表里相合的关系，故十二经脉之阴经与阳经之间也有明确的脏腑属络和表里关系。阴经属脏、络腑、主里，阳经属腑、络脏、主表，一脏配一腑，一阴配一阳，因此，十二经脉构成六组表里属络关系，互为表里的两经在生理上相互联系、病理上相互影响、治疗上相互为用。

7. 由于十二经别有（　　）于表里之间的特点，不仅加强了十二经脉内外联系，更加强了经脉所属络的脏腑在（　　）联系。

【正确答案】离、入、出、合　体腔深部的

【易错答案】离、合　体表

【答案分析】此题考查的是十二经别的特点及作用。十二经别的循行具有“离、入、出、合”的特点。“离”，是指十二经别多是从四肢肘膝关节附近的正经别出；“入”，经过躯干深入体腔与相关的脏腑联系；“出”，再浅出体表上行于头项部；“合”，在头项部，阳经经别合于本经的经脉，阴经经别合于其相表里的阳经经脉。十二经别加强了十二经脉的内外联系，特别是加强了经脉所属络的脏腑在体腔深部的联系，补充了十二经脉在体内循行的不足，扩大了手足三阴经穴位的主治范围。

8.《灵枢·卫气》指出：“胸气有街，（　　），头气有街，（　　）。”

【正确答案】腹气有街　胫气有街

【易错答案】背气有街　项气有街

【答案分析】此题考查的是《灵枢经》原文对气街内容的描述，要求准确记忆。

9.《灵枢·海论》指出：“有髓海，有（　　），有气海，有（　　）。凡此四者，以应四海也。”

【正确答案】血海　水谷之海

【易错答案】脑海　水谷之海

【答案分析】此题考查的是《灵枢经》原文对四海内容的描述，要求准确记忆。

10. 窦汉卿在《标幽赋》中指出十二经脉有“四根、三结”，即十二经脉以（　　）为“根”、以（　　）三部为“结”。

【正确答案】四肢　头、胸、腹

【易错答案】下肢　头、胸、背

【答案分析】此题考查的是根结理论的内容。十二经脉以四肢为根，以头、胸、腹三部为结。《标幽赋》载：“更穷四根三结，依标本而刺无不痊。”

11. 经络的生理功能是联系脏腑，（　　）；运行气血，营养全身；抗御病邪，（　　）；传导感应，调和阴阳。

【正确答案】沟通内外　反映病候

【易错答案】沟通上下　反映证候

【答案分析】此题考查的是经络的作用，包括4个方面，要求熟练记忆。

12.《四总穴歌》所载：“肚腹三里留，（　　），头项寻列缺，（　　）。”

【正确答案】腰背委中求　面口合谷收

【易错答案】常见错误是回答不准确。

【答案分析】此题考查的是《四总穴歌》的内容，“肚腹三里留，腰背委中求，头项寻列缺，面口合谷收”。

13. 经络学说的临床应用包括说明病理变化，指导（　　），指导（　　）。

【正确答案】针灸治疗　药物归经

【易错答案】针灸选穴　刺灸方法

【答案分析】此题考查的是经络学说的临床应用。经络学说的临床应用包括说明经络的病理变化，指导辨证归经，指导针灸治疗。针灸选穴和刺灸方法都是针灸治疗的内容。

（五）问答题

1. 论述经络学说形成的依据主要有哪几方面?

【正确答案】经络学说形成的依据，主要有以下几点。

（1）针灸等刺激后感应传导现象的总结。古代医家在医疗实践中观察到针刺腧穴或一定部位时，患者会产生酸、麻、重、胀等感应，称之为针感。这种针感常沿一定的路线向远部传导。艾灸时热感也可由施灸部位向远部扩散。经过长期观察，古代医家逐步认识到人体各部有复杂而又有规律的联系通路，从而总结出经络分布的轮廓。

（2）腧穴主治功效的总结。在长期的针灸临床实践中，古代医家发现腧穴不仅能治疗局部病证，还能治疗某些远隔部位的病证，而且这些主治范围基本相同的穴位往往有规律地排列在一条线路上，为经络的存在提供了佐证。

（3）气功“行气”感的反复出现。气功，古代称为“导引”“行气”。在导引、行气过程中，随着呼吸的调整、心神的内守、肢体的舒缓，常常出现“气”在体内有规律的流行的感觉，这种感觉的反复出现，有利于对经气的认识和经络的发现。

（4）体表病理现象的总结。古代医家在临床实践中发现，当体内某一脏腑发生疾病时，在体表相应部位可出现一些病理现象，如压痛、结节、皮疹、色泽变化等异常反应，而且脏腑有病，就会在体表相应部位出现反应点，按压反应点，病痛可随之缓解。因此，由体表病理现象推理产生了经络联系的概念。

（5）解剖生理知识的启发。经络学说形成的另一个依据，就是古代医家对人体解剖生理现象的观察。如《灵枢·经水》记载：“若夫八尺之士，皮肉在此，外可度量切循而得之，其死可解剖而视之。其脏之坚脆，腑之大小，谷之多少，脉之长短，血之清浊，气之多少……皆有定数。”可见，古代医家通过临床观察和对尸体的解剖，在一定程度上对内脏的位置、形态和某些生理功能有了直观认识，发现人体分布着许多与四肢相联系的管状和条索状结构，观察到某些脉内血液流动的现象等。这些观察对认识经络有一定的启发。

【易错答案】常见的错误是回答不全面及没有延伸。

【答案分析】此题考查的是经络的发现。经络是古代医家通过长期的医疗实践，不断观察总结而逐步发现的，主要有以上5个途径，考生注意熟练记忆并逐条分析。

2. 为什么说“头为诸阳之会”？

【正确答案】“头为诸阳之会”是依据经脉的分布特点而言。十二经脉中手足六阳经行经头面，奇经八脉中督脉、阳维脉及阳跷脉行经头面，故称“头为诸阳之会”。另外，头居身之最上，上为天属阳，人之阳气通过经脉会于头，故称之。

【易错答案】常见错误是分析不全面。

【答案分析】此题考查的是“头为诸阳之会”的原因。解答时要从经脉循行的角度进行分析，简单来说就是因为循行到头的阳经有很多，具体有手足六阳经、督脉、阳维脉及阳跷脉，另外头的位置最高，上为天属阳，人之阳气通过经脉会于头，因此“头为诸阳之会”。

3. 奇经八脉的主要作用是什么？

【正确答案】奇经八脉纵横交错地循行分布于十二经脉之间，主要作用体现在三方面。①统率、主导作用。将部位相近、功能相似的经脉联系起来，起到统摄有关经脉气血、协调阴阳的作用。②沟通、联络作用。奇经八脉在循行分布过程中，与其他各经相互交会沟通，加强了十二经脉之间的相互联系。③蓄积、渗灌的调节作用。奇经八脉纵横交错循行于十二经脉之间，当十二经脉和脏腑之气旺盛时，奇经加以储蓄，当十二经脉生理功能需要时，奇经又能渗灌和供应。奇经八脉犹如湖泊水库，而十二经脉之气则犹如江河之水。

【易错答案】奇经八脉纵横交错地循行分布于十二经脉之间，主要作用体现在两方面：①统率、主导作用。②蓄积、渗灌的调节作用。

【答案分析】此题考查的是奇经八脉的作用与临床意义。常见错误是回答不全面，漏掉第二条——沟通、联络作用，考生要在理解的基础上加深记忆。

4. 论述经络系统的主要内容。

【正确答案】经络系统有以下主要内容。

（1）经络作为运行气血的通道是以十二经脉为主，其“内属于腑脏，外络于肢节”，将人体内外连贯起来，成为一个有机的整体。十二经脉包括手太阴肺经、手厥阴心包经、手少阴心经，为手三阴经；手阳明大肠经、手少阳三焦经、手太阳小肠经，为手三阳经；足阳明胃经、足少阳胆经、足太阳膀胱经，为足三阳经；足太阴脾经、足厥阴肝经、足少阴肾经，为足三阴经。它们是经络系统的主体，起运行气血的作用。

（2）十二经别是十二正经别行深入体腔的支脉，沟通脏腑，加强表里经的联系，分手足三阴三阳与十二经脉相同。

（3）十五络脉是十二经脉在四肢部以及躯干前、后、侧三部的重要支脉，起沟通表里和渗灌气血的作用。十五络脉是指十二经脉和任、督二脉各自别出一络，加上脾之大络，总计15条，称为十五络脉，分别以其发出处的腧穴命名。还有难以计数的浮络、孙络等遍布全身。

（4）奇经八脉是具有特殊作用的经脉，或称别道奇行的经脉，其对经络起统率、主导，沟通、联络和调节气血盛衰的作用。其包括督脉、任脉、冲脉、带脉、阴维脉、阳维脉、阴跷脉、阳跷脉，共8条。奇经八脉中的任、督脉因各有其所属的腧穴，故与十二经相提并论，合称“十四经”，是经络系统的主要部分。

（5）十二经筋是受经络支配的外部筋肉，按经络分布部位分为手足三阴三阳，与十二经脉相同。十二经筋是十二经脉之气结、聚、散、络于筋肉关系的体系，是附属于十二经脉的筋肉系统，主要作用是约束骨骼、利于关节屈伸活动，以保持人体正常的运动功能。

（6）十二皮部的分布区域是以十二经脉体表分布范围为依据，是十二经脉在皮肤上的分属部分，分手足三阴三阳，与十二经脉相同。十二皮部是十二经脉功能活动反映于体表的部位，也是络脉之气在皮肤所散布的部位。由于皮部居人体最外层，是机体的卫外屏障。

上述是经络系统的主要内容。

【易错答案】常见错误是回答不全面。

【答案分析】此题考查的是经络系统的组成。经络系统由经脉、络脉和连属于体表的十二经筋、十二皮部组成，其中经脉包括十二经脉、奇经八脉、十二经别；络脉包括十五络脉和难以计数的浮络、孙络等。答题时要求解释每一项内容的含义和作用。

5. 十二经脉的“根”与“本”，“结”与“标”的意义有何异同?

【正确答案】相同点：“根”有“本”意，“结”有“标”意。“根”与“本”部位在下，皆为经气始生始发之地，为经气所出。“结”与“标”部位在上，皆为经气归结、结聚之所。不同点：“根”之上有“本”，“结”之外有“标”，“标本”的范围较“根结”为广。“标本”理论强调经脉分布上下部位的相应关系，即经气的集中和扩散，而“根结”理论强调经气两极间的联系，两者既有相同点也有区别。

【易错答案】常见错误是回答不准确。

【答案分析】此题考查的是根结与标本的异同。首先要明确根结与标本的含义。标本，主要指经脉腧穴分布部位的上下对应关系。标，原意为树梢，与人体头面胸背的位置相应；本，指树根，引申为下部，又有本源之义，与人体四肢下端相应。根，指根本、开始，即事物的初始，指四肢末端的井穴；结，指结聚、归结，即头、胸、腹部。十二经脉以四肢为根，以头、胸、腹三部为结。

6. 论述气街的结构特点。

【正确答案】气街的结构特点如下。

（1）纵横交错，以横向为主，呈网络结构。十四经脉按纵向将人体各部有机相连，气街则主要按横向将人体的脏腑、经络、腧穴、器官紧密联系起来，构成气街网络结构。四街中，头、胸、腹之气街均为横向联系的结构特点，胫之气街为纵向结构。

（2）分为四部。气街将人体从上至下分为头、胸、腹、胫四部，不仅说明头、胸、腹、胫各部的分段联系，使各部既有相对独立的组织系统和自身特有的功能活动，又通过各部所分布的十二正经、奇经八脉、四海、腧穴等将四部连为一体，特别是四海与气街四部相处一致。其中，脑为髓海位于头部，与头之气街相合；膻中为气海位于胸部，与胸之气街一致；胃为水谷之海位居上腹部，与腹之气街相合；冲脉为血海位于下腹部，与胫之气街相连。

（3）前后相应连贯。气街结构的这一特点，主要反映在胸之气街与腹之气街。胸之气街将胸膺与背部连贯一起，腹之气街将腹部与背腰部密切相连。由于有了胸、腹之气街的联系途径，人体胸腹部与背腰部形成了前后对应的结构关系。针灸学处方配穴中的俞募配穴、前后配穴理论根据即来源于此。古代医家运用阴阳学说创立了针灸临床上“阴病引阳，阳病引阴”的治疗方法，也是通过胸、腹气街的通道而形成的。

【易错答案】（1）纵横交错，以横向为主，呈网络结构。

（2）分为四部。

【答案分析】此题考查的是气街的结构特点。气街共有四，即头气之街、胸气之街、腹气之街、胫气之街。《灵枢·卫气》云：“气在头者，止之于脑。气在胸者，止之膺与背俞。气在腹者，止之背俞，与冲脉于脐左右之动脉者。气在胫者，止之于气街（冲之误），与承山踝上以下。”气街主要说明头、胸、腹、胫这些部位是经气循行的共同通道，从部位上联系“标”和“结”、“本”和“根”。总的来看，“根”和“本”位于四肢，“结”和“标”位于头、胸、腹三部，与气街关系密切。气街横贯脏腑经络，纵分头、胸、腹、胫的网络状分布特点扩大了十四经穴的主治范围，各经穴不仅能治疗本脏腑经脉的病变，而且还可以治疗其他脏腑经脉的病变。

7. 简述经络病候的主要机制。

【正确答案】当经络的生理功能失调时，产生经络病候的主要机制是：①经络实证主要由病邪壅阻或气血不畅所致，如在经络所过之处发生疼痛。②经络虚证主要是由经气虚陷，气血不足所致，如在局部会出现不仁、不用等痿废现象。③经气衰竭时，经脉循行所过之处，经脉所联系的器官功能也必然呈现衰竭，如“手太阴气绝，则皮毛焦”。④经脉中的经气变动失常，往往还能循经厥逆而出现厥证，如足阳明经经气变动失常出现“骭厥”。

【易错答案】①经络实证主要由病邪壅阻或气血不畅所致，如在经络所过之处发生疼痛。②经络虚证主要是由经气虚陷，气血不足所致，如在局部会出现不仁、不用等痿废现象。③经气衰竭时，经脉循行所过之处，经脉所联系的器官功能也必然呈现衰竭，如“手太阴气绝，则皮毛焦”。

【答案分析】此题考查的是经络病候的主要机制，包括4个方面：经络实证的发生机制、经络虚证的发生机制、经气衰竭的发生机制、经气厥逆的发生机制，答题时往往会漏掉最后一点——经气厥逆的发生机制。

8. 论述经络的生理作用。

【正确答案】由于经络与全身的组织和器官紧密相连，并通过经络将全身组织和器官联系成一个具有生命活动的整体，故它的生理作用是多方面的，概括起来有4个方面。

（1）联系脏腑、沟通内外的作用。经络具有联络和沟通作用。人体的五脏六腑、四肢百骸、五官九窍、皮肉筋骨等组织器官通过经络的联系而构成一个有机的整体，完成正常的生理活动。

（2）运行气血、营养全身的作用。气血是人体生命活动最重要的物质基础，必须通过经络的传注，才能输布全身，以濡润全身各脏腑组织器官，维持机体的正常功能。

（3）抗御病邪、反映病候的作用。孙络能“以溢奇邪，以通营卫”，起到抗御病邪的作用。经络又是传注病邪的途径，当体表受到病邪侵犯时，可通过经络由表及里、由浅入深。经络也是病变相互传变的渠道，是脏腑之间、脏腑与体表组织器官之间相互影响的途径。

（4）传导感应、调和阴阳的作用。当经络和内脏机能失调时，通过针灸等刺激体表的一定穴位，经络可以将其治疗性刺激传导到有关的部位和脏腑，从而发挥其调节人体脏腑气血的功能，使阴阳平复，达到治疗疾病的目的。

【易错答案】（1）联系脏腑、沟通内外的作用。

（2）运行气血，营养全身的作用。

（3）抗御病邪、反映病候的作用。

【答案分析】此题考查的是经络的生理作用，包括4个方面。常见错误是只回答前3个要点，而遗漏掉第4个——传导感应、调和阴阳的作用。答题时要求要点明确、全面。

第二章　腧穴总论

◎ **重点** ◎

1. 腧穴的定义
2. 腧穴的分类
3. 腧穴的主治特点
4. 各类特定穴的定义、内容、主治特点
5. 腧穴的定位方法（体表解剖标志定位法、骨度折量定位法、指寸定位法、简便定位法）
6. 腧穴的主治规律（分经主治规律、分部主治规律）

◎ **难点** ◎

1. 腧穴的主治特点
2. 各类特定穴的定义、内容、主治特点
3. 腧穴的主治规律（分经主治规律、分部主治规律）

扫码获取
同步习题

精选习题

（一）单项选择题

1. 经外奇穴是指（　　）

A. 经脉以外的穴位

B. 经穴以外的穴位

C. 经穴以外有定名、有定位的穴位

D. 十二经穴以外有定名、有定位的穴位

E. 奇经八脉的腧穴

【正确答案】C　　　　【易错答案】D

【答案分析】此题考查的是经外奇穴的定义。“经外奇穴”，是指既有一定的名称，又有明确的位置，但尚未列入或不便归入十四经系统的腧穴。

2.《针灸甲乙经》记载经穴数目是（　　）

A. 359　　　　B. 354　　　　C. 361

D. 349　　E. 360

【正确答案】D　　【易错答案】C

【答案分析】此题考查的是经穴的数目。《针灸甲乙经》记载经穴数目是 349 个。

3.《铜人腧穴针灸图经》所载的经穴名有（　　）

A. 341 个　　B. 354 个　　C. 349 个

D. 361 个　　E. 365 个

【正确答案】B　　【易错答案】C

【答案分析】此题考查的是经穴的数目。《铜人腧穴针灸图经》所载的经穴名有 354 个。

4.《针灸逢源》中所载的经穴名有（　　）

A. 349 个　　B. 354 个　　C. 361 个

D. 345 个　　E. 365 个

【正确答案】C　　【易错答案】E

【答案分析】此题考查的是经穴的数目。《针灸逢源》中所载的经穴名有 361 个。

5.《黄帝内经》中所载的经穴名约为（　　）

A. 365 个　　B.354 个　　C. 359 个

D.160 个　　E.361 个

【正确答案】D　　【易错答案】B

【答案分析】此题考查的是经穴的数目。《黄帝内经》中所载的经穴名约为 160 个。

6. 任督二脉腧穴都可用于治疗（　　）

A. 热病　　B. 头面病　　C. 前阴病

D. 肾病　　E. 妇科病

【正确答案】E　　【易错答案】C

【答案分析】此题考查的是腧穴的分经主治规律。任督二脉腧穴都可用于治疗神志病、脏腑病、妇科病。

7. 手三阴经腧穴主治病证相同的是（　　）

A. 腹部病　　B. 胸部病　　C. 神志病

D. 肺病　　E. 妇科病

【正确答案】B　　【易错答案】A

【答案分析】此题考查的是腧穴的分经主治规律。手三阴经腧穴主治病证相同的是胸部病。

8. 三焦的下合穴在（　　）

A. 胃经上　　B. 胆经上　　C. 膀胱经上

D. 三焦经上　　E. 大肠经上

【正确答案】C　　【易错答案】B

【答案分析】此题考查的是三焦的下合穴的归经。三焦的下合穴是委阳穴，位于膀胱经上。

9. 腋前纹头至肘横纹的骨度分寸是（　　）

A. 9 寸　　B. 12 寸　　C. 8 寸

D. 16 寸　　E. 13 寸

【正确答案】A　　【易错答案】B

【答案分析】此题考查的是骨度折量定位法。腋前纹头至肘横纹的骨度分寸是 9 寸。

10. 骨度分寸为 6 寸的是（　　）

A. 两乳之间　　B. 两肩胛内缘之间　　C. 两肩胛冈之间

D. 两肩胛下角之间　　E. 两肩峰之间

【正确答案】B　　【易错答案】C

【答案分析】此题考查的是骨度折量定位法。两乳之间的骨度分寸是 8 寸，两肩胛内缘之间的骨度分寸是 6 寸，两肩峰之间的骨度分寸是 16 寸。

11. 臀横纹至腘横纹的骨度分寸是（　　）

A. 19 寸　　B. 12 寸　　C. 14 寸

D. 16 寸　　E. 13 寸

【正确答案】C　　【易错答案】B

【答案分析】此题考查的是骨度折量定位法。臀横纹至腘横纹的骨度分寸是 14 寸，腘横纹至外踝尖的骨度分寸是 16 寸。

（二）多项选择题

1. 下列穴位中，利用天体地貌命名的是（　　）

A. 腕骨　　B. 水分　　C. 合谷

D. 曲池　　E. 少商

【正确答案】CD　　【易错答案】B

【答案分析】此题考查的是腧穴的命名。腕骨是根据所在部位命名，水分是根据治疗作用命名，少商是通过联系五音与五行命名，合谷和曲池是利用天体地貌命名。

2. 腧穴的分类可分为（　　）

A. 交会穴　　B. 经穴　　C. 奇穴

D. 特定穴　　E. 阿是穴

【正确答案】BCE　　【易错答案】A、B、D

【答案分析】此题考查的是腧穴的分类。人体的腧穴很多，大体上可分为十四经穴、奇穴、阿是穴 3 类。十四经穴简称“经穴”，是具有固定的名称和位置，且归属于十四经脉系统的腧穴。奇穴又称“经外奇穴”，是指既有一定的名称，又有明确的位置，但尚未列入或不便归入十四经系统的腧穴。阿是穴又称“天应穴”“不定穴”“压痛点”等，既无固定的名称，又无固定位置，而是以压痛点或病变局部或其他反应点等作为针灸施术部位的一类腧穴。

3. 下列特定穴中，分布在四肢肘膝关节以下的是（　　）

A. 五输穴　　B. 络穴　　C. 下合穴

D. 募穴　　E. 交会穴

【正确答案】AC　　【易错答案】B、E

【答案分析】此题考查的是特定穴的定位。五输穴是指十二经脉分布于四肢肘膝关节以下的井、荥、输、经、合 5 个特定穴。络穴即十五络脉从经脉别出部位的腧穴，又称“十五络穴”。任脉络穴鸠尾、督脉络穴长强和脾之大络大包穴都不在四肢肘膝关节以下。下合穴是指六腑之气下合于下肢足三阳经的腧穴，又称“六腑下合穴”，包括胃的下合穴足三里、大肠的下合穴上巨虚、小肠的下合穴下巨虚、膀胱的下合穴委中、胆的下合穴阳陵泉、三焦的下合穴委阳，都是位于膝关节以下。募穴是脏腑之气汇聚于胸腹部的腧穴，位于胸腹部。八会穴是指脏、腑、气、血、筋、脉、骨、髓等精气会聚的 8 个腧穴，分散在躯干部和四肢部。

4. 下列穴位中，分布在躯干部的是（　　）

A. 原穴　　B. 背俞穴　　C. 八脉交会穴

D. 募穴　　E. 郄穴

【正确答案】BD　　【易错答案】A、E

【答案分析】此题考查的是特定穴的定位。背俞穴是脏腑之气输注于背腰部的腧穴，又称“俞穴”；募穴是脏腑之气汇聚于胸腹部的腧穴，又称“腹募穴”，都位于躯干部。原穴是指脏腑原气输注、经过和留止于十二经脉四肢部的腧穴，又称“十二原”，多分布于腕踝关节附近。郄穴是指十二经脉和奇经八脉中的阴跷、阳跷、阴维、阳维脉之经气深聚的部位，共 16 个。郄，有空隙之义。除胃经的梁丘之外，都分布于四肢肘膝关节以下。

5. 以下说法正确的是（　　）

A. 所出为井　　B. 所注为荥　　C. 所溜为输

D. 所行为经　　E. 所进为合

【正确答案】AD　　【易错答案】B、D

【答案分析】此题考查的是五输穴经气流注的特点。概括为：所出为井，所溜为荥，所注为输，所行为经，所入为合。

6. 下列属特定穴的是（　　）

A. 奇穴　　B. 阿是穴　　C. 原穴

D. 络穴　　E. 天应穴

【正确答案】CD　　【易错答案】A、B、C

【答案分析】此题考查的是特定穴的分类。特定穴包括在四肢肘膝以下的五输穴、原穴、络穴、郄穴、八脉交会穴、下合穴；在胸腹、背腰部的背俞穴、募穴；在四肢、躯干部的八会穴，以及全身经脉的交会穴。腧穴的分类包括十四经穴、奇穴、阿是穴三类。二者不可混淆。

7. 临床常用的腧穴定位方法是（　　）

A. 骨度分寸法　　B. 解剖标志法　　C. 简便取穴法

D. 经验取穴法　　E. 手指同身寸法

【正确答案】ABCE　　【易错答案】A、B、C

【答案分析】此题考查的是腧穴定位方法。腧穴的定位，习惯上叫取穴。取穴准确与否，会直接影响治疗效果，所以临床时一定要熟练掌握穴位的定位方法。常用的腧穴定位方法有骨度折量定位法、体表解剖标志定位法、指寸定位法、简便定位法。

8. 骨度分寸为9寸的是（　　）

A. 胸剑结合中点至脐中　　B. 肘横纹至腕掌侧远端横纹　　C. 前两额发角之间

D. 两乳头之间　　E. 耳后两乳突之间

【正确答案】CE　　【易错答案】A、C、E

【答案分析】此题考查的是骨度折量定位法。胸剑结合中点至脐中是8寸，肘横纹至腕掌侧远端横纹是12寸，前两额发角之间和耳后两乳突之间都是9寸，两乳头之间是8寸。

9. 骨度分寸为8寸的是（　　）

A. 胸剑结合中点至脐中　　B. 肘横纹至腕掌侧远端横纹　　C. 前两额发角之间

D. 两乳头之间　　E. 耳后两乳突之间

【正确答案】AD　　【易错答案】A、C、D

【答案分析】此题考查的是骨度折量定位法。胸剑结合中点至脐中是8寸，肘横纹至腕掌侧远端横纹是12寸，前两额发角之间和耳后两乳突之间都是9寸，两乳头之间是8寸。

10. 手指同身寸包括（　　）

A. 拇指同身寸　　B. 食指同身寸　　C. 中指同身寸

D. 横指同身寸　　E. 小指同身寸

【正确答案】ACD　　【易错答案】A、B、C

【答案分析】此题考查的是手指同身寸定位法。手指同身寸定位法是指依据被取穴者手指所规定的分寸来量取腧穴的方法，又称指寸定位法。包括中指同身寸，以被取穴者中指中节桡侧两端纹头（拇、中指屈曲成环形）之间的距离作为1寸，主要适应于四肢及脊背部作横寸的折量；拇指同身寸，以被取穴者拇指指间关节的宽度作为1寸，主要适应于1寸间隔的取穴，即四肢横寸；横指同身寸（一夫法），令被取穴者四指并拢，以中指中节横纹为标准，其四指的宽度作为3寸。

（三）名词解释

1. 腧穴

【正确答案】是人体脏腑经络之气输注于体表的特殊部位。

【易错答案】是人体脏腑之气输注于体表的特殊部位。

【答案分析】此题考查的是腧穴的定义。腧穴是人体脏腑经络之气输注于体表的特殊部位。腧，本写作输，有转输、输注的含义，即经气转输之义；穴，有洞、孔、隙的意思，即经气所居之处，腧穴合起来就是气血输注的空隙。

2. 十四经穴

【正确答案】是指具有固定的名称和位置，且归属于十四经脉系统的腧穴。

【易错答案】是指具有固定的位置，且归属于十四经脉系统的腧穴。

【答案分析】此题考查的是十四经穴的定义。十四经穴简称“经穴”，是指归属于十二经和任脉、督脉循行线上的腧穴。特点：有固定位置、名称，有一定的经属，有主治本经和相应脏腑病证的共同作用。

3. 奇穴

【正确答案】是指既有一定的名称，又有明确的位置，但尚未归入或不便归入十四经脉系统的腧穴。

【易错答案】是指具有一定的名称，但尚未列入或不便列入十二经系统的腧穴。

【答案分析】此题考查的是奇穴的概念。奇穴又称“经外奇穴”，是指既有一定的名称，又有明确的位置，但尚未归入或不便归入十四经系统的腧穴。特点：有一定的名称，有明确的定位，但无一定的归属，主治范围比较单纯，但对某种病的疗效可靠。奇穴的分布比较分散，有的在十四经循行线上，有的不在十四经循行线上，但都与经络系统有着密切联系。有的奇穴并不指某一部位，而是由多个穴位或部位组成的小型处方，如八邪、八风、四神聪等。

4. 募穴

【正确答案】是脏腑之气汇聚于胸腹部的腧穴。

【易错答案】是脏腑之气汇聚于背腰部的腧穴。

【答案分析】此题考查的是募穴的定义。募穴是脏腑之气汇聚于胸腹部的腧穴，又称“腹募穴”。募，有聚集、汇合之意。

5. 特定穴

【正确答案】是指十四经中具有特殊治疗作用，并按特定称号归类的腧穴。

【易错答案】是指十二经中具有特殊治疗作用的腧穴。

【答案分析】此题考查的是特定穴的定义。特定穴是指十四经穴中具有特殊性能和治疗作用，并有特定称号的腧穴。包括在四肢肘膝以下的五输穴、原穴、络穴、郄穴、八脉交会穴、下合穴；在胸腹、背腰部的背俞穴、募穴；在四肢、躯干部的八会穴，以及全身经脉的交会穴。

6. 八会穴

【正确答案】指脏、腑、气、血、筋、脉、骨、髓等精气会聚的 8 个腧穴。

【易错答案】指脏、腑、气、血、筋、脉会聚的腧穴。

【答案分析】此题考查的是八会穴的定义。八会穴是指脏、腑、气、血、筋、脉、骨、髓之精气所聚会的 8 个腧穴。八会穴的分布比较分散，在躯干前后和四肢部均有。包括脏会章门，腑会中脘，气会膻中，血会膈俞，筋会阳陵泉，脉会太渊，骨会大杼，髓会绝骨。

7. 骨度折量定位法

【正确答案】是以体表骨节为主要标志折量全身各部的长度和宽度，定出分寸，用于腧穴定位的方法。

【易错答案】是以体表骨节为主要标志用于腧穴定位的方法。

【答案分析】此题考查的是骨度折量定位法的定义。骨度分寸定位法是指主要以骨节为标志，将两骨节之间的长度折量为一定的分寸，用以确定腧穴位置的方法。骨度分寸法不分男女老幼、体形的高矮胖瘦，均按比例折算成同等长度和宽度，作为量取腧穴的依据。

（四）填空题

1. 人体的（　　）既是疾病的反应点，又是（　　）的施术部位。

【正确答案】腧穴　针灸

【易错答案】穴位　推拿

【答案分析】此题考查的是腧穴的定义。腧穴是人体脏腑经络之气输注于体表的特殊部位。腧，本写作输，转输、输注的含义，即经气转输之义；穴，有洞、孔、隙的意思，即经气所居之处，腧穴合起来就是气血输注的空隙。人体的腧穴既是疾病的反应点，又是针灸的施术部位。

2. 近治作用是（　　）主治所具有的共同特点，远治作用是（　　）主治作用的基本规律。

【正确答案】一切腧穴　十四经穴

【易错答案】十四经穴　所有腧穴

【答案分析】此题考查的是腧穴的主治特点。近治作用是指腧穴具有治疗其所在部位局部及邻近组织、器官病证的作用。这是一切腧穴(包括十四经穴、奇穴、阿是穴)所具有的共同特点。远治作用是指腧穴具有治疗其远隔部位的脏腑、组织器官病证的作用。一般认为，十四经腧穴中，尤其是十二经脉肘膝关节以下的腧穴，远治作用尤为突出，可以治疗本经所过的远端部位的疾病。

3. 下合穴是（　　）下合于（　　）的6个穴位。

【正确答案】六腑之气　足三阳经上

【易错答案】六腑　足六经

【答案分析】此题考查的是下合穴的定义。下合穴是指六腑之气下合于下肢足三阳经的腧穴，又称“六腑下合穴”。

4. 八脉交会穴是（　　）与（　　）相通的8个穴位。

【正确答案】十二经脉　奇经八脉

【易错答案】经脉　奇经八脉

【答案分析】此题考查的是八脉交会穴的定义。八脉交会穴是指十二经脉与奇经八脉相通的8个腧穴，均分布在腕踝部的上下。

5. 中指同身寸是以患者（　　）中节桡侧两端纹头的距离作为（　　）寸。

【正确答案】中指　1

【易错答案】拇指　1

【答案分析】此题考查的是中指同身寸的定义。中指同身寸是以患者中指中节桡侧两端纹头（拇、中指屈曲成环形）之间的距离作为1寸。此法首见于《备急千金要方》，主要适应于四肢及脊背部作横寸的折量。

6. 横指同身寸又称（　　）。将患者（　　）（　　）（　　）和（　　）并拢，以（　　）中节横纹为标准，四指的宽度为（　　）寸。

【正确答案】一夫法　食指　中指　无名指　小指　中指　3

【易错答案】常见错误是回答不准确。

【答案分析】此题考查的是横指同身寸的定义。横指同身寸（一夫法），令患者将食指、中指、无名指和小指并拢，以中指中节横纹为标准，其四指的宽度为 3 寸。此法首见于《肘后备急方》，常用于下肢、腹部及背部横寸的折量。

（五）问答题

1. 腧穴一般分为哪几类？

【正确答案】人体的腧穴大体可归纳为十四经穴、奇穴和阿是穴 3 类。十四经穴，是指具有固定的名称和位置，且归属于十四经脉系统的腧穴。奇穴，是指既有一定的名称，又有明确的位置，但尚未归入或不便归入十四经系统的穴位。阿是穴，是指既无固定的名称，亦无固定位置，而是以压痛点或病变局部或其他反应点等作为针灸施术部位的一类腧穴。

【易错答案】常见错误是回答不全面。

【答案分析】此题考查的是腧穴的分类。人体的腧穴很多，大体上可分为十四经穴、奇穴、阿是穴 3 类。①十四经穴，简称“经穴”，是指归属于十二经和任脉、督脉循行线上的腧穴。特点：有固定位置、名称，有一定的经属，主治本经及相应脏腑病证的共同作用。②奇穴，又称“经外奇穴”，是指既有一定的名称，又有明确的位置，但尚未列入或不便列入十四经系统的腧穴。特点：有一定的名称，有明确的定位，但无一定的归属。主治范围比较单纯，但对某种病的疗效可靠。奇穴的分布比较分散，有的在十四经循行线上，有的不在十四经循行线上，但都与经络系统有着密切联系。有的奇穴并不指某一部位，则是由多个穴位或部位组成的小型处方，如八邪、八风、四神聪等。③阿是穴，又称“天应穴”“不定穴”“压痛点”等。既无固定的名称，又无固定位置，而仅是以压痛点或其他反应点作为施灸部位。特点：没有固定部位、名称，无一定经属。对痛证疗效好。

2. 简述腧穴的治疗作用。

【正确答案】腧穴的治疗作用包括近治作用、远治作用和特殊作用。近治作用是指腧穴具有治疗其所在部位局部及邻近组织、器官病证的作用。远治作用是指腧穴具有治疗其远隔部位的脏腑、组织器官病证的作用。特殊作用是指有些腧穴具有双向良性调整作用和相对特异的治疗作用。

【易错答案】腧穴的治疗作用包括近治作用、远治作用。

【答案分析】此题考查的是腧穴的治疗作用。腧穴的治疗作用包括近治作用、远治作用和特殊作用。近治作用是指腧穴具有治疗其所在部位局部及邻近组织、器官病证的作用。这是一切腧穴（包括十四经穴、奇穴、阿是穴）所具有的共同特点。远治作用是指腧穴具有治疗其远隔部位的脏腑、组织器官病证的作用。一般认为，十四经腧穴中，尤其是十二经脉肘膝关节以下的腧穴，远治作用尤为突出，可以治疗本经所过的远端部位的疾病。特殊作用是治某些腧穴具有双向的良性调整作用和相对特异的治疗作用。①双向良性调整作用：是指同一腧穴对机体不同的病理状态，可以起到两种相反而有效的治疗作用。如泄泻时针天枢可止泻，便秘时针天枢又可润肠通便。②相对特异性：某些腧穴还具有相对特异性，如至阴穴能矫正胎位、少泽穴通乳、神门穴安神、水沟穴开窍醒神等。

3. 论述足三阴经腧穴的主治异同点。

【正确答案】足三阴经相同的主治为：腹部病、妇科病。

足三阴经不同的主治为：①足太阴脾经主治：脾胃病。②足厥阴肝经主治：肝病、前阴病。③足少阴肾经主治：肾病、肺病、咽喉病、前阴病。

【易错答案】常见错误是回答不准确。

【答案分析】此题考查的是足三阴经腧穴的主治规律。分经主治，是指某一经脉所属的经穴均可治疗该经循行部位及其相应脏腑的病证。足太阴经主治脾胃病，足厥阴经主治肝病，足少阴经主治肾病、肺病、咽喉病。其中，足厥阴经和足少阴经相同的主治为前阴病，三经相同的主治为腹部病、妇科病。

4. 试述特定穴的分类。

【正确答案】根据特定穴不同的分布特点、含义和治疗作用，将其分成五输穴、原穴、络穴、郄穴、下合穴、背俞穴、募穴、八会穴、八脉交会穴和交会穴。

【易错答案】常见错误是回答不完全。

【答案分析】此题考查的是特定穴的分类。特定穴是指十四经穴中具有特殊性能和治疗作用，并有特定称号的腧穴。包括在四肢肘膝以下的五输穴、原穴、络穴、郄穴、八脉交会穴、下合穴；在胸腹、背腰部的背俞穴、募穴；在四肢、躯干部的八会穴，以及全身经脉的交会穴，共10类。

5. 常用的腧穴定位方法有哪几种？

【正确答案】常用的腧穴定位方法有4种，即体表解剖标志定位法、骨度折量定位法、指寸定位法和简便定位法。

【易错答案】常用的腧穴定位方法有3种。即体表解剖标志定位法、骨度折量定位法、指寸定位法。

【答案分析】此题考查的是常用的腧穴定位方法。骨度折量定位法是指主要以骨节为标志，将两骨节之间的长度折量为一定的分寸，用以确定腧穴位置的方法。体表解剖标志定位法是以人体解剖学的各种体表标志为依据来确定腧穴位置的方法，俗称自然标志定位法。指寸定位法是指依据患者本人手指所规定的分寸来量取腧穴的方法，又称指寸法。简便定位法，顾名思义，就是临床上一种简便易行的取穴方法。如取列缺，以两手虎口自然平直交叉，食指尽端即是穴。

第三章　经络腧穴各论

手足太阴阳明经及其腧穴

◎ **重点** ◎

1. 手太阴肺经重点腧穴的定位方法、特定穴和操作要求（中府、尺泽、孔最、列缺、太渊、鱼际、少商）

2. 手阳明大肠经重点腧穴的定位方法、特定穴和操作要求（商阳、合谷、阳溪、偏历、手三里、曲池、臂臑、肩髃、扶突、迎香）

3. 足阳明胃经重点腧穴的定位方法、特定穴和操作要求（承泣、四白、地仓、颊车、下关、头维、人迎、梁门、天枢、水道、归来、伏兔、梁丘、足三里、上巨虚、条口、下巨虚、丰隆、解溪、内庭、厉兑）

4. 足太阴脾经重点腧穴的定位方法、特定穴和操作要求（隐白、太白、公孙、三阴交、地机、阴陵泉、血海、大横、大包）

◎ **难点** ◎

1. 手太阴肺经的经脉循行；主治概要；重点穴位的主治
2. 手太阴肺经病候和与组织器官的联系
3. 手阳明大肠经的经脉循行；主治概要；重点穴位的主治
4. 手阳明大肠经病候和与组织器官的联系
5. 足阳明胃经的经脉循行；主治概要；重点穴位的主治
6. 足阳明胃经病候和与组织器官的联系
7. 足太阴脾经的经脉循行；主治概要；重点穴位的主治
8. 足太阴脾经病候和与组织器官的联系

扫码获取
同步习题

精选习题

（一）单项选择题

1. 肺的募穴是（　　）

A. 云门　　B. 肺俞　　C. 中府

D. 尺泽　　E. 膻中

【正确答案】C　　【易错答案】B

【答案分析】此题考查的是肺的募穴。肺的募穴是中府，肺俞是肺的背俞穴。

2. 下列腧穴具有平喘作用的是（　　）

A. 大椎　　B. 曲池　　C. 合谷

D. 鱼际　　E. 曲泽

【正确答案】D　　【易错答案】C

【答案分析】此题考查的是腧穴的主治作用。肺经腧穴主治咳嗽、气喘等肺系疾病，鱼际是肺经腧穴，所以具有平喘作用。

3. 下列腧穴治疗头项病首选（　　）

A. 大椎　　B. 列缺　　C. 合谷

D. 经渠　　E. 太渊

【正确答案】B　　【易错答案】A

【答案分析】此题考查的是腧穴的主治。四总穴歌说“头项寻列缺”，所以列缺穴可以治疗头项病。

4. 手太阴肺经“其支者”分出穴是（　　）

A. 太渊　　B. 鱼际　　C. 列缺

D. 经渠　　E. 支正

【正确答案】C　　【易错答案】D

【答案分析】此题考查的是肺经经脉循行。手太阴肺经起于中焦，属肺、络大肠，联络胃及肺系；从肺系出来（中府），外行线起于侧胸上部，循行于上肢内侧前缘，经过寸口，止于拇指桡侧端（少商）；分支从腕后（列缺）分出，止于食指桡侧端（商阳），与手阳明大肠经相接。

5. 手太阴肺经的合穴是（　　）

A. 曲泽　　B. 鱼际　　C. 孔最

D. 尺泽　　E. 侠白

【正确答案】D　　【易错答案】B

【答案分析】此题考查的是手太阴肺经的特定穴。鱼际是荥穴，孔最是郄穴，尺泽是合穴。

6. 下列腧穴治疗咯血应选（　　）

A. 中府　　B. 鱼际　　C. 太渊

D. 尺泽　　E. 经渠

【正确答案】B　　【易错答案】E

【答案分析】此题考查的是腧穴的主治作用。鱼际是肺经荥穴，“荥主身热”，可以治疗咳嗽、咯血、咽干、咽喉肿痛、失音等肺系实热病证。

7. 下列腧穴治疗急性吐泻应选（　　）

A. 太渊　　B. 鱼际　　C. 尺泽

D. 经渠　　E. 支正

【正确答案】C　　【易错答案】B

【答案分析】此题考查的是腧穴的主治作用。尺泽是肺经的合穴，“合主逆气而泄”，可以治疗急性吐泻、中暑、小儿惊风等急症。

8. 下列腧穴治疗鼻衄应首选（　　）

A. 少商　　B. 鱼际　　C. 孔最

D. 尺泽　　E. 侠白

【正确答案】C　　【易错答案】B

【答案分析】此题考查的是腧穴的主治作用。孔最是肺经的郄穴，可以治疗鼻衄、咯血、咳嗽、气喘、咽喉肿痛等肺系病证。

9. 针刺下列何穴有导致气胸危险（　　）

A. 中庭　　B. 玉堂　　C. 天府

D. 云门　　E. 侠白

【正确答案】D　　【易错答案】C

【答案分析】此题实际考查的是腧穴的定位。云门位于胸部，锁骨下窝凹陷中，肩胛骨喙突内缘，前正中线旁开 6 寸。操作时应向外斜刺或平刺，不可向内下深刺，以免伤及肺脏，引起气胸。

10. 大肠经的郄穴是（　　）

A. 二间　　B. 合谷　　C. 曲池

D. 温溜　　E. 阳溪

【正确答案】D　　【易错答案】B

【答案分析】此题考查的是大肠经的特定穴。二间是荥穴，合谷是原穴，曲池是合穴，温溜是郄穴，阳溪是经穴。

11. 手阳明大肠经在鼻旁与何经衔接（　　）

A. 胃经　　B. 脾经　　C. 肝经

D. 肾经　　E. 肺经

【正确答案】A　　【易错答案】E

【答案分析】此题考查的是经脉的循行。手阳明大肠经起于食指桡侧端（商阳），循行于上肢外侧的前缘，上走肩（肩髃），入缺盆（锁骨上窝部），络肺属大肠；分支从缺盆上走颈，经颈部入下齿，过人中沟，止于对侧鼻旁（迎香），与足阳明胃经相接。

12. 下列腧穴可以治疗热病的是（　　）

A. 阴陵泉　　B. 曲池　　C. 太冲

D. 承山　　E. 太溪

【正确答案】B　　【易错答案】A

【答案分析】此题考查的是经穴的主治作用。曲池具有祛风清热的作用，可治疗各种热病。

13. 下列腧穴治疗头痛宜选（　　）

A. 商阳　　B. 三间　　C. 合谷

D. 迎香　　E. 曲池

【正确答案】C　　【易错答案】E

【答案分析】此题考查的是经穴的主治作用。合谷具有解表清热、清泻阳明、醒脑开窍、通络镇痛的作用，可以治疗头痛。

14. 下列腧穴治疗高血压宜选（　　）

A. 三间　　B. 二间　　C. 曲池

D. 手五里　　E. 支正

【正确答案】C　　【易错答案】B

【答案分析】此题考查的是经穴的主治作用。曲池具有祛风清热、行气活血、调理肠胃、疏筋利节的作用，可以治疗高血压。

15. 手阳明大肠经的经穴是（　　）

A. 阳溪　　B. 合谷　　C. 曲池

D. 温溜　　E. 二间

【正确答案】A　　【易错答案】B

【答案分析】此题考查的是大肠经的特定穴。阳溪是经穴，合谷是原穴，曲池是合穴，温溜是郄穴，二间是荥穴。

16. 下列腧穴治疗耳鸣应选（　　）

A. 商阳　　B. 二间　　C. 天鼎

D. 偏历　　E. 阳溪

【正确答案】D　　【易错答案】E

【答案分析】此题考查的是腧穴的主治作用。偏历具有清热利窍、调肺利水的作用，可以治疗耳鸣、鼻衄。

17. 下列腧穴治疗肘臂挛痛宜选（　　）

A. 手三里　　B. 上廉　　C. 温溜

D. 三间　　E. 二间

【正确答案】A　　【易错答案】B

【答案分析】此题考查的是经穴的主治作用。手三里具有通经活络、和胃利肠、疏风解表的作用，可以治疗手臂无力、上肢不遂等上肢病证。

18. 下列腧穴治疗胆道蛔虫宜选（　　）

A. 手五里　　B. 列缺　　C. 合谷

D. 迎香　　E. 曲池

【正确答案】D　　【易错答案】C

【答案分析】此题考查的是腧穴的主治作用。迎香可以治疗胆道蛔虫症。

19. 大肠之募穴是（　　）

A. 梁门　　B. 关门　　C. 滑肉门

D. 天枢　　E. 水道

【正确答案】D　　【易错答案】A

【答案分析】此题考查的是大肠经的募穴是天枢穴。

20. 足阳明胃经在大趾旁与何经衔接（　　）

A. 大肠经　　B. 脾经　　C. 肝经

D. 肾经　　E. 心经

【正确答案】B　　【易错答案】A

【答案分析】此题考查的是胃经的经脉循行。足阳明胃经起于鼻旁，上行鼻根，沿着鼻外侧下行，入上齿，环绕口唇，交会承浆，循行过下颌、耳前，止头角；主干线从颈下胸，内行部分入缺盆，属胃络脾；外行部分循行于胸腹第 2 侧线，抵腹股沟处，下循下肢外侧前缘，止于第 2 趾外侧端（厉兑）；一支脉从膝下 3 寸（足三里）分出，下行到中趾外侧端；一支脉从足背（冲阳）发出，沿足大趾内侧直行到末端（隐白），与足太阴脾经相接。

21. 下列腧穴具有通乳作用，可以治疗乳少的是（　　）

A. 阳陵泉　　B. 乳中　　C. 少泽

D. 中府　　E. 天突

【正确答案】C　　【易错答案】B

【答案分析】此题考查的是腧穴的主治作用。少泽是小肠经的井穴，具有泄热开窍、利咽通乳的作用，可以治疗乳痈、乳汁少等乳疾。

22. 下列腧穴治疗目疾宜首选（　　）

A. 四白　　B. 阳白　　C. 承泣

D. 瞳子髎　　E. 丝竹空

【正确答案】C　　【易错答案】A

【答案分析】此题考查的是腧穴的主治作用。承泣具有疏风清热、开窍明目的作用，可以治疗眼睑瞤动、迎风流泪、夜盲、近视等目疾。

23. 下列腧穴治疗急性胃痛宜选（　　）

A. 上脘　　B. 梁门　　C. 大横

D. 上巨虚　　E. 梁丘

【正确答案】E　　【易错答案】B

【答案分析】此题考查的是腧穴的主治作用。梁丘是足阳明胃经的郄穴，阳经郄穴主治急性疼痛，因此梁丘可以治疗急性胃痛。

24. 足阳明胃经的经穴是（　　）

A. 解溪　　B. 足三里　　C. 内庭

D. 冲阳　　E. 陷谷

【正确答案】A　　【易错答案】B

【答案分析】此题考查的是足阳明胃经的特定穴。解溪是经穴，足三里是合穴、胃下合穴，内庭是荥穴，冲阳是原穴，陷谷是输穴。

25. 下列腧穴治疗痰多应选（　　）

A. 阴陵泉　　B. 丰隆　　C. 中脘

D. 合谷　　E. 上廉泉

【正确答案】B　　【易错答案】C

【答案分析】此题考查的是经穴的主治作用。丰隆是足阳明胃经的络穴，具有健脾祛痰、理气降逆、宁心安神的作用，是祛痰要穴，可用于治疗咳嗽痰多等痰饮病证。

26. 针刺下列何穴有导致气胸的危险（　　）

A. 缺盆　　B. 脊中　　C. 人迎

D. 日月　　E. 水突

【正确答案】A　　【易错答案】C

【答案分析】此题考查的是腧穴的定位及特殊操作。缺盆位于锁骨上窝中央，针刺时注意要斜刺、浅刺，以免导致气胸。

27. 下列腧穴治疗牙关不利应选（　　）

A. 地仓　　B. 四白　　C. 下关

D. 上关　　E. 太阳

【正确答案】C　　【易错答案】D

【答案分析】此题考查的是腧穴的主治作用。下关在耳屏前，下颌骨髁状突前方，颧弓下缘中央与下颌切迹所形成的凹陷中。具有疏风止痛、通利牙关的作用，可以治疗牙关不利。

28. 脾经的募穴是（　　）

A. 章门　　B. 京门　　C. 中府

D. 尺泽　　E. 膻中

【正确答案】A　　【易错答案】B

【答案分析】此题考查的是特定穴。脾经的募穴是章门穴，京门是肾经的募穴，中府是肺经的募穴，尺泽是肺经的合穴，膻中是气会穴。

29. 足太阴脾经在胸中与何经衔接（　　）

A. 肾经　　B. 心经　　C. 肝经

D. 胃经　　E. 任脉

【正确答案】B　　【易错答案】D

【答案分析】此题考查的是足太阴脾经的循行。足太阴脾经起于足大趾末端（隐白），循行于小腿内侧的中间，至内踝上 8 寸后循行于小腿内侧的前缘，经膝股部内侧前缘，入腹，属脾络胃，上膈，经过咽，止于舌；分支从胃注心中（与手少阴心经相接）；另有一条分布于胸腹部第 3 侧线，经锁骨下，止于腋下大包穴。

30. 下列腧穴具有祛风活血作用的是（　　）

A. 大椎　　B. 肩髎　　C. 合谷

D. 鱼际　　E. 血海

【正确答案】E　　【易错答案】D

【答案分析】此题考查的是腧穴的主治作用。血海具有理血调经、祛风活血、清热凉血、宣通下焦的作用。

31. 足太阴脾经"大络"分布于（　　）

A. 胸部　　B. 腹部　　C. 胸胁部

D. 胸腹部　　E. 肋部

【正确答案】C　　【易错答案】D

【答案分析】此题考查的是足太阴脾经之大络。"脾之大络，名曰大包，出渊腋下三寸，布胸胁。"

32. 足太阴脾经的合穴是（　　）

A. 隐白　　B. 商丘　　C. 大都

D. 阴陵泉　　E. 公孙

【正确答案】D　　【易错答案】E

【答案分析】此题考查的是足太阴脾经的特定穴。隐白是井穴，大都是荥穴，商丘是经穴，阴陵泉是合穴，公孙是络穴、八脉交会穴（通于冲脉）。

33. 脾之大络为（　　）

A. 大包　　B. 商丘　　C. 大都

D. 阴陵泉　　E. 公孙

【正确答案】A　　【易错答案】E

【答案分析】此题考查的是脾之大络。"脾之大络，名曰大包，出渊腋下三寸，布胸胁"，所以脾之大络为大包穴。公孙是脾经的络穴、八脉交会穴（通于冲脉）。

34. 下列腧穴治疗月经过多应选（　　）

A. 箕门　　B. 漏谷　　C. 隐白

D. 阴陵泉　　E. 太白

【正确答案】C　　【易错答案】D

【答案分析】此题考查的是腧穴的主治作用。隐白是足太阴脾经的井穴，具有健脾宁神、调经统血的功效，可以治疗月经过多、崩漏等妇科病。

35. 下列腧穴治疗瘾疹应选（　　）

A. 商丘　　B. 三阴交　　C. 大都

D. 阴陵泉　　E. 血海

【正确答案】E　　【易错答案】B

【答案分析】此题考查的是腧穴的主治作用。血海是脾经腧穴，具有理血调经、活血祛风、清热凉血、宣通下焦的功效，可用于治疗瘾疹、湿疹、丹毒等血热性皮肤病。

（二）多项选择题

1. 鱼际穴的主治有（　　）

A. 咽喉肿痛　　B. 失音　　C. 发热

D. 咳嗽　　E. 哮喘

【正确答案】ABCDE　　【易错答案】A、B、C

【答案分析】此题考查的是鱼际穴的主治病证。鱼际是手太阴肺经的荥穴，具有清解肺热、利咽凉血的作用，可以治疗咳嗽、咯血、咽干、咽喉肿痛、哮喘、失音等肺系热性病证。

2. 手太阴肺经联系的脏腑器官有（　　）

A. 肺　　B. 胃　　C. 大肠

D. 气管　　E. 鼻

【正确答案】ABCD　　【易错答案】A、B、C、D、E

【答案分析】此题考查的是手太阴肺经联系的脏腑器官。首先要明确肺经经脉循行，手太阴肺经起于中焦，属肺、络大肠，联络胃及肺系；从肺系出来（中府），外行线起于侧胸上部，循行于上肢内侧前缘，经过寸口，止于拇指桡侧端（少商）；分支从腕后（列缺）分出，止于食指桡侧端（商阳），与手阳明大肠经相接。因此，肺经联系的脏腑有肺、大肠、胃、肺系，肺系指喉咙，兼指气管。

3. 迎香穴的主治有（　　）

A. 鼻塞　　B. 失音　　C. 口歪

D. 胆道蛔虫症　　E. 咳嗽

【正确答案】ACD　　【易错答案】A、C

【答案分析】此题考查的是迎香穴的主治作用。迎香穴是手阳明大肠经腧穴，在鼻翼外缘中点旁开约 0.5 寸，鼻唇沟中。具有散风清热、通利鼻窍的作用，主治鼻塞、鼽衄、口歪等局部病证，以及胆道蛔虫症。

4. 手阳明大肠经联系的脏腑器官有（　　）

A. 膈　　B. 大肠　　C. 胃

D. 气管　　E. 肺

【正确答案】BE　　【易错答案】A、B

【答案分析】此题考查的是手阳明大肠经联系的脏腑器官。首先明确大肠经的循行，手阳明大肠经起于食指桡侧端（商阳），循行于上肢外侧的前缘，上走肩（肩髃），入缺盆（锁骨上窝部），络肺属大肠；分支从缺盆上走颈，经颈部入下齿，过人中沟，止于对侧鼻旁（迎香），与足阳明胃经相接。

5. 上巨虚的主治有（　　）

A. 腹痛　　B. 口角歪斜　　C. 近视

D. 下肢痿痹　　E. 肠痈

【正确答案】ADE　　【易错答案】A、D

【答案分析】此题考查的是上巨虚的主治作用。上巨虚是大肠下合穴，具有通肠化滞、疏调经气的作用，主治肠鸣、腹痛、腹泻、便秘、肠痈等胃肠病证以及下肢痿痹。

6. 足阳明胃经联系的脏腑器官有（　　）

A. 上齿　　B. 肝　　C. 胃

D. 脾　　E. 心

【正确答案】ACD　　【易错答案】C、D

【答案分析】此题考查的是足阳明胃经所联系的脏腑器官。首先需要明确胃经的经脉循行，足阳明胃经起于鼻旁，上行鼻根，沿着鼻外侧下行，入上齿，环绕口唇，交会承浆，循行过下颌、耳前，止头角；主干线从颈下胸，内行部分入缺盆，属胃络脾；外行部分循行于胸腹第 2 侧线，抵腹股沟处，下循下肢外侧前缘，止于第 2 趾外侧端（厉兑）；一支脉从膝下 3 寸（足三里）分出，下行到中趾外侧端；一支脉从足背（冲阳）发出，沿足大趾内侧直行到末端（隐白），与足太阴脾经相接。因此胃经联系的脏腑器官有上齿、胃和脾。

7. 血海穴的主治有（　　）

A. 月经不调　　B. 阳痿　　C. 经闭

D. 遗精　　E. 湿疹

【正确答案】ACE　　【易错答案】A、B、C

【答案分析】此题考查的是血海穴的主治作用。血海是足太阴脾经腧穴，具有理血调经、清热凉血、活血祛风、宣通下焦的功效，主要治疗：①月经不调、痛经、经闭等妇科月经病。②瘾疹、湿疹、丹毒等血热性皮肤病。③膝股内侧痛。

8. 足太阴脾经联系的脏腑器官是（　　）

A. 肝　　B. 胃　　C. 心

D. 咽　　E. 舌

【正确答案】BCDE　　　　　　【易错答案】B、C、D

【答案分析】此题考查的是足太阴脾经联系的脏腑器官。首先需要明确脾经的经脉循行，足太阴脾经起于足大趾末端（隐白），循行于小腿内侧的中间，至内踝上 8 寸后循行于小腿内侧的前缘，经膝股部内侧前缘，入腹，属脾络胃，上膈，经过咽，止于舌；分支从胃注心中（与手少阴心经相接）；另有一条分布于胸腹部第 3 侧线，经锁骨下，止于腋下大包穴。因此，脾经联系的脏腑器官有脾、胃、咽、舌、心。

（三）名词解释

1. 柱骨

【正确答案】指颈椎，见于手阳明大肠经经脉循行，“上出于柱骨之会上，下入缺盆，络肺，下膈，属大肠”。

【易错答案】指颈项。

【答案分析】此题考查的是柱骨的概念。柱骨指的是颈椎；柱骨之“会上”指大椎。

2. 缺盆

【正确答案】即锁骨上窝，见于手阳明大肠经经脉循行，“上出于柱骨之会上，下入缺盆，络肺，下膈，属大肠”。

【易错答案】胸骨上窝。

【答案分析】此题考查的是缺盆的概念。缺盆指的是锁骨上窝。

3. 寸口

【正确答案】指手腕后桡侧动脉搏动处，即寸口脉所在部位。寸口见于手太阴肺经经脉循行，“下肘中，循臂内上骨下廉，入寸口，上鱼，循鱼际，出大指之端”。

【易错答案】肱动脉搏动处。

【答案分析】此题考查的是寸口的概念。寸口指的是手腕后桡侧动脉搏动处。

4. 客主人

【正确答案】即上关穴，见于足阳明胃经经脉循行，“却循颐后下廉，出大迎，循颊车，上耳前，过客主人，循发际，至额颅”。

【易错答案】下关穴。

【答案分析】此题考查的是客主人的概念。客主人指的是上关穴，位于耳前颧弓上缘中央凹陷中。

5. 足跗

【正确答案】即足背，见于足阳明胃经经脉循行，“下膝膑中，下循胫外廉，下足跗，入中指内间”。

【易错答案】足底。

【答案分析】此题考查的是足跗的概念。足附指的是足背。

6. 核骨

【正确答案】指第 1 跖骨的头部突起，见于足太阴脾经经脉循行，“脾足太阴之脉，起于大指之端，循指内侧白肉际，过核骨后，上内踝前廉”。

【易错答案】舟骨粗隆。

【答案分析】此题考查的是核骨的概念。核骨指的是第1跖骨的头部突起（形如半个果核，故名）。

7. 舌本

【正确答案】指舌根部，见于足太阴脾经经脉循行，“入腹，属脾，络胃，上膈，夹咽，连舌本，散舌下”。

【易错答案】舌下。

【答案分析】此题考查的是舌本的概念。舌本指的是舌根部。

（四）填空题

1. 中府位于胸前壁外上方，前正中线旁开（　　），平（　　）肋间隙。

【正确答案】6寸　第一

【易错答案】4寸　第二

【答案分析】此题考查的是中府穴的定位。中府是手太阴肺经腧穴，在胸前壁外上方，前正中线旁开6寸，平第一肋间隙处。

2. 手太阴肺经腧穴主治（　　）和（　　）的相应病证。

【正确答案】肺系病证　经脉循行部位

【易错答案】咳嗽　气喘

【答案分析】此题考查的是手太阴肺经的主治病证。肺经腧穴主治咳、喘、咯血、咽喉痛等肺系疾患，及经脉循行部位的其他病证。

3. 曲池位于肘横纹外侧端与肱骨外上髁连线（　　）。

【正确答案】中点

【易错答案】之间

【答案分析】此题考查的是曲池穴的定位。曲池是手阳明大肠经腧穴，屈肘成直角，在肘横纹外侧端与肱骨外上髁连线中点。

4. 手阳明大肠经腧穴主治（　　）（　　）（　　）（　　）（　　）（　　）的相应病证。

【正确答案】头面五官疾患　热病　皮肤病　肠胃病　神志病　经脉循行部位

【易错答案】常见错误是回答不全面。

【答案分析】此题考查的是手阳明大肠经腧穴主治。大肠经腧穴主治头面五官疾患、热病、皮肤病、肠胃病、神志病等，及经脉循行部位的其他病证。

5. 天枢位于脐中旁开（　　）寸。

【正确答案】2

【易错答案】4

【答案分析】此题考查的是天枢穴的定位。天枢是足阳明胃经腧穴，（仰卧，在腹中部）脐中旁开2寸。

6. 足阳明胃经腧穴主治（　　）（　　）（　　）（　　）（　　）病证。

【正确答案】胃肠病　头面五官病　神志病　热病　经脉循行部位的其他

【易错答案】常见错误是回答不全面。

【答案分析】此题考查的是足阳明胃经腧穴的主治病证。胃经腧穴主治胃肠病和头面五官病、神志病、热病，以及经脉循行部位的其他病证。

7. 脾经的起始穴是（　　），终止穴是（　　）。

【正确答案】隐白　大包

【易错答案】隐白　周荣

【答案分析】此题考查的是脾经的起止腧穴。脾经起于隐白穴，止于大包穴。

8. 在特定穴中，公孙既是（　　），又是（　　）。

【正确答案】络穴　八脉交会穴

【易错答案】络穴　八会穴

【答案分析】此题考查的是公孙穴的特定穴属性。公孙是足太阴脾经腧穴，是脾经的络穴，同时也是八脉交会穴（通于冲脉）。

（五）问答题

1. 如何理解“头项寻列缺”？

【正确答案】列缺属手太阴肺经络穴，联络表里两经，肺经由此别走手阳明，手阳明大肠经从手走头，上达颈项、口齿，故头项寻列缺，体现了表里同治的规律。

【易错答案】常见错误是回答不准确。

【答案分析】列缺是手太阴肺经腧穴，是络穴，同时也是八脉交会穴，通任脉。“头项寻列缺”出自于《四总穴歌》，意思是头项部的疾病可以使用列缺穴进行治疗。从手太阴肺经的循行来看，并没有上行到头项部，那么为什么说头项寻列缺呢？因为列缺是手太阴肺经的络穴，联络表里两经，肺经由此别走手阳明，手阳明大肠经从手走头，上达颈项、口齿，故头项寻列缺，体现表里同治的规律。

2. 太渊穴为什么治疗血脉病？

【正确答案】太渊穴为手太阴肺经原穴、八会穴之脉会，能通达十二经脉，此处犹如水流交汇之处所，故又名“大泉”。太渊穴具有调补肺气、调理血脉、通经活络、止咳平喘之功，故能治疗血脉病。

【易错答案】常见错误是回答不准确。

【答案分析】太渊穴是手太阴肺经腧穴，是输穴、原穴、八会穴之脉会，具有调补肺气、通调血脉、通经活络、止咳平喘的功效，故能治疗血脉病。

3. 如何理解“面口合谷收”？

【正确答案】合谷属手阳明经原穴，既可补虚，又可泻实，手阳明大肠经从手走头，循行经过颊、下齿、口、人中沟、鼻旁，故合谷擅长治疗“面口”的各种虚实病证。

【易错答案】常见错误是回答不准确。

【答案分析】合谷是手阳明大肠经的原穴，具有解表清热、清泻阳明、醒脑开窍、通络镇痛的功效，临床应用广泛。手阳明大肠经循行从缺盆上走颈，经颈部入下齿，过人中沟，止于对侧鼻旁（迎香），因此合谷擅长治疗“面口”的各种虚实病证。

4. 偏历穴为什么治疗水肿？

【正确答案】偏历属手阳明经络穴，联络表里两经，大肠经由此别走手太阴肺经。肺为水之上源，主宣发肃降，针刺偏历穴可宣畅肺气，通调水道，气行则水行，故能治疗水肿。

【易错答案】常见错误是没有从络穴沟通表里两经的角度回答。

【答案分析】偏历是手阳明大肠经的络穴，沟通表里两经，肺与大肠相表里，肺为水之上源，主宣发肃降，因此偏历穴具有清热利窍、调肺利水的作用，针刺偏历穴可宣畅肺气，通调水道，气行则水行，故能治疗水肿。

5. 如何理解“肚腹三里留”？

【正确答案】足三里穴属足阳明胃经合穴和下合穴，具有补中益气、健脾和胃、通腑理肠之功效。《灵枢·邪气藏府病形》说：“合治内府。”《素问·咳论》说：“治府者，治其合。”故足三里可广泛用于各种胃肠“肚腹”疾病。

【易错答案】常见错误是回答不准确。

【答案分析】足三里是足阳明胃经腧穴，是五输穴的合穴，同时也是胃之下合穴，具有补中益气、和胃健脾、通腑化痰、祛风化湿、补气养血、防病保健的功效。下合穴是治疗六腑疾病的首选穴位，《灵枢·邪气藏府病形》说：“合治内府。”《素问·咳论》说：“治府者，治其合。”因此对于胃肠腑病可首取足三里进行治疗。

6. 丰隆穴为什么善治痰证？

【正确答案】脾与胃相表里，丰隆作为胃经络穴能够沟通表里两经，因此可以起到健脾理气、运化水湿的作用。针刺丰隆穴可调理脾胃，使脾能为胃行其津液，水湿得运，不能聚而为痰，故丰隆理气化痰功效显著，善治各种痰证。

【易错答案】常见错误是回答不准确。

【答案分析】丰隆是足阳明胃经的络穴，具有健脾祛痰、理气降逆、宁心安神的作用。《玉龙歌》载：“痰多宜向丰隆寻。”《医学纲目》载：“一切痰饮取丰隆。”

7. 阴陵泉穴为什么善治水肿？

【正确答案】《千金翼方》说：“水肿不得卧，灸阴陵泉百壮。”脾主运化水湿，若脾虚失运，则水湿停聚。阴陵泉为脾经合穴，经气由此深入脏腑，故阴陵泉具健脾化湿、利水消肿功效，为治疗脾虚湿困所致水肿的重要穴位。

【易错答案】常见错误是回答不准确。

【答案分析】阴陵泉是足太阴脾经的合穴，具有健脾化湿、通利三焦的作用，脾主运化水湿，若脾虚失运，则水湿停聚，所以阴陵泉可以治疗水肿等脾不运化水湿病证。

8. 三阴交穴为什么治疗范围较广？

【正确答案】三阴交为足太阴脾经的腧穴，顾名思义，该穴为足太阴、足少阴、足厥阴三经的交会穴，可以治疗肝、脾、肾三脏的各种病证。脾主运化、主统血，肝主疏泄、主藏血，肾藏精、主水，故该穴具有健脾化湿、调经理血、益肾疏肝、通经活络等作用，可广泛应用于消化、泌尿、生殖等多系统疾病。

【易错答案】常见错误是回答不全面。

【答案分析】三阴交是足太阴脾经的腧穴，是足三阴经的交会穴，具有健脾和胃、补益肝肾的功效，用于治疗肝、脾、肾的各种病证，因此治疗范围广泛。

9. 为什么十二经脉气血循环由肺经开始？

【正确答案】经脉的主要生理功能是运行气血，而气血的运行有赖于肺气的推动。肺朝百脉，中焦所化生的气血，必先上注于肺，才能流注十二经脉，以营养五脏六腑、四肢百骸，所以十二经脉以肺经为首。

【易错答案】常见错误是回答不全面。

【答案分析】中焦受纳、腐熟水谷，化生水谷精微而生气血，所以十二经脉气血源于中焦。气血的运行，有赖于肺气的输送，因此十二经脉气血流注从手太阴肺经开始，由肺经逐渐相传，形成周而复始、如环无端的流注系统，将气血周流全身，营养和维持各组织器官的功能活动。

10. 写出手太阴肺经的经脉循行。

【正确答案】“肺手太阴之脉，起于中焦，下络大肠，还循胃口，上膈属肺。从肺系，横出腋下，下循臑内，行少阴、心主之前，下肘中，循臂内上骨下廉，入寸口，上鱼，循鱼际，出大指之端。其支者，从腕后，直出次指内廉，出其端。”

【易错答案】常见错误是回答不准确。

【答案分析】此题考查的是《灵枢·经脉》篇手太阴肺经循行的原文，要求熟练记忆。

11. 简述中府和太渊的定位、主治和针刺操作。

【正确答案】中府　定位：在胸部，横平第一肋间隙，锁骨下窝外侧，前正中线旁开6寸。主治：咳嗽、气喘、胸痛、肩背痛。操作：向外斜刺或平刺0.5～0.8寸；可灸。本穴不能向内下深刺，以免伤及肺脏。

太渊　定位：在腕前区，桡骨茎突与舟状骨之间，拇长展肌腱尺侧凹陷中。主治：咳嗽、气喘、咯血、胸痛、咽喉肿痛、无脉症、腕臂痛等。操作：避开桡动脉，直刺0.3～0.5寸；可灸。

【易错答案】常见错误是回答不准确。

【答案分析】此题考查的是中府穴和太渊穴的定位、主治和针刺操作。注意二者都是手太阴肺经腧穴，操作时都有特殊要求，要重点记忆。

12. 写出手阳明大肠经的经脉循行。

【正确答案】“大肠手阳明之脉，起于大指次指之端，循指上廉，出合谷两骨之间，上入两筋之中，循臂上廉，入肘外廉，上臑外前廉，上肩，出髃骨之前廉，上出于柱骨之会上，下入缺盆，络肺，下膈，属大肠。其支者，从缺盆上颈，贯颊，入下齿中；还出夹口，交人中——左之右，右之左，上夹鼻孔。”

【易错答案】常见错误是回答不准确。

【答案分析】此题考查的是《灵枢·经脉》篇手阳明大肠经循行的原文，要求熟练记忆。

13. 简述合谷、曲池、肩髃的定位、主治和针刺操作。

【正确答案】合谷　定位：在手背，第 2 掌骨桡侧的中点处。主治：①头痛、目赤肿痛、齿痛、鼻衄、口眼歪斜、耳聋等头面五官诸疾。②发热恶寒等外感病证。③热病无汗或多汗。④痛经、经闭、滞产等妇产科病证。⑤各种痛证，为牙拔除术、甲状腺手术等五官及颈部手术针麻常用穴。操作：直刺 0.5 ~ 1 寸，针刺时手呈半握拳状，孕妇不宜针。

曲池　定位：在肘区，尺泽与肱骨外上髁连线的中点凹陷处。主治：①手臂痹痛、上肢不遂。②热病。③眩晕。④腹痛、吐泻等肠胃病证。⑤咽喉肿痛、齿痛、目赤肿痛等五官热性病证。⑥瘾疹、湿疹、瘰疬等皮外科病证。⑦癫狂。操作：直刺 1 ~ 1.5 寸。

肩髃　定位：在三角肌区，肩峰外侧缘前端与肱骨大结节两骨间凹陷中。主治：①肩臂挛痛、上肢不遂。②瘾疹。操作：直刺或向下斜刺 0.8 ~ 1.5 寸。

【易错答案】常见错误是回答不全面。

【答案分析】此题考查的是手阳明大肠经的 3 个腧穴的定位、主治和针刺操作。此三穴主治范围广，临床应用广泛，需要重点记忆。

14. 简述合谷的主治及其常见的临床配伍应用。

【正确答案】合谷具有解表散寒、疏经活络等作用。主治：①头痛、目赤肿痛、齿痛、鼻衄、口眼歪斜、耳聋等头面五官诸疾。②发热恶寒等外感病证。③热病无汗或多汗。④痛经、经闭、滞产等妇产科病证。⑤各种痛证，为牙拔除术、甲状腺手术等五官及颈部手术针麻常用穴。合谷与复溜配伍，可治疗多汗及无汗；与三阴交配伍，可固护胎气或堕胎；与太冲配伍，可治疗周身疼痛。

【易错答案】常见错误是回答不全面。

【答案分析】合谷具有解表清热、清泻阳明、醒脑开窍、通络镇痛的作用，主治范围广泛，注意准确记忆。临床配伍：透劳宫——中风手指屈伸不利；配复溜（用补法）——妇女更年期阴虚烘热汗出、汗证；补合谷，泻复溜——外感发热无汗；配太冲——高血压、头痛、眩晕、小儿惊风、面瘫；配三阴交——经闭、滞产；配列缺、外关、大椎、风池——外感头痛；配下关、颊车、太阳——牙痛；配曲池——遍身风疹，肩臂疼痛不举；配颊车、翳风、外关——痄腮。

15. 简述足三阳经腧穴的主治异同点。

【正确答案】相同点：足三阳经的腧穴均可治疗神志病、热病。

不同点：（1）足阳明胃经主治前头、口齿、咽喉病、胃肠病。

（2）足少阳胆经主治侧头、眼、耳、项、胁肋、胆病。

（3）足太阳膀胱经主治后头、眼、项、背腰、肛肠病。（背俞穴可治疗脏腑病证）。

【易错答案】常见错误是回答不全面。

【答案分析】足三阳经腧穴既有共同的主治病证，又有各自不同的主治病证，应用时注意区别。

16. 写出足阳明胃经的经脉循行。

【正确答案】“胃足阳明之脉，起于鼻，交頞中，旁约太阳之脉，下循鼻外，入上齿中，还出夹口，环唇，下交承浆，却循颐后下廉，出大迎，循颊车，上耳前，过客主人，循发际，至额颅。其支者：从大迎前，下人迎，循喉咙，入缺盆，下膈，属胃，络脾。其直者：从缺盆下乳内廉，下夹脐，入气街中。其支者：起于胃口，下循腹里，下至气街中而合。以下髀关，抵伏兔，下入膝髌中，下循胫外廉，下足跗，入中指内间。其支者：下膝三寸而别，下入中指外间。其支者：别跗上，入大指间，出其端。”

【易错答案】常见错误是回答不准确。

【答案分析】此题考查的是《灵枢·经脉》篇足阳明胃经循行的原文。足阳明胃经循行范围广泛，支脉较多，要求熟练记忆。

17. 简述冲阳、上巨虚、丰隆的定位、主治和针刺操作。

【正确答案】冲阳　定位：在足背，第 2 跖骨基底部与中间楔状骨关节处，可触及足背动脉。主治：①胃痛。②口眼歪斜。③癫狂病。④足痿无力。操作：避开动脉，直刺 0.3 ～ 0.5 寸。

上巨虚　定位：在小腿外侧，犊鼻下 6 寸，犊鼻与解溪连线上。主治：①肠鸣、腹痛、腹泻、便秘、肠痈、痢疾等胃肠病证。②下肢痿痹。操作：直刺 1 ～ 2 寸。

丰隆　定位：在小腿外侧，外踝尖上 8 寸，胫骨前肌外缘，条口外侧一横指处。主治：①头痛、眩晕。②癫狂。③咳嗽、痰多等痰饮病证。④下肢痿痹。⑤腹胀、便秘等。操作：直刺 1 ～ 1.5 寸。

【易错答案】常见错误是回答不准确。

【答案分析】此题考查的是足阳明胃经的 3 个腧穴的定位、主治和针刺操作。此三穴主治范围广，临床应用广泛，需要重点记忆。

18. 写出足太阴脾经的经脉循行。

【正确答案】“脾足太阴之脉，起于大指之端，循指内侧白肉际，过核骨后，上内踝前廉，上腨内，循胫骨后，交出厥阴之前，上循膝股内前廉，入腹，属脾，络胃，上膈，夹咽，连舌本，散舌下。其支者：复从胃，别上膈，注心中（脾之大络，名曰大包，出渊腋下三寸，布胸胁）。”

【易错答案】常见错误是回答不准确。

【答案分析】此题考查的是《灵枢·经脉》篇足太阴脾经循行的原文，要求熟练记忆。

19. 简述大包、三阴交、血海的定位、主治和针刺操作。

【正确答案】大包　定位：在胸外侧区，第 6 肋间隙，腋中线上。主治：①气喘。②胸胁痛。③全身疼痛。④四肢无力。操作：斜刺或向后平刺 0.5 ～ 0.8 寸。

三阴交 定位：在小腿内侧，内踝尖上 3 寸，胫骨内侧缘后际。主治：①肠鸣、腹胀、腹泻等脾胃虚弱诸证。②月经不调、带下、阴挺、不孕、滞产等妇产科病证。③遗精、阳痿、遗尿等生殖泌尿系统疾病。④心悸、失眠、高血压。⑤下肢痿痹。⑥阴虚诸证。操作：直刺 1 ~ 1.5 寸，孕妇禁针。

血海 定位：在股前区，髌底内侧端上 2 寸，股内侧肌隆起处。主治：①月经不调、痛经、经闭等妇科病。②瘾疹、湿疹、丹毒等血热性皮肤病。③膝股内侧痛。操作：直刺 1 ~ 1.5 寸。

【易错答案】常见错误是回答不准确。

【答案分析】此题考查的是足太阴脾经的 3 个腧穴的定位、主治和针刺操作，此三穴主治范围广，临床应用广泛，需要重点记忆。

手足少阴太阳经及其腧穴

◎ 重点 ◎

1. 手少阴心经重点腧穴的定位方法、特定穴和操作要求（极泉、少海、通里、阴郄、神门、少府、少冲）

2. 手太阳小肠经重点腧穴的定位方法、特定穴和操作要求（少泽、后溪、腕骨、养老、支正、小海、肩贞、天宗、颧髎、听宫）

3. 足太阳膀胱经重点腧穴的定位方法、特定穴和操作要求（睛明、攒竹、天柱、大杼、风门、肺俞、心俞、膈俞、肝俞、胆俞、脾俞、胃俞、三焦俞、肾俞、大肠俞、小肠俞、膀胱俞、次髎、承扶、委阳、委中、膏肓、志室、秩边、承山、飞扬、昆仑、申脉、束骨、至阴）

4. 足少阴肾经重点腧穴的定位方法、特定穴和操作要求（涌泉、然谷、太溪、大钟、照海、复溜、阴谷、大赫、肓俞）

◎ 难点 ◎

1. 手少阴心经的经脉循行；主治概要；重点穴位的主治
2. 手少阴心经病候和与组织器官的联系
3. 手太阳小肠经的经脉循行；主治概要；重点穴位的主治
4. 手太阳小肠经病候和与组织器官的联系
5. 足太阳膀胱经的经脉循行；主治概要；重点穴位的主治
6. 足太阳膀胱经病候和与组织器官的联系
7. 足少阴肾经的经脉循行；主治概要；重点穴位的主治
8. 足少阴肾经病候和与组织器官的联系

精选习题

扫码获取
同步习题

（一）单项选择题

1. 心的募穴是（　　）

A. 膻中　　B. 中脘　　C. 中府
D. 巨阙　　E. 石门

【正确答案】D　　【易错答案】A

【答案分析】此题考查的是心的募穴。膻中是八会穴中的气会，中脘是胃的募穴，中府是肺的募穴，石门是三焦的募穴。

2. 手少阴心经在小指与何经衔接（　　）

A. 小肠经　　B. 肺经　　C. 三焦经
D. 大肠经　　E. 心包经

【正确答案】A　　【易错答案】C

【答案分析】此题考查的是手少阴心经经脉循行。手少阴心经起于心中，联系心系、肺、咽及目系，属心络小肠，从肺部浅出腋下，循行于上肢内侧后缘，至掌后豌豆骨部，入掌内，止于小指桡侧端（少冲），与手太阳小肠经相接。

3. 治疗失眠的常用腧穴是（　　）

A. 阴郄　　B. 曲池　　C. 合谷
D. 大陵　　E. 神门

【正确答案】E　　【易错答案】D

【答案分析】此题考查的是腧穴的主治作用。神门具有宁心安神、清心开窍、养心益气的作用，常用于治疗失眠、痴呆、癫狂痫等神志病证。

4. 手少阴心经的输穴是（　　）

A. 神门　　B. 少海　　C. 青灵
D. 通里　　E. 阴郄

【正确答案】A　　【易错答案】B

【答案分析】此题考查的是手少阴心经的特定穴。神门是输穴，少海是合穴，通里是络穴，阴郄是郄穴。

5. 手少阴心经“其支者”联系的器官是（　　）

A. 气管　　B. 食管　　C. 舌
D. 鼻　　E. 喉咙

【正确答案】B　　【易错答案】C

【答案分析】此题考查的是手少阴心经经脉循行。“心手少阴之脉，起于心中，出属心系，下膈，络小肠。其支者：从心系，上夹咽，系目系。其直者：复从心系，却上肺，下出腋下，下循臑内后廉，行太阴、心主之后，下肘内，循臂内后廉，抵掌后锐骨之端，入掌内后廉，循小指之内，出其端。”咽指的是食管。

6. 下列腧穴治疗昏迷应选（　　）

A. 灵道　　B. 通里　　C. 少冲

D. 少海　　E. 极泉

【正确答案】C　　【易错答案】B

【答案分析】此题考查的是腧穴的主治作用。少冲是手少阴心经的井穴，具有清心泄热、开窍苏厥的作用，可用于治疗癫狂、昏迷等神志病证。

7. 心经与以下何器官联系（　　）

A. 目系　　B. 耳　　C. 喉咙

D. 鼻　　E. 口

【正确答案】A　　【易错答案】B

【答案分析】此题考查的是手少阴心经所联系的脏腑器官，要从经脉循行来分析。手少阴心经起于心中，联系心系、肺、咽及目系，属心络小肠，从肺部浅出腋下，循行于上肢内侧后缘，至掌后豌豆骨部，入掌内，止于小指桡侧端（少冲），与手太阳小肠经相接。因此答案是目系。

8. 下列腧穴治疗骨蒸盗汗应选（　　）

A. 青灵　　B. 灵道　　C. 极泉

D. 少府　　E. 阴郄

【正确答案】E　　【易错答案】C

【答案分析】此题考查的是手少阴心经腧穴的主治作用。阴郄是郄穴，具有滋阴养血、宁心安神的作用，可用于治疗骨蒸盗汗。

9. 小肠经的络穴是（　　）

A. 养老　　B. 支正　　C. 后溪

D. 前谷　　E. 阳谷

【正确答案】B　　【易错答案】A

【答案分析】此题考查的是手太阳小肠经的特定穴。养老是郄穴，支正是络穴，后溪是输穴、八脉交会穴（通于督脉），前谷是荥穴，阳谷是经穴。

10. 手太阳小肠经在目内眦与何经衔接（　　）

A. 膀胱经　　B. 胆经　　C. 肝经

D. 肾经　　E. 三焦经

【正确答案】A　　【易错答案】B

【答案分析】此题考查的是手太阳小肠经的经脉循行。手太阳小肠经起于小指尺侧端（少泽），循行于上肢外侧的后缘，绕行肩胛部，内行线从缺盆进入，下行络心，属小肠，联系胃、咽；上行线从缺盆至目外眦、耳中（听宫），分支从面颊抵鼻，止于目内眦（睛明），与足太阳膀胱经相接，而又斜行络于颧骨部。

11. 下列腧穴具有通乳作用的是（　　）

A. 阴陵泉　　B. 阳谷　　C. 少冲

D. 承山　　E. 少泽

【正确答案】E　　【易错答案】C

【答案分析】此题考查的是经穴的主治作用。少泽是手太阳小肠经的井穴，具有泄热开窍、利咽通乳的作用。

12. 下列何穴孕妇慎用（　　）

A. 臑俞　　B. 后溪　　C. 少泽

D. 支正　　E. 小海

【正确答案】C　　【易错答案】B

【答案分析】此题考查的是经穴的主治作用。少泽是手太阳小肠经的井穴，具有泄热开窍、利咽通乳的作用，孕妇慎用。

13. 下列腧穴治疗口眼歪斜宜选（　　）

A. 腕骨　　B. 阳谷　　C. 天容

D. 颧髎　　E. 听宫

【正确答案】D　　【易错答案】E

【答案分析】此题考查的是经穴的主治作用。颧髎是手太阳小肠经腧穴，具有祛风消肿、通络止痉的作用，主治口眼歪斜、眼睑瞤动、齿痛、三叉神经痛等面部病证。

14. 手太阳小肠经的经穴是（　　）

A. 后溪　　B. 阳谷　　C. 少泽

D. 前谷　　E. 小海

【正确答案】B　　【易错答案】A

【答案分析】此题考查的是手太阳小肠经的特定穴。后溪是输穴、八脉交会穴（通于督脉）；阳谷是经穴，少泽是井穴，前谷是荥穴，小海是合穴。

15. 下列腧穴治疗耳聋应首选（　　）

A. 阳谷　　B. 前谷　　C. 天容

D. 听宫　　E. 后溪

【正确答案】D　　【易错答案】C

【答案分析】此题考查的是腧穴的主治作用。听宫是手太阳小肠经腧穴，具有开窍聪耳、消肿止痛的作用，治疗耳鸣、耳聋、聤耳等耳疾的首选穴。

16. 下列腧穴治疗咳嗽应选（　　）

A. 肩外俞　B. 阳谷　C. 肩中俞

D. 天容　E. 天窗

【正确答案】C　【易错答案】E

【答案分析】此题考查的是腧穴的主治作用。肩中俞是手太阳小肠经腧穴，可以治疗咳嗽、气喘。

17. 下列腧穴治疗急性腰扭伤应选（　　）

A. 手三里　B. 腕骨　C. 后溪

D. 前谷　E. 三间

【正确答案】C　【易错答案】D

【答案分析】此题考查的是腧穴的主治作用。后溪是手太阳小肠经腧穴，是输穴、八脉交会穴（通于督脉），具有清神祛热、通督固表的作用。由于它与督脉相通，所以可以治疗急性腰扭伤经络辨证属督脉者；又由于手太阳与足太阳同名经同气相求，因此后溪还可以治疗急性腰扭伤经络辨证属足太阳膀胱经者。

18. 膀胱经的郄穴是（　　）

A. 殷门　B. 委阳　C. 飞扬

D. 昆仑　E. 金门

【正确答案】E　【易错答案】B

【答案分析】此题考查的是足太阳膀胱经的特定穴。委阳是三焦下合穴，飞扬是络穴，昆仑是经穴，金门是郄穴。

19. 足太阳膀胱经在小趾与何经衔接（　　）

A. 胃经　B. 胆经　C. 肝经

D. 肾经　E. 三焦经

【正确答案】D　【易错答案】C

【答案分析】此题考查的是足太阳膀胱经的经脉循行。足太阳膀胱经起于目内眦（睛明），循行至头顶并入络脑；分支至耳上角；主干经脉从头顶向下到枕部，循行于脊柱两侧，经过背腰臀部，入内，属膀胱络肾，向下贯臀，止腘窝；枕部分支向下循行于背腰部主干线外侧，至腘窝部相合后循行于小腿后侧，经过外踝之后，前行止于小趾外侧端（至阴），与足少阴肾经相接。

20. 下列腧穴具有矫正胎位作用的是（　　）

A. 仆参　B. 至阴　C. 委中

D. 承山　E. 束骨

【正确答案】B　【易错答案】C

【答案分析】此题考查的是腧穴的主治作用。至阴是足太阳膀胱经的井穴，具有清利头目、调理胎产的作用，可用于矫正胎位。

21. 治疗急性吐泻宜取下列何穴（　　）

A. 委中　B. 浮郄　C. 金门

D. 飞扬　E. 跗阳

【正确答案】A　【易错答案】D

【答案分析】此题考查的是腧穴的主治作用。委中是足太阳膀胱经合穴、膀胱下合穴，具有凉血泻热、疏利腰膝的作用，可以治疗急性吐泻。

22. 下列腧穴治疗痔疾宜选（　　）

A. 足通谷　B. 委阳　C. 承山

D. 昆仑　E. 殷门

【正确答案】C　【易错答案】D

【答案分析】此题考查的是腧穴的主治作用。承山是足太阳膀胱经腧穴，具有舒筋止痉、理肠消痔的作用，可用于治疗痔疾。

23. 足太阳膀胱经的输穴是（　　）

A. 至阴　B. 跗阳　C. 合阳

D. 束骨　E. 委中

【正确答案】D　【易错答案】E

【答案分析】此题考查的是足太阳膀胱经的特定穴。至阴是井穴，跗阳是阳跷脉的郄穴，束骨是输穴，委中是合穴、膀胱下合穴。

24. 下列腧穴治疗后头痛应首选（　　）

A. 金门　B. 昆仑　C. 申脉

D. 仆参　E. 飞扬

【正确答案】B　【易错答案】C

【答案分析】此题考查的是腧穴的主治作用。昆仑是足太阳膀胱经的经穴，具有清头明目、活血催产的作用，足太阳膀胱经循行经过后头部，所以昆仑是治疗后头痛首选。

25. 膀胱经的络穴是（　　）

A. 飞扬　B. 跗阳　C. 合阳

D. 束骨　E. 委中

【正确答案】A　【易错答案】E

【答案分析】此题考查的是足太阳膀胱经的特定穴。飞扬是络穴，跗阳是阳跷脉的郄穴，束骨是输穴，委中是合穴、膀胱下合穴。

26. 膀胱经的井穴是（　　）

A. 足通谷　B. 至阴　C. 委中

D. 承山　E. 束骨

【正确答案】B　【易错答案】A

【答案分析】此题考查的是足太阳膀胱经的特定穴。足通谷是荥穴，至阴是井穴，委中是合穴、膀胱下合穴，束骨是输穴。

27. 下列腧穴具有祛风作用的是（　　）

A. 殷门　　B. 风门　　C. 飞扬

D. 梁门　　E. 金门

【正确答案】B　　【易错答案】A

【答案分析】从此题考查的是腧穴的主治作用。风门是足太阳膀胱经腧穴，具有祛风宣肺、益气固表的功效。

28. 下列腧穴治疗呃逆宜选（　　）

A. 攒竹　　B. 太渊　　C. 神门

D. 通天　　E. 曲池

【正确答案】A　　【易错答案】B

【答案分析】此题考查的是腧穴的主治作用。攒竹具有祛风清热、通络明目的作用，可以治疗呃逆。

29. 下列腧穴治疗项强宜首选（　　）

A. 络却　　B. 大杼　　C. 天柱

D. 曲差　　E. 委中

【正确答案】C　　【易错答案】B

【答案分析】此题考查的是腧穴的主治作用。天柱是足太阳膀胱经腧穴，具有强壮筋骨、清头明目的功效，是治疗项强的首选穴。

30. 足太阳膀胱经的八脉交会穴是（　　）

A. 申脉　　B. 委阳　　C. 飞扬

D. 昆仑　　E. 金门

【正确答案】A　　【易错答案】B

【答案分析】此题考查的是腧穴的特定穴属性。申脉是足太阳膀胱经的八脉交会穴，通阳跷脉。

31. 下列腧穴治疗肺痨应首选（　　）

A. 膈俞　　B. 膏肓　　C. 委中

D. 心俞　　E. 肾俞

【正确答案】B　　【易错答案】A

【答案分析】此题考查的是腧穴的主治作用。膏肓具有补虚益损、调理肺气的作用，可以治疗咳嗽、气喘、肺痨等肺系虚损证。

32. 以下禁灸穴是（　　）

A. 眉冲　　B. 曲差　　C. 玉枕

D. 攒竹　　E. 天柱

【正确答案】D　　【易错答案】A

【答案分析】此题考查的是腧穴的特殊操作。攒竹位于眉头凹陷中，约在目内眦直上，艾灸易灼伤眼球，所以禁灸。

33. 针刺下列何穴有导致气胸的危险（　　）

A. 气海俞　　B. 中膂俞　　C. 大杼

D. 三焦俞　　E. 会阳

【正确答案】C　　【易错答案】D

【答案分析】此题考查的是腧穴的特殊操作。大杼位于第 1 胸椎棘突下，后正中线旁开 1.5 寸，应斜刺 0.5 ~ 0.8 寸，不宜深刺，以免伤及内部肺脏，引起气胸。

34. 下列何穴治疗急性病宜用三棱针点刺出血（　　）

A. 殷门　　B. 委阳　　C. 飞扬

D. 昆仑　　E. 委中

【正确答案】E　　【易错答案】B

【答案分析】此题考查的是腧穴的特殊操作。委中位于腘横纹中点，股二头肌肌腱与半腱肌肌腱的中间，具有凉血泻热、疏利腰膝的作用，可治疗急性吐泻。操作时可用三棱针点刺腘静脉出血。

35. 直刺可达 1.5 寸的穴位是（　　）

A. 大肠俞　　B. 肾俞　　C. 次髎

D. 小肠俞　　E. 膀胱俞

【正确答案】C　　【易错答案】A

【答案分析】此题考查的是腧穴的操作。大肠俞、小肠俞、膀胱俞直刺 0.8 ~ 1.2 寸，肾俞直刺 0.5 ~ 1 寸，次髎可直刺 1 ~ 1.5 寸。

36. 可治疗鼻塞、鼻衄、鼻渊等多种鼻部病证的穴位是（　　）

A. 五处　　B. 承光　　C. 曲差

D. 眉冲　　E. 通天

【正确答案】E　　【易错答案】D

【答案分析】此题主要考查同一条经脉相邻穴位的主治区别。5 个备选答案都是足太阳膀胱经相邻的穴位，均位于额切迹直上。眉冲和曲差可治疗鼻塞、鼻衄；承光可治疗鼻塞；五处不治疗鼻病；通天主治鼻塞、鼻衄、鼻渊等鼻病。

37. 肾的募穴是（　　）

A. 期门　　B. 肺俞　　C. 中府

D. 京门　　E. 膻中

【正确答案】D　　【易错答案】A

【答案分析】此题考查的是特定穴。期门是肝的募穴，肺俞是肺的背俞穴，中府是肺的募穴，京门是肾的募穴，膻中是八会穴中的气会。

38. 足少阴肾经在胸部与何经交会（　　）

A. 肾经　　B. 脾经　　C. 肝经

D. 心包经　　E. 任脉

【正确答案】D　　【易错答案】E

【答案分析】此题考查的是足少阴肾经的经脉循行。肾足少阴之脉起于足小趾之下，斜走足心（涌泉），经舟骨粗隆下、内踝后侧，沿小腿、腘窝、大腿的内后侧上行，穿过脊柱（长强），属肾，络膀胱；另有分支向上行于腹部前正中线旁 0.5 寸，胸部前正中线旁 2 寸，止于锁骨下缘；肾部直行脉向上穿过肝、膈，进入肺中，再沿着喉咙上行，止于舌根两旁；肺部支脉，联络于心，流注于胸中，与手厥阴心包经相交接。

39. 下列腧穴具有开窍作用的是（　　）

A. 涌泉　　B. 曲池　　C. 太溪

D. 鱼际　　E. 足三里

【正确答案】A　　【易错答案】C

【答案分析】此题考查的是腧穴的主治作用。涌泉是足少阴肾经的井穴，具有益肾通便、宁神苏厥的作用，可治疗昏厥、中暑、小儿惊风、癫狂痫等急症及神志病证。

40. 下列腧穴治疗痴呆宜选（　　）

A. 太溪　　B. 大钟　　C. 水泉

D. 复溜　　E. 筑宾

【正确答案】B　　【易错答案】A

【答案分析】此题考查的是腧穴的主治作用。大钟是足少阴肾经络穴，具有益肾利水、健脑益智的作用，可用于治疗痴呆。

41. 足少阴肾经的原穴是（　　）

A. 太溪　　B. 大钟　　C. 水泉

D. 阴谷　　E. 筑宾

【正确答案】A　　【易错答案】B

【答案分析】此题考查的是足少阴肾经的特定穴。太溪是原穴，大钟是络穴，水泉是郄穴，阴谷是合穴，筑宾是阴维脉的郄穴。

42. 治疗中暑宜选（　　）

A. 太溪　　B. 大钟　　C. 水泉

D. 复溜　　E. 涌泉

【正确答案】E　　【易错答案】A

【答案分析】此题考查的是腧穴的主治作用。涌泉是足少阴肾经的井穴，具有益肾通便、宁神苏厥的作用，可治疗昏厥、中暑、小儿惊风、癫狂痫等急症及神志病证。

（二）多项选择题

1. 极泉穴的主治有（　　）

A. 咽喉肿痛　　B. 心悸　　C. 腋臭

D. 瘰疬　　E. 肩痛

【正确答案】BCDE　　【易错答案】A、B、C

【答案分析】此题考查的是腧穴的主治作用。极泉位于腋窝正中，腋动脉搏动处，具有舒筋活血、理气通络的作用，主治：①心痛、心悸等心疾。②肩臂疼痛、胁肋胀痛、臂丛神经损伤等痛证。③瘰疬。④腋臭。⑤上肢针麻要穴。⑥上肢痿痹。

2. 手少阴心经联系的脏腑器官有（　　）

A. 大肠　　B. 胃　　C. 小肠

D. 肺　　E. 膈

【正确答案】CDE　　【易错答案】B、C

【答案分析】此题考查的是手少阴心经联系的脏腑器官，首先要明确它的经脉循行。"心手少阴之脉，起于心中，出属心系，下膈，络小肠。其支者，从心系，上夹咽，系目系。其直者，复从心系，却上肺，下出腋下，下循臑内后廉，行太阴、心主之后，下肘内，循臂内后廉，抵掌后锐骨之端，入掌内后廉，循小指之内，出其端"。因此，手少阴心经联系的脏腑器官有心、小肠、咽、膈、目、肺。

3. 手太阳小肠经联系的脏腑器官有（　　）

A. 心　　B. 肺　　C. 胃

D. 耳中　　E. 目

【正确答案】ACDE　　【易错答案】A、B、C

【答案分析】此题考查的是手太阳小肠经联系的脏腑器官。首先要明确它的经脉循行。"小肠手太阳之脉，起于小指之端，循手外侧上腕，出踝中，直上循臂骨下廉，出肘内侧两骨之间，上循臑外后廉，出肩解，绕肩胛，交肩上，入缺盆，络心，循咽下膈，抵胃，属小肠。其支者：从缺盆循颈，上颊，至目锐眦，却入耳中。其支者，别颊上䪼，抵鼻，至目内眦（斜络于颧）"。因此，手太阳小肠经联系的脏腑器官有心、咽、膈、胃、小肠、耳中、鼻、目。

4. 肾俞穴的主治有（　　）

A. 耳鸣　　B. 耳聋　　C. 头晕

D. 月经不调　　E. 遗尿

【正确答案】ABCDE　　【易错答案】A、B、C、D

【答案分析】此题考查的是腧穴的主治作用。肾俞是肾之背俞穴，具有益肾助阳、强腰壮脊、聪耳利水的功效，主治：①头晕、耳鸣、耳聋、腰酸痛等肾虚病证。②遗尿、遗精、阳痿、早泄、不育等生殖泌尿系疾患。③月经不调、带下、不孕等妇科病证。④消渴。

5. 治疗妇科病的常用腧穴有（　　）

A. 次髎　　B. 肾俞　　C. 胃俞

D. 志室　　E. 秩边

【正确答案】AB　　【易错答案】B、D

【答案分析】此题考查的是腧穴的主治作用。次髎具有强壮腰膝、通利下焦的作用，可治疗月经不调、痛经、带下等妇科病证；肾俞是肾之背俞穴，具有益肾助阳、强腰壮脊、聪耳利水的功效，也能够治疗月经不调、带下、不孕等妇科病证。

6. 太溪穴的主治有（　　）

A. 咽喉肿痛　　B. 耳鸣　　C. 头痛

D. 痛经　　E. 失眠

【正确答案】ABCE　　【易错答案】A、B、C

【答案分析】此题考查的是腧穴的主治作用。太溪是足少阴肾经的输穴、原穴，具有滋阴益肾、调理冲任的作用，主治：①头痛、目眩、失眠、健忘、遗精、阳痿等肾虚证。②咽喉肿痛、齿痛、耳聋、耳鸣等阴虚性五官病证。③咳嗽、气喘、咯血、胸痛等肺部疾患。④消渴，小便频数，便秘。⑤月经不调。⑥腰脊痛，下肢厥冷，内踝肿痛。

7. 足少阴肾经联系的脏腑器官是（　　）

A. 肺　　B. 肝　　C. 喉咙

D. 气管　　E. 鼻

【正确答案】ABC　　【易错答案】A、B

【答案分析】此题考查的是足少阴肾经的经脉循行。“肾足少阴之脉，起于小指之下，斜走足心，出于然谷之下，循内踝之后，别入跟中，以上腨内，出腘内廉，上股内后廉，贯脊属肾，络膀胱。其直者，从肾上贯肝、膈，入肺中，循喉咙，夹舌本。其支者，从肺出，络心，注胸中。”因此，足少阴肾经联系的脏腑器官有脊、肾、膀胱、肝、膈、肺、喉咙、舌本、心。

（三）名词解释

1. 心系

【正确答案】心与其他脏器相联系的组织。

【易错答案】常见错误是回答不准确。

【答案分析】心系见于手少阴心经的经脉循行，“心手少阴之脉，起于心中，出属心系”，指的是心与各脏器相连的部位。

2. 掌后锐骨

【正确答案】指掌后的豌豆骨。

【易错答案】掌后的三角骨。

【答案分析】掌后锐骨见于手少阴心经的经脉循行，“行太阴、心主之后，下肘内，循臂内后廉，抵掌后锐骨之端，入掌内后廉”，指的是掌后的豌豆骨。

3. 目系

【正确答案】眼球连系于脑的部位。

【易错答案】眼睛。

【答案分析】目系见于手少阴心经的经脉循行，“其支者，从心系，上夹咽，系目系”，指的是眼后与脑相连的组织。

4. 肩解

【正确答案】指肩端之骨节解处，即肩关节。

【易错答案】肩部。

【答案分析】肩解见于手太阳小肠经经脉循行，“上循臑外后廉，出肩解，绕肩胛，交肩上”，指肩端之骨节解处，即肩关节。

5. 目锐眦

【正确答案】指目外眦。

【易错答案】目内眦。

【答案分析】目锐眦见于手太阳小肠经经脉循行，“其支者，从缺盆循颈，上颊，至目锐眦，却入耳中”，指的是目外眦。

6. 腨

【正确答案】腓肠肌。

【易错答案】外踝。

【答案分析】腨见于足太阳膀胱经经脉循行，“以下贯腨内，出外踝之后，循京骨至小指外侧”，指的是小腿的腓肠肌。

（四）填空题

1. 神门穴位于腕掌侧远端横纹（　　）端，（　　）腕屈肌腱的桡侧缘。

【正确答案】尺侧　尺侧

【易错答案】桡侧　桡侧

【答案分析】此题考查的是神门穴的定位。神门是手少阴心经腧穴，位于腕掌侧远端横纹尺侧端，尺侧腕屈肌腱的桡侧凹陷处。

2. 手少阴心经腧穴主治（　　）（　　）（　　）（　　）的相应病证。

【正确答案】心　胸　神志　经脉循行部位

【易错答案】常见错误是回答不全面。

【答案分析】此题考查的是手少阴心经的主治病证。心经主要治疗心、胸、神志病以及经脉循行部位的其他病证。

3. 小肠经的荥穴是（　　），输穴是（　　）。

【正确答案】前谷　后溪

【易错答案】少泽 前谷

【答案分析】此题考查的是手太阳小肠经的五输穴。少泽是井穴，前谷是荥穴，后溪是输穴，阳谷是经穴，小海是合穴。

4. 络心的经脉有（ ）和（ ）。

【正确答案】小肠经 肾经

【易错答案】小肠经 肺经

【答案分析】此题考查是经脉循行。手太阳小肠经“出肩解，绕肩胛，交肩上，入缺盆，络心，循咽下膈，抵胃，属小肠”。足少阴肾经“其支者，从肺出，络心，注胸中”。

5. 与目系联系的经脉有（ ）经和（ ）经。

【正确答案】心 肝

【易错答案】心 肾

【答案分析】此题考查的是经脉循行。足厥阴肝经“循喉咙之后，上入颃颡，连目系，上出于额部，与督脉会于巅”。手少阴心经“其支者：从心系，上夹咽，系目系”。

6. 睛明位于（ ），归属（ ）经。

【正确答案】目内眦内上方眶内侧壁凹陷中 足太阳膀胱

【易错答案】常见错误是回答不准确。

【答案分析】此题考查的是睛明穴的定位。睛明穴是足太阳膀胱经腧穴，位于目内眦内上方眶内侧壁凹陷中。

7. 眉头凹陷中，眶上切迹处的穴位是（ ），归属（ ）经。

【正确答案】攒竹 足太阳膀胱

【易错答案】睛明 足太阳膀胱

【答案分析】此题考查的是腧穴的定位，注意与睛明穴进行区别。睛明穴位于目内眦内上方眶内侧壁凹陷处。

8. 八会穴中骨会是（ ）；位于（ ）。

【正确答案】大杼 第1胸椎棘突下，旁开1.5寸

【易错答案】绝骨 外踝尖上3寸，腓骨前缘

【答案分析】大杼是足太阳膀胱经腧穴，是八会穴之骨会，位于第1胸椎棘突下，旁开1.5寸。绝骨是髓会。

9. 第2胸椎棘突下，旁开1.5寸的穴位是（ ）。肺俞位于（ ）。

【正确答案】风门 第3胸椎棘突下，旁开1.5寸

【易错答案】常见错误是回答不准确。

【答案分析】风门和肺俞都是足太阳膀胱经背部第一侧线的腧穴，风门位于第2胸椎棘突下，旁开1.5寸；肺俞位于第3胸椎棘突下，旁开1.5寸。

10. 心包经的背俞穴是（　　），归属（　　）经。

【正确答案】厥阴俞　足太阳膀胱

【易错答案】心俞　手厥阴心包经

【答案分析】此题考查的是背俞穴。厥阴俞是心包的背俞穴，心俞是心的背俞穴，都归属于足太阳膀胱经。

11. 申脉位于（　　），通于（　　）。

【正确答案】外踝直下方的凹陷中　阳跷脉

【易错答案】内踝下　阳跷脉

【答案分析】此题考查的是申脉的定位及特定穴属性。申脉位于外踝直下方凹陷中，是八脉交会穴，通阳跷脉。

12. 膀胱经的郄穴是（　　），膀胱经的井穴是（　　）。

【正确答案】金门　至阴

【易错答案】飞扬　至阴

【答案分析】此题考查的是膀胱经的特定穴。金门是郄穴，至阴是井穴，飞扬是络穴。

13. 十二经脉中，除交会穴以外，特定穴最多的经脉是（　　），分支最多的经脉是（　　）。

【正确答案】足太阳膀胱经　足阳明胃经

【易错答案】足阳明胃经　足太阳膀胱经

【答案分析】足太阳膀胱经的特定穴有五输穴、原穴、络穴、郄穴、三焦和膀胱的下合穴、2个八会穴（血会和骨会）、八脉交会穴（申脉）。足阴明胃经有2条主线和4条分线，是人体经络当中分支最多的经脉。

14. 足太阳膀胱经腧穴有（　　）个，除交会穴外，是（　　）穴最多的一条经脉。

【正确答案】67　特定

【易错答案】66　腧

【答案分析】此题考查的是足太阳膀胱经的腧穴。足太阳膀胱经共有67个腧穴，是特定穴最多的一条经脉，包括五输穴、原穴、络穴、郄穴、三焦和膀胱的下合穴、2个八会穴（血会和骨会）、八脉交会穴（申脉）。

15. 足太阳膀胱经在背部有2条循行线，距正中线旁开分别是（　　）寸，（　　）寸。

【正确答案】1.5　3

【易错答案】1　1.5

【答案分析】足太阳膀胱经的背部第1侧线是距正中线旁开1.5寸，第2侧线是距正中线旁开3寸。

16. 足太阳膀胱经的有穴通道起于（　　）穴，止于（　　）穴。

【正确答案】睛明　至阴

【易错答案】攒竹 足通谷

【答案分析】此题考查的是足太阳膀胱经的起止腧穴。膀胱经起于睛明，止于至阴。

17. 太溪既是（ ）穴，又是（ ）穴。

【正确答案】输 原

【易错答案】络 郄

【答案分析】此题考查的是腧穴的特定穴属性。太溪是足少阴肾经腧穴，既是五输穴中的输穴，也是原穴。

18. 肾经的络穴是（ ），位于（ ）。

【正确答案】大钟 跟腱附着部的内侧前方凹陷处

【易错答案】太溪 内踝尖与跟腱之间的凹陷中

【答案分析】此题考查的是肾经的特定穴。大钟是肾经的络穴，位于跟腱附着部的内侧前方凹陷处。

19. 水泉是肾经的（ ）穴。照海位于（ ）。

【正确答案】郄 内踝尖下 1 寸，内踝下缘边际凹陷处

【易错答案】原 内踝高点与跟腱后缘连线的中点凹陷处

【答案分析】此题考查的是足少阴肾经的特定穴。水泉是郄穴，照海位于内踝尖下 1 寸，内踝下缘边际凹陷处。

20. 复溜是（ ）穴，在太溪上（ ）寸。

【正确答案】经 2

【易错答案】郄 3

【答案分析】此题考查的是肾经的特定穴。复溜是五输穴中的经穴，位于太溪穴上 2 寸，跟腱的前缘。

21. 阴跷脉的郄穴是（ ），归属（ ）经。

【正确答案】交信 足少阴肾

【易错答案】跗阳 足少阴肾

【答案分析】此题考查的是足少阴肾经上的郄穴。阴跷脉的郄穴是交信，归属足少阴肾经；阳跷脉的郄穴是跗阳，归属足太阳膀胱经。

22. 照海是（ ）穴，通于（ ）。

【正确答案】八脉交会 阴跷脉

【易错答案】八会穴 阳跷脉

【答案分析】此题考查的是照海穴的特定穴属性。照海位于内踝高点正下缘凹陷处，是足少阴肾经腧穴，是八脉交会穴，通于阴跷脉。

23. 阴维脉的郄穴是（ ），在太溪上（ ）寸。

【正确答案】筑宾 5

【易错答案】阳交 4

【答案分析】此题考查的是郄穴。阴维脉的郄穴是筑宾，是足少阴肾经腧穴，位于太溪穴与阴谷穴的连线上，太溪穴上5寸，约腓肠肌内侧肌腹下缘处。阳维脉的郄穴是阳交，是足少阳胆经腧穴，位于外踝尖上7寸，腓骨后缘。

24. 肾经的合穴是（ ），位于（ ）。

【正确答案】阴谷 膝后区，腘横纹上，半腱肌肌腱外侧缘

【易错答案】太溪 内踝尖与跟腱之间的凹陷中

【答案分析】此题考查的是肾经的五输穴中的合穴，是阴谷。

25. 足少阴肾经在循行中与膀胱、肾、肺、（ ）（ ）这些脏腑发生经脉联系。

【正确答案】肝 心

【易错答案】胃 脾

【答案分析】此题考查的是足少阴肾经的经脉循行。“肾足少阴之脉，起于小指之下，斜走足心，出于然谷之下，循内踝之后，别入跟中，以上腨内，出腘内廉，上股内后廉，贯脊属肾，络膀胱。其直者，从肾上贯肝、膈，入肺中，循喉咙，夹舌本。其支者，从肺出，络心，注胸中。”

26. 足少阴肾经的有穴通道起于（ ）穴，止于（ ）穴。

【正确答案】涌泉 俞府

【易错答案】然骨 俞府

【答案分析】此题考查的是足少阴肾经腧穴。足少阴肾经起于涌泉穴，在足底，屈足卷趾时足心最凹陷中，约足底第2、3趾蹼缘与足跟连线的前1/3与后2/3交点凹陷中。止于俞府，在胸部，锁骨下缘，前正中线旁开2寸。

（五）问答题

1. 通里穴为什么能治舌病？

【正确答案】通里穴属手少阴心经络穴，具有开心窍、通舌络之功效。《灵枢·经脉》说：“手少阴之别，名曰通里。去腕一寸半，别而上行，循经入于心中，系舌本，属目系。”由于本穴与舌关系密切，故治疗舌病疗效良好。

【易错答案】常见错误是回答不准确。

【答案分析】此题考查的是腧穴的主治作用。通里是手少阴心经腧穴，是络穴，具有宁心安神、通络开窍的作用。由于手少阴心经的络脉“循经入于心中，系舌本，属目系”，因此与舌关系密切，故治疗舌病疗效良好。

2. 神门穴为什么善治神志病？

【正确答案】神门属手少阴心经原穴，为心脏原气经过和留止的腧穴。心藏神，为神明之府，是精神意识活动的中枢。该穴具有安心神的作用，既能补虚又能泻实，故善于治疗失眠、癫狂、

痫症、癔症、脏躁、健忘等各种神志病。

【易错答案】常见错误是回答不全面。

【答案分析】此题考查的是腧穴的主治作用。神门是手少阴心经的输穴、原穴，具有宁心安神、清心开窍、养心益气的作用。心藏神，为神明之府。因此神门可以治疗健忘、失眠、痴呆、癫狂痫等神志病证。

3. 后溪穴为什么治疗盗汗？

【正确答案】后溪穴为手太阳小肠经腧穴，具有清心固表之功效。《针灸聚英·百症赋》载："后溪治盗汗之多出。"手太阳小肠经"络心"，心主血，"血汗同源"且"汗为心之液"，取后溪可清心降火、滋阴增液、固表止汗，故后溪可治盗汗。

【易错答案】常见错误是回答不全面。

【答案分析】此题考查的是腧穴的主治作用。后溪是手太阳小肠经的输穴，也是八脉交会穴（通于督脉），具有清神祛热、通督固表的作用。手太阳小肠经"络心"，心主血，"血汗同源"且"汗为心之液"，因此后溪可治盗汗。

4. 如何理解"腰背委中求"？

【正确答案】历代医家在长期的医疗实践中发现了委中穴治疗腰背诸疾的良好疗效，如《四总穴歌》说："腰背委中求。"《玉龙歌》说："更有委中之一穴，腰间诸疾任君攻。"《席弘赋》说："委中专治腰间痛。"足太阳经"夹脊抵腰中……从腰中，下夹脊，贯臀，入腘中"。委中穴是足太阳膀胱经合穴，具有舒筋通络、化瘀清热之功效，故凡感受寒湿、湿热之邪，或因跌仆闪挫，气血瘀阻于足太阳导致的腰背疼痛，均可取委中穴进行治疗。此外，肾与膀胱相表里，肾虚腰痛取委中亦能获得良好疗效。

【易错答案】常见错误是回答不全面。

【答案分析】此题考查的是四总穴歌中"腰背委中求"的含义。委中是足太阳膀胱经的合穴，也是膀胱下合穴，具有凉血泻热、疏利腰膝的作用，故凡感受寒湿、湿热之邪，或因跌仆闪挫，气血瘀阻于足太阳经导致的腰背疼痛，均可取委中穴进行治疗。

5. 为什么涌泉穴善治颠顶痛？

【正确答案】《针灸聚英·肘后歌》说："顶心头痛眼不开，涌泉下针定安泰。"涌泉属足少阴肾经穴，足少阴肾经上贯肝膈，足厥阴肝经上额交颠，与颠顶有联系。此外，从生理上讲，"肝肾同源"，肾阴不足则肝阳易亢，致颠顶痛，针刺涌泉可滋肾平肝，为全身最典型的"上病下取"，故涌泉穴善治颠顶痛。

【易错答案】常见错误是回答不准确。

【答案分析】此题考查的是腧穴的主治作用。涌泉是足少阴肾经的井穴，具有益肾通便、宁神苏厥的作用，足少阴肾经上贯肝膈，足厥阴肝经上额交颠，与颠顶有联系。因此颠顶痛可取涌泉，属上病下取。

6. 请写出大椎、大包、心俞的定位、归经。

【正确答案】大椎：在脊柱区，第 7 颈椎棘突下凹陷中，后正中线上。属督脉。

大包：在胸外侧区，第 6 肋间隙，在腋中线上。属脾经。

心俞：脊柱区，第 5 胸椎棘突下，后正中线旁开 1.5 寸。属膀胱经。

【易错答案】常见错误是回答不准确。

【答案分析】此题考查的是腧穴的归经和定位。需准确记忆。

7. 十二经脉中，特定穴（不包括交会穴）最多的是何经？试述其经脉循行（原文、白话文皆可）。

【正确答案】足太阳膀胱经。

"膀胱足太阳之脉，起于目内眦，上额，交巅。其支者，从巅至耳上角。其直者，从巅入络脑，还出别下项，循肩髆内，夹脊抵腰中，入循膂，络肾，属膀胱。其支者，从腰中，下夹脊，贯臀，入腘中。其支者，从髆内左右别下贯胛，夹脊内，过髀枢，循髀外后廉下合腘中——以下贯腨内，出外踝之后，循京骨至小指外侧。"

【易错答案】常见错误是回答不全面。

【答案分析】此题考查的是足太阳膀胱经的经脉循行。足太阳膀胱经起于目内眦（睛明），循行至头顶并入络脑；分支至耳上角；主干经脉从头顶向下到枕部，循行于脊柱两侧，经过背腰臀部，入内，属膀胱络肾，向下贯臀，止腘窝；枕部分支向下循行于背腰部主干线外侧，至腘窝部相合后循行于小腿后侧，经过外踝之后，前行止于小趾外侧端（至阴），与足少阴肾经相接。足太阳膀胱经是特定穴最多的一条经脉，其经脉循行分布范围广，需准确记忆。

8. 简述少泽、隐白、商阳、涌泉的主治异同点。

【正确答案】相同点：此四穴均是井穴，可开窍醒神，多用于急救。

不同点：少泽是手太阳小肠经的井穴，有通乳的作用。临床还可用于：①乳痈、乳汁少等乳疾。②头痛、目翳、咽喉肿痛等头面五官病证。

隐白是足太阴脾经的井穴，有健脾固摄的作用。临床还可用于：①月经过多、崩漏等妇科病证。②便血、尿血等慢性出血证。③癫狂、多梦。④惊风。⑤腹满，暴泄。

商阳是手阳明大肠经的井穴，有清热利咽的作用。临床还可用于：齿痛、咽喉肿痛等五官病。

涌泉是足少阴肾经的井穴，有引火归元的作用。临床还可用于：①咯血、咽喉肿痛、喉痹、失音等肺系病证。②头痛、头晕、目眩、失眠。③大便难、小便不利。④奔豚气。⑤足心热等。

【易错答案】常见错误是回答不准确。

【答案分析】此题考查的是不同经脉的井穴主治作用的异同点。井穴都具有开窍醒神的作用，这是其共同点，同时，不同经脉的井穴又有其特殊的治疗作用，要进行区别并记忆。

9. 十二经脉中，联系脏腑最多的经脉是哪一条？试述其经脉循行（原文、白话文皆可）。

【正确答案】足少阴肾经。

"肾足少阴之脉，起于小指之下，斜走足心，出于然谷之下，循内踝之后，别入跟中，以上腨内，出腘内廉，上股内后廉，贯脊属肾，络膀胱。其直者，从肾上贯肝、膈，入肺中，循喉咙，夹舌本。

其支者，从肺出，络心，注胸中。”

【易错答案】常见错误是回答不全面。

【答案分析】此题考查的是足少阴肾经的经脉循行。肾经联系的脏腑有肾、膀胱、肝、肺、心。

10. 写出手少阴心经的经脉循行。

【正确答案】“心手少阴之脉，起于心中，出属心系，下膈，络小肠。其支者，从心系，上夹咽，系目系。其直者：复从心系，却上肺，下出腋下，下循臑内后廉，行太阴、心主之后，下肘内，循臂内后廉，抵掌后锐骨之端，入掌内后廉，循小指之内，出其端。”

【易错答案】常见错误是回答不准确。

【答案分析】此题考查的是手少阴心经的经脉循行。手少阴心经起于心中，联系心系、肺、咽及目系，属心络小肠，从肺部浅出腋下，循行于上肢内侧后缘，至掌后豌豆骨部，入掌内，止于小指桡侧端（少冲），与手太阳小肠经相接。

11. 简述神门、通里、阴郄的定位、主治和针刺操作。

【正确答案】神门　定位：在腕前区，腕掌侧远端横纹尺侧端，尺侧腕屈肌腱的桡侧缘。主治：①心痛、心烦、惊悸、怔忡、健忘、失眠、痴呆、癫狂痫等心与神志病证。②高血压。③胸胁痛。操作：直刺 0.3 ～ 0.5 寸。

通里　定位：在前臂前区，腕掌侧远端横纹上 1 寸，尺侧腕屈肌腱的桡侧缘。主治：①心悸、怔忡等心系病证。②舌强不语，暴喑。③腕臂痛。操作：直刺 0.3 ～ 0.5 寸。不宜深刺，以免伤及血管和神经。

阴郄　定位：在前臂前区，腕掌侧远端横纹上 0.5 寸，尺侧腕屈肌腱的桡侧缘。主治：①心痛、惊悸等心系病证。②骨蒸盗汗。③吐血、衄血。操作：直刺 0.3 ～ 0.5 寸。不宜深刺，以免伤及血管和神经。

【易错答案】常见错误是回答不准确。

【答案分析】三穴均为手少阴心经的穴位，故均有宁心安神的作用，可治疗心悸、怔忡、失眠、健忘等病证。神门为原穴，宁心安神的功能最强，是治疗心经疾患的要穴，并用于治疗神志疾患。通里是络穴，可治疗头面五官疾患和咽喉病。阴郄是郄穴，有养阴安神的作用，侧重于治疗盗汗、虚热。

12. 写出手太阳小肠经的经脉循行。

【正确答案】“小肠手太阳之脉，起于小指之端，循手外侧上腕，出踝中，直上循臂骨下廉，出肘内侧两骨之间，上循臑外后廉，出肩解，绕肩胛，交肩上，入缺盆，络心，循咽下膈，抵胃，属小肠。其支者，从缺盆循颈，上颊，至目锐眦，却入耳中。其支者，别颊上䪼，抵鼻，至目内眦，斜络于颧。”

【易错答案】常见错误是回答不准确。

【答案分析】此题考查的是手太阳小肠经的经脉循行。手太阳小肠经起于小指尺侧端（少泽），循行于上肢外侧的后缘，绕行肩胛部，内行线从缺盆进入，下行络心，属小肠，联系胃、咽；上行线从缺盆至目外眦、耳中（听宫），分支从面颊抵鼻，止于目内眦（睛明），与足太阳膀胱经相接，而又斜行络于颧骨部。

13. 简述后溪、小海、天宗、听宫的定位、主治和针刺操作。

【正确答案】后溪　定位：在手内侧，第 5 掌指关节尺侧近端赤白肉际凹陷中。主治：①头项强痛、腰背痛、手指及肘臂挛痛等痛证。②耳聋、目赤。③癫狂痫。④疟疾。操作：直刺 0.5 ~ 1 寸。

小海　定位：在肘后区，尺骨鹰嘴与肱骨内上髁之间的凹陷中。主治：①肘臂疼痛、麻木。②癫痫。操作：直刺 0.3 ~ 0.5 寸。

天宗　定位：在肩胛区，肩胛冈中点与肩胛骨下角连线上 1/3 与下 2/3 交点凹陷中。主治：①肩胛疼痛、肩背部损伤等局部病证。②气喘。操作：直刺或斜刺 0.5 ~ 1 寸。遇到阻力不可强行进针。

听宫　定位：在面部，耳屏正中与下颌骨髁状突之间的凹陷中。主治：①耳鸣、耳聋、聤耳等耳疾。②齿痛。操作：张口，直刺 1 ~ 1.5 寸。留针时要保持一定的张口姿势。

【易错答案】常见错误是回答不准确。

【答案分析】此题考查的是手太阳小肠经的 4 个常用腧穴的定位、主治及操作，要求熟练记忆。

14. 入耳中的经脉有哪几条？试述其入耳中的支脉的循行。

【正确答案】有 3 条，即三焦经、小肠经和胆经。

三焦经："其支者，从耳后入耳中，出走耳前，过客主人前，交颊，至目锐眦。"

小肠经："其支者，从缺盆循颈，上颊，至目锐眦，却入耳中。"

胆经："其支者，从耳后入耳中，出走耳前，至目锐眦后。"

【易错答案】常见的错误是回答不准确。

【答案分析】此题考查的是入耳中的经脉有哪些，要明确这几条经脉的循行。手少阳三焦经循行："三焦手少阳之脉，起于小指次指之端，上出两指之间，循手表腕，出臂外两骨之间，上贯肘，循臑外上肩，而交出足少阳之后，入缺盆，布膻中，散络心包，下膈，遍属三焦。其支者，从膻中，上出缺盆，上项，系耳后，直上出耳上角，以屈下颊至䪼。其支者，从耳后入耳中，出走耳前，过客主人前，交颊，至目锐眦。"手太阳小肠经循行："小肠手太阳之脉，起于小指之端，循手外侧上腕，出踝中，直上循臂骨下廉，出肘内侧两骨之间，上循臑外后廉，出肩解，绕肩胛，交肩上，入缺盆，络心，循咽下膈，抵胃，属小肠。其支者：从缺盆循颈，上颊，至目锐眦，却入耳中。其支者：别颊上䪼，抵鼻，至目内眦（斜络于颧）。"足少阳胆经循行："胆足少阳之脉，起于目锐眦，上抵头角，下耳后，循颈，行手少阳之前，至肩上，却交出手少阳之后，入缺盆。其支者：从耳后入耳中，出走耳前，至目锐眦后。其支者，别锐眦，下大迎，合于手少阳，抵于䪼，下加颊车，下颈，合缺盆，以下胸中，贯膈，络肝，属胆，循胁里，出气街，绕毛际，横入髀厌中。其直者，从缺盆下腋，循胸，过季胁，下合髀厌中。以下循髀阳，出膝外廉，下外辅骨之前，直下抵绝骨之端，下出外踝之前，循足跗上，入小指次指之间。其支者，别跗上，入大指之间，循大指歧骨内，出其端，还贯爪甲，出三毛。"

手足厥阴少阳经及其腧穴

◎ **重点** ◎

1. 手厥阴心包经重点腧穴的定位方法、特定穴和操作要求（天池、曲泽、郄门、间使、内关、大陵、劳宫、中冲）

2. 手少阳三焦经重点腧穴的定位方法、特定穴和操作要求（关冲、中渚、阳池、外关、支沟、肩髎、翳风、角孙、耳门、丝竹空）

3. 足少阳胆经重点腧穴的定位方法、特定穴和操作要求（瞳子髎、听会、率谷、完骨、本神、阳白、头临泣、风池、肩井、日月、带脉、环跳、风市、阳陵泉、光明、悬钟、丘墟、足临泣、侠溪、足窍阴）

4. 足厥阴肝经重点腧穴的定位方法、特定穴和操作要求（大敦、行间、太冲、蠡沟、曲泉、章门、期门）

◎ **难点** ◎

1. 手厥阴心包经的经脉循行；主治概要；重点穴位的主治
2. 手厥阴心包经病候和与组织器官的联系
3. 手少阳三焦经的经脉循行；主治概要；重点穴位的主治
4. 手少阳三焦经病候和与组织器官的联系
5. 足少阳胆经的经脉循行；主治概要；重点穴位的主治
6. 足少阳胆经病候和与组织器官的联系
7. 足厥阴肝经的经脉循行；主治概要；重点穴位的主治
8. 足厥阴肝经病候和与组织器官的联系

扫码获取
同步习题

精选习题

（一）单项选择题

1. 位于肘横纹中，肱二头肌腱尺侧缘的穴位是（　　）

A. 曲池　　B. 曲泽　　C. 尺泽
D. 小海　　E. 少海

【正确答案】B　　【易错答案】C

【答案分析】此题考查的是腧穴的定位。曲泽是手厥阴心包经腧穴，位于肘横纹上，肱二头肌腱的尺侧缘凹陷中。尺泽是手太阴肺经腧穴，位于肘横纹中，肱二头肌腱桡侧缘凹陷处。

2. 对心率具有双向调节作用的穴位是（　　）

A. 足三里　　B. 内关　　C. 三阴交
D. 劳宫　　E. 合谷

【正确答案】B　　【易错答案】E

【答案分析】此题考查的是腧穴的特殊治疗作用。内关是手厥阴心包经腧穴，位于腕掌侧远端横纹上 2 寸，掌长肌腱与桡侧腕屈肌腱之间，具有宁心安神、理气宽胸、和胃降逆的作用，对心率具有双向调节作用。

3. 郄门穴在掌长肌腱与桡侧腕屈肌腱之间，腕掌侧远端横纹上（　　）

A.2 寸　　B.3 寸　　C.4 寸

D.5 寸　　E.6 寸

【正确答案】D　　【易错答案】B

【答案分析】此题考查的是腧穴的定位。郄门是手厥阴心包经腧穴，位于腕掌侧远端横纹上 5 寸，掌长肌腱与桡侧腕屈肌腱之间。

4. 腕掌侧远端横纹中央，掌长肌腱与桡侧腕屈肌腱之间的穴位是（　　）

A. 大陵　　B. 神门　　C. 内关

D. 间使　　E. 太渊

【正确答案】A　　【易错答案】B

【答案分析】此题考查的是腧穴的定位。大陵是手厥阴心包经腧穴，位于腕掌侧远端横纹中央，掌长肌腱与桡侧腕屈肌腱之间。神门是手少阴心经腧穴，位于腕掌侧远端横纹尺侧端，尺侧腕屈肌腱的桡侧凹陷处。

5. 下列腧穴中可用于治疗口疮、口臭的是（　　）

A. 大陵　　B. 内关　　C. 间使

D. 中冲　　E. 尺泽

【正确答案】A　　【易错答案】B

【答案分析】此题考查的是腧穴的主治作用。大陵是手厥阴心包经腧穴，具有清心宁神、和胃宽胸的作用，可以治疗胃痛、呕吐、口臭等胃腑病证。

6. 手厥阴心包经的络穴是（　　）

A. 劳宫　　B. 内关　　C. 间使

D. 曲泽　　E. 尺泽

【正确答案】B　　【易错答案】C

【答案分析】此题考查的是手厥阴心包经的特定穴。劳宫是荥穴，内关是络穴，间使是经穴，曲泽是合穴，尺泽是肺经的合穴。

7. 手厥阴心包经的输穴是（　　）

A. 劳宫　　B. 内关　　C. 大陵

D. 间使　　E. 少冲

【正确答案】C　　【易错答案】A

【答案分析】此题考查的是手厥阴心包经的特定穴。劳宫是荥穴，内关是络穴，大陵是输穴，间使是经穴，少冲是手少阴心经的井穴。

8. 八脉交会穴中，与内关相配治疗胃、心、胸之疾的是（　　）

A. 公孙　B. 后溪　C. 列缺

D. 足临泣　E. 申脉

【正确答案】A　【易错答案】B

【答案分析】此题考查的是八脉交会穴。可以根据歌诀来记忆“公孙冲脉胃心胸，内关阴维下总同”，公孙与内关配伍，上下配合，可以治疗胃、心、胸病证。

9. 手少阳三焦经的郄穴是（　　）

A. 外关　B. 支沟　C. 会宗

D. 三阳络　E. 中渚

【正确答案】C　【易错答案】B

【答案分析】此题考查的是手少阳三焦经的特定穴。外关是络穴、八脉交会穴，支沟是经穴，会宗是郄穴，中渚是输穴。

10. 角孙穴位于（　　）

A. 耳尖直上入发际处

B. 耳尖直上，入发际 1 寸

C. 耳尖直上，入发际 0.5 寸

D. 耳尖直上，入发际 1.5 寸

E. 耳尖直上，入发际 2 寸

【正确答案】A　【易错答案】C

【答案分析】此题考查的是腧穴的定位。角孙是手少阳三焦经腧穴，位于耳尖直上入发际处。

11. 下列腧穴属于手少阳三焦经的是（　　）

A. 率谷　B. 翳风　C. 完骨

D. 听会　E. 通天

【正确答案】B　【易错答案】A

【答案分析】此题考查的是腧穴的归经。率谷、完骨、听会都是足少阳胆经腧穴，翳风是手少阳三焦经腧穴，通天是足太阳膀胱经腧穴。

12. 在眉梢凹陷中的穴位是（　　）

A. 瞳子髎　B. 丝竹空　C. 耳和髎

D. 攒竹　E. 鱼腰

【正确答案】B　【易错答案】A

【答案分析】此题考查的是腧穴的定位。瞳子髎是足少阳胆经腧穴，在面部，目外眦外侧 0.5 寸凹陷中。丝竹空是手少阳三焦经腧穴，在面部，眉梢凹陷中。耳和髎是手少阳三焦经腧穴，在头部，鬓发后缘，耳郭根的前方，颞浅动脉的后缘。攒竹是足太阳膀胱经腧穴，在面部，眉头凹陷中，额切迹处。鱼腰是奇穴，在头部，瞳孔直上，眉毛中。

13. 手少阳三焦经的原穴是（　　）

A. 液门　　B. 中渚　　C. 阳池

D. 外关　　E. 会宗

【正确答案】C　　【易错答案】B

【答案分析】此题考查的是手少阳三焦经的特定穴。液门是荥穴，中渚是输穴，阳池是原穴，外关是络穴、八脉交会穴，会宗是郄穴。

14. 耳屏上切迹前，下颌骨髁状突后缘，张口有凹陷处的穴位是（　　）

A. 耳门　　B. 听宫　　C. 听会

D. 翳风　　E. 上关

【正确答案】A　　【易错答案】B

【答案分析】此题考查的是腧穴的定位，位置相近的穴位要注意区分。耳门是手少阳三焦经腧穴，位于耳屏上切迹前，下颌骨髁状突后缘，张口有凹陷处。听宫是手太阳小肠经腧穴，位于耳屏正中与下颌骨髁状突之间的凹陷中。听会是足少阳胆经腧穴，位于耳屏间切迹与下颌骨髁状突之间的凹陷中。翳风是手少阳三焦经腧穴，在颈部，耳垂后方，乳突下端前方凹陷中。上关是足少阳胆经腧穴，在面部，颧弓上缘中央凹陷中。

15. 治疗便秘首选（　　）

A. 液门　　B. 中渚　　C. 外关

D. 支沟　　E. 会宗

【正确答案】D　　【易错答案】C

【答案分析】此题考查的是腧穴的主治作用。支沟是手少阳三焦经的经穴，具有清热聪耳、通调腑气的作用，是治疗便秘的经验效穴。

16. 大椎与肩峰连线中点的穴位是（　　）

A. 曲垣　　B. 天髎　　C. 肩井

D. 秉风　　E. 肩外俞

【正确答案】C　　【易错答案】D

【答案分析】此题考查的是腧穴的定位。肩井是足少阳胆经腧穴，位于肩胛区，在第 7 颈椎棘突与肩峰最外侧点连线的中点。

17. 在下列穴位中，除（　　）以外均与神庭穴相平

A. 眉冲　　B. 头临泣　　C. 曲鬓

D. 本神　　E. 曲差

【正确答案】C　　【易错答案】A

【答案分析】此题考查的是腧穴的定位。神庭位于督脉，在头部，前发际正中直上 0.5 寸。眉冲是足太阳膀胱经腧穴，在头部，额切迹直上入发际 0.5 寸。头临泣是足少阳胆经腧穴，位于头部，前发际上 0.5 寸，瞳孔直上。曲鬓是足少阳胆经腧穴，在头部，耳前鬓角发际后缘与耳尖水平线交点处。本神是足少阳胆经腧穴，在头部，前发际上 0.5 寸，头正中线旁开 3 寸。曲差是

足太阳膀胱经腧穴，在头部，前发际正中直上 0.5 寸，旁开 1.5 寸。

18. 下列各穴，属于足少阳胆经的是（　　）

A. 期门　　B. 章门　　C. 京门

D. 石门　　E. 风门

【正确答案】C　　【易错答案】D

【答案分析】此题考查的是腧穴的归经。期门、章门是足厥阴肝经腧穴，京门是足少阳胆经腧穴，石门是任脉腧穴，风门是足太阳膀胱经腧穴。

19. 足少阳胆经的络穴是（　　）

A. 阳辅　　B. 光明　　C. 悬钟

D. 外丘　　E. 阳陵泉

【正确答案】B　　【易错答案】C

【答案分析】此题考查的是足少阳胆经的特定穴。阳辅是经穴，光明是络穴，悬钟是八会穴之髓会，外丘是郄穴，阳陵泉是合穴，胆之下合穴，八会穴之筋会。

20. 下列属于八脉交会穴的是（　　）

A. 地五会　　B. 丘墟　　C. 足临泣

D. 侠溪　　E. 光明

【正确答案】C　　【易错答案】E

【答案分析】此题考查的是特定穴之八脉交会穴。足临泣是八脉交会穴，通带脉。

21. 悬钟穴为（　　）

A. 足少阳经经穴　　B. 足少阳经络穴　　C. 八会穴之髓会

D. 八会穴之骨会　　E. 足少阳经输穴

【正确答案】C　　【易错答案】E

【答案分析】此题考查的是八会穴。悬钟是髓会，足少阳胆经的经穴是阳辅，足少阳胆经的络穴是光明，足少阳胆经的输穴是足临泣，八会穴之骨会是大杼。

22. 垂手直立时，中指尖下的穴位是（　　）

A. 风市　　B. 中渎　　C. 环跳

D. 膝阳关　　E. 阳交

【正确答案】A　　【易错答案】B

【答案分析】此题考查的是腧穴的定位。风市位于髌底上 7 寸，直立垂手，掌心贴于大腿时，中指尖所指凹陷中。

23. 在下列腧穴中，治疗疝气应首选（　　）

A. 涌泉　　B. 隐白　　C. 大敦

D. 至阴　　E. 足窍阴

【正确答案】C　　【易错答案】B

【答案分析】此题考查的是腧穴的主治作用。大敦是足厥阴肝经的井穴，具有调经苏厥、清热疏肝的作用，可以治疗疝气、少腹痛。

24. 按“经脉所通，主治所及”理论，治颠顶痛宜选用（　　）

A. 太冲　　B. 足三里　　C. 内庭

D. 合谷　　E. 外关

【正确答案】A　　【易错答案】C

【答案分析】此题考查的是腧穴的主治作用。太冲是足厥阴肝经腧穴，具有疏肝理气、平肝息风、滋阴降火的作用。肝经循行与督脉交会于颠顶，按“经脉所通，主治所及”理论，太冲可以治疗颠顶痛。

25. 屈膝，膝内侧横纹头上方凹陷中的穴位是（　　）

A. 阴陵泉　　B. 曲泉　　C. 阴谷

D. 膝关　　E. 阴包

【正确答案】B　　【易错答案】A

【答案分析】此题考查的是腧穴的定位。曲泉：屈膝，膝内侧横纹头上方，半腱肌肌腱内缘凹陷中。阴陵泉在小腿内侧，胫骨内侧髁下缘与胫骨内侧缘之间的凹陷中。阴谷在膝后区，腘横纹上，半腱肌肌腱外侧缘。

26. 足厥阴肝经的络穴是（　　）

A. 中都　　B. 太冲　　C. 中封

D. 蠡沟　　E. 行间

【正确答案】D　　【易错答案】E

【答案分析】此题考查的是足厥阴肝经的特定穴。太冲是输穴、原穴，中封是经穴，蠡沟是络穴，行间是荥穴。

27. 下列需斜刺或平刺，以免伤及内脏的穴位是（　　）

A. 期门　　B. 肾俞　　C. 大肠俞

D. 中脘　　E. 气海

【正确答案】A　　【易错答案】B

【答案分析】此题考查的是腧穴的特殊操作。期门位于乳头直下，第 6 肋间隙，前正中线旁开 4 寸。此处肌肉浅薄，不可深刺，以免伤及内脏。

（二）多项选择题

1. 位于两筋之间的穴位有（　　）

A. 大陵　　B. 劳宫　　C. 曲泽

D. 间使　　E. 内关

【正确答案】ADE　　【易错答案】A、B、D

【答案分析】此题考查的是腧穴的定位。大陵位于腕掌侧远端横纹中，掌长肌腱与桡侧腕屈肌腱之间。劳宫位于掌心横纹中，第2、3掌骨之间偏于第3掌骨。曲泽位于肘横纹中，肱二头肌腱的尺侧缘。间使位于腕掌侧远端横纹上3寸，掌长肌腱与桡侧腕屈肌腱之间。内关位于腕掌侧远端横纹上2寸，掌长肌腱与桡侧腕屈肌腱之间。因此位于两筋之间的穴位有大陵、间使和内关。

2. 下列穴位中属于特定穴的是（　　）

A. 天泉　B. 曲泽　C. 少冲

D. 劳宫　E. 间使

【正确答案】BCDE　【易错答案】A、B、C

【答案分析】此题考查的是特定穴。曲泽是手厥阴心包经的合穴，少冲是手少阴心经的井穴，劳宫是手厥阴心包经的荥穴，间使是手厥阴心包经的经穴。

3. 下列与内关穴有关的是（　　）

A. 手厥阴心包经的络穴

B. 位于腕背侧远端横纹上2寸

C. 为八脉交会穴之一

D. 八会穴之一

E. 对心率有调整作用

【正确答案】ACE　【易错答案】A、B、C

【答案分析】此题考查的是内关穴。内关是手厥阴心包经的络穴、八脉交会穴（通于阴维脉），位于腕掌侧远端横纹上2寸，掌长肌腱与桡侧腕屈肌腱之间，具有宁心安神、理气宽胸、和胃降逆的作用，对心率有双向调整作用。

4. 位于腕掌侧远端横纹上的腧穴有（　　）

A. 大陵　B. 后溪　C. 太渊

D. 二间　E. 内关

【正确答案】AC　【易错答案】A、B、D

【答案分析】此题考查的是腧穴的定位。大陵位于腕掌侧远端横纹中，掌长肌腱与桡侧腕屈肌腱之间。后溪在手内侧，第5掌指关节尺侧近端赤白肉际凹陷中。太渊在腕前区，桡骨茎突与舟状骨之间，拇长展肌腱尺侧凹陷中。二间位于食指桡侧，第2掌指关节桡侧远端赤白肉际处。内关位于腕掌侧远端横纹上2寸，掌长肌腱与桡侧腕屈肌腱之间。

5. 下列腧穴中，距腕掌侧远端横纹5寸的是（　　）

A. 支沟　B. 支正　C. 温溜

D. 郄门　E. 孔最

【正确答案】BCD　【易错答案】A、B、C

【答案分析】此题考查的是腧穴的定位。支沟在腕背侧远端横纹上3寸，尺骨与桡骨正中间。孔最在尺泽与太渊连线上，腕掌侧远端横纹上7寸。支正在阳谷穴与小海穴的连线上，腕背侧远端横纹上 5 寸。温溜在前臂，腕背侧远端横纹上 5 寸，阳溪与曲池连线上。郄门在前臂前区，腕掌侧远端横纹上 5 寸，掌长肌腱与桡侧腕屈肌腱之间。

6. 外关穴的主治有（ ）

A. 热病　B. 耳鸣　C. 胁肋痛

D. 上肢痛　E. 头痛

【正确答案】ABCDE　【易错答案】A、B、C

【答案分析】此题考查的是腧穴的主治作用。外关是手少阳三焦经的络穴、八脉交会穴（通于阳维脉），具有解表清热、聪耳明目、通经活络的作用，主治：①热病。②头痛、目赤肿痛、耳鸣、耳聋等头面五官病证。③瘰疬。④胁肋痛。⑤上肢痿痹不遂。

7. 位于尺骨与桡骨之间的穴位有（ ）

A. 外关　B. 支沟　C. 三阳络

D. 天井　E. 清泠渊

【正确答案】ABC　【易错答案】A、B、C、D

【答案分析】此题考查的是腧穴的定位。外关位于腕背侧远端横纹上 2 寸，尺骨与桡骨正中间。支沟位于腕背侧远端横纹上 3 寸，尺骨与桡骨正中间。三阳络位于腕背侧远端横纹上 4 寸，尺骨与桡骨正中间。天井位于肘后区，肘尖上 1 寸凹陷处。清泠渊位于肘后区，肘尖与肩峰角连线上，肘尖上 2 寸。

8. 耳前 3 穴（耳门、听宫、听会）属于下列哪三条经脉（ ）

A. 手太阳经　B. 足太阳经　C. 手少阳经

D. 足少阳经　E. 足阳明经

【正确答案】ACD　【易错答案】A、B、C

【答案分析】此题考查的是腧穴的归经。耳门是手少阳三焦经腧穴，听宫是手太阳小肠经腧穴，听会是足少阳胆经腧穴。

9. 下列井穴中，位于指甲根角桡侧 0.1 寸的有（ ）

A. 少商　B. 商阳　C. 少冲

D. 少泽　E. 关冲

【正确答案】ABC　【易错答案】A、C、D

【答案分析】此题考查的是腧穴的定位。少商在拇指末节桡侧，距指甲角侧上方 0.1 寸。商阳在食指末节桡侧，指甲根角侧上方 0.1 寸。少冲在小指桡侧，指甲根角侧上方 0.1 寸。少泽在小指尺侧，指甲根角侧上方 0.1 寸。关冲在无名指尺侧，指甲根角侧上方 0.1 寸。

10. 下列腧穴位于腕掌侧远端横纹上 3 寸水平线的有（ ）

A. 支沟　B. 间使　C. 会宗

D. 温溜　E. 三阳络

【正确答案】ABC　【易错答案】A、B、D

【答案分析】此题考查的是腧穴的定位。支沟位于腕背侧远端横纹上 3 寸，尺骨与桡骨正中间。间使位于腕掌侧远端横纹上 3 寸，掌长肌腱与桡侧腕屈肌腱之间。会宗位于前臂后区，腕背侧远端横纹上 3 寸，尺骨的桡侧缘。温溜位于前臂，腕背侧远端横纹上 5 寸，阳溪与曲池连线上。三阳络位于腕背侧远端横纹上 4 寸，尺骨与桡骨正中间。

11. 下列八脉交会穴中通于奇经八脉正确的是（　　）

A. 外关通阳维　　B. 照海通阴维　　C. 申脉通督脉

D. 列缺通阴跷　　E. 足临泣通带脉

【正确答案】AE　　【易错答案】A、B、C

【答案分析】此题考查的是八脉交会穴。公孙通冲脉，内关通阴维脉，足临泣通带脉，外关通阳维脉，后溪通督脉，申脉通阳跷脉，列缺通任脉，照海通阴跷脉。

12. 下列穴位属于手少阳三焦经的是（　　）

A. 听宫　　B. 耳门　　C. 听会

D. 角孙　　E. 率谷

【正确答案】BD　　【易错答案】B、C、D

【答案分析】此题考查的是腧穴的归经。听宫属于手太阳小肠经，耳门和角孙属于手少阳三焦经，听会和率谷属于足少阳胆经。

13. 下列孕妇禁针的穴位是（　　）

A. 肩井　　B. 三阴交　　C. 合谷

D. 阳陵泉　　E. 足三里

【正确答案】ABC　　【易错答案】A、B

【答案分析】此题考查的是腧穴的使用禁忌。肩井可治疗难产、乳痈、乳汁不下、乳癖等妇产科及乳房疾患，孕妇禁针。三阴交可治疗月经不调、带下、阴挺、不孕、滞产等妇产科病证，孕妇禁针。合谷可治疗经闭、滞产等妇产科病证，孕妇禁针。

14. 足少阳胆经位于小腿部腓骨前缘的穴位是（　　）

A. 光明　　B. 阳辅　　C. 悬钟

D. 阳交　　E. 外丘

【正确答案】ABCE　　【易错答案】A、B、C、D

【答案分析】此题考查的是腧穴的定位。光明位于外踝高点上 5 寸，腓骨前缘。阳辅位于外踝高点上 4 寸，腓骨前缘。悬钟位于外踝高点上 3 寸，腓骨前缘。阳交位于外踝尖上 7 寸，腓骨后缘。外丘位于外踝高点上 7 寸，腓骨前缘。

15. 以下平脐的腧穴是（　　）

A. 天枢　　B. 中注　　C. 大横

D. 带脉　　E. 滑肉门

【正确答案】ACD　　【易错答案】A、B、C

【答案分析】此题考查的是腧穴的定位。天枢位于腹中部，脐中旁开 2 寸。大横在腹中部，脐中旁开4寸。带脉在侧腹部，第11肋骨游离端垂线与脐水平线的交点上。中注在下腹部，脐中下1寸，前正中线旁开0.5寸。滑肉门在上腹部，脐中上1寸，前正中线旁开2寸。

16. 下列腧穴位于踝关节上3寸水平线的有（　　）

A. 悬钟　　B. 跗阳　　C. 三阴交

D. 复溜　　E. 阳辅

【正确答案】ABC　　【易错答案】A、C

【答案分析】此题考查的是腧穴的定位。悬钟位于外踝高点上3寸，腓骨前缘。跗阳位于小腿后区，昆仑直上3寸，腓骨与跟腱之间。三阴交位于内踝尖上3寸，胫骨内侧面后缘。复溜位于内踝尖上2寸，跟腱的前缘。阳辅位于外踝高点上4寸，腓骨前缘。

17. 属于胆经的穴位有（　　）

A. 下关　　B. 上关　　C. 风池

D. 阳池　　E. 天池

【正确答案】BC　　【易错答案】A、B、C

【答案分析】此题考查的是腧穴的归经。下关属于足阳明胃经，上关和风池属于足少阳胆经，阳池属于手少阳三焦经，天池属于手厥阴心包经。

18. 足厥阴肝经所联系的脏腑有（　　）

A. 肝　　B. 肺　　C. 胃

D. 心　　E. 肾

【正确答案】ABC　　【易错答案】A、B、D

【答案分析】此题考查的是足厥阴肝经的经脉循行。“肝足厥阴之脉，起于大指丛毛之际，上循足跗上廉，去内踝一寸，上踝八寸，交出太阴之后，上腘内廉，循股阴，入毛中，环阴器，抵小腹，夹胃，属肝，络胆，上贯膈，布胁肋，循喉咙之后，上入颃颡，连目系，上出于额部，与督脉会于巅。其支者，从目系下颊里，环唇内。其支者：复从肝别贯膈，上注肺”。因此，肝经联系的脏腑有肝、胆、肺、胃。

19. 循行经过口唇的经脉有（　　）

A. 足阳明胃经　　B. 手太阳小肠经　　C. 手阳明大肠经

D. 足厥阴肝经　　E. 足少阳胆经

【正确答案】ACD　　【易错答案】A、C

【答案分析】此题考查的是经脉循行。足阳明胃经“下循鼻外，入上齿中，还出夹口，环唇，下交承浆”；手阳明大肠经“从缺盆上颈，贯颊，入下齿中；还出夹口，交人中”；足厥阴肝经“其支者：从目系下颊里，环唇内”。

20. 十二经脉中与目系相连的有（　　）

A. 足太阴　　B. 足阳明　　C. 足厥阴

D. 足少阳　　E. 手少阴

【正确答案】CE　　　　　　　　【易错答案】C、D

【答案分析】此题考查的是经脉循行。足厥阴肝经“循喉咙之后，上入颃颡，连目系，上出于额部，与督脉会于巅”；手少阴心经“其支者：从心系，上夹咽，系目系”。

（三）名词解释

1. 小指次指

【正确答案】即无名指。

【易错答案】指中指。

【答案分析】小指次指见于手少阳三焦经经脉循行，“三焦手少阳之脉，起于小指次指之端”，指的是无名指。

2. 颃颡

【正确答案】上腭与鼻相通的部位，相当于鼻咽部。

【易错答案】鼻。

【答案分析】颃颡见于足厥阴肝经经脉循行，“循喉咙之后，上入颃颡，连目系，上出于额部，与督脉会于巅”，指的是鼻咽部。

（四）填空题

1. 曲泽是（　　）经的合穴，位于（　　）。

【正确答案】心包　肱二头肌腱的尺侧缘

【易错答案】心　肱二头肌腱的桡侧缘

【答案分析】此题考查的是曲泽穴的定位、归经。曲泽是手厥阴心包经腧穴，在肘横纹中，肱二头肌腱的尺侧缘，是心包经的合穴。

2. 郄门在曲泽与大陵的连线上，腕掌侧远端横纹上（　　）寸，归属（　　）经。

【正确答案】5　手厥阴心包

【易错答案】3　手厥阴心包

【答案分析】此题考查的是郄门穴的归经、定位。郄门是手厥阴心包经腧穴，在腕掌侧远端横纹上 5 寸，掌长肌腱与桡侧腕屈肌腱之间。

3. 间使位于腕掌侧远端横纹上 3 寸，（　　）与（　　）之间。

【正确答案】掌长肌腱　桡侧腕屈肌腱

【易错答案】常见错误是回答不准确。

【答案分析】此题考查的是腧穴的定位。间使是手厥阴心包经腧穴，在腕掌侧远端横纹上 3 寸，掌长肌腱与桡侧腕屈肌腱之间。

4. 内关穴既是（　　）穴，又是八脉交会穴，通于（　　）。

【正确答案】络　阴维脉

【易错答案】合　阳维脉

【答案分析】此题考查的是内关穴的特定穴属性。内关是手厥阴心包经的络穴，同时也是八脉交会穴，通阴维脉。

5. 手厥阴心包经的有穴通道起于（　　）穴，止于（　　）穴。

【正确答案】天池　中冲

【易错答案】天泉　中冲

【答案分析】此题考查的是手厥阴心包经的起止腧穴。起于天池穴：在胸部，第 4 肋间隙，前正中线旁开 5 寸。止于中冲穴：在手指，中指末端最高点。

6. 三焦经的荥穴和输穴分别是（　　）和（　　）。

【正确答案】液门　中渚

【易错答案】关冲　液门

【答案分析】此题考查的是手少阳三焦经的五输穴。关冲是井穴，液门是荥穴，中渚是输穴，阳池是原穴，支沟是经穴，天井是合穴。

7. 阳池位于（　　）。腕背侧远端横纹上 2 寸，尺骨与桡骨间隙中点的穴位是（　　）。

【正确答案】腕后区腕背侧远端横纹上，指伸肌腱的尺侧缘凹陷中　外关

【易错答案】常见错误是回答不准确。

【答案分析】此题考查的是手少阳三焦经腧穴阳池和外关的定位。阳池位于腕后区，腕背侧远端横纹上，指伸肌腱的尺侧缘凹陷中。外关位于腕背侧远端横纹上 2 寸，尺骨与桡骨间隙中点。

8. 八脉交会穴中通阳维脉的是（　　）。三焦经的合穴是（　　）。

【正确答案】外关　天井

【易错答案】内关　支沟

【答案分析】此题考查的是特定穴。外关是手少阳三焦经腧穴，是络穴，也是八脉交会穴，通阳维脉，三焦经的合穴是天井，支沟是经穴。

9. 支沟在腕背侧远端横纹上（　　）寸。会宗在腕背侧远端横纹上（　　）寸。

【正确答案】3　3

【易错答案】3　4

【答案分析】此题考查的是腧穴的定位。支沟位于前臂后区，腕背侧远端横纹上 3 寸，尺骨与桡骨间隙中点。会宗位于前臂后区，腕背侧远端横纹上 3 寸，尺骨的桡侧缘。

10. 臂外展时，位于肩峰后下方凹陷处的穴位是（　　）。耳尖直上入发际处的穴位是（　　）。

【正确答案】肩髎　角孙

【易错答案】肩髃　率谷

【答案分析】此题考查的是腧穴的定位。臂外展时，位于肩峰后下方凹陷处的穴位是肩髎，臂外展时，位于肩峰前下方凹陷处的穴位是肩髃；耳尖直上入发际处的穴位是角孙，耳尖直上，

入发际 1.5 寸的是率谷。

11. 耳门位于（　　）。丝竹空位于（　　）。

【正确答案】耳屏上切迹的前方，下颌骨髁状突后缘　眉梢处

【易错答案】耳屏间切迹的前方　眉毛中

【答案分析】此题考查的是腧穴的定位。耳门位于耳屏上切迹的前方，下颌骨髁状突后缘。听会位于耳屏间切迹与下颌骨髁状突之间的凹陷中。丝竹空位于眉梢处，鱼腰位于眉中。

12. 手少阳三焦经的有穴通道起于（　　）穴，止于（　　）穴。

【正确答案】关冲　丝竹空

【易错答案】关冲　耳和髎

【答案分析】此题考查的是手少阳三焦经的起止腧穴，起于关冲，止于丝竹空。

13. 取环跳穴时的正确体位是（　　）。

【正确答案】侧卧屈股

【易错答案】仰卧

【答案分析】此题考查的是腧穴的取穴方法。环跳定位：侧卧屈股，股骨大转子高点与骶管裂孔连线的外 1/3 与内 2/3 交点处。因此取穴时应侧卧屈股。

14. 听会穴位于（　　）。

【正确答案】耳屏间切迹前，下颌骨髁状突后缘，张口凹陷处

【易错答案】耳屏上切迹的前方，下颌骨髁状突后缘

【答案分析】此题考查的是腧穴定位，注意与邻近腧穴进行区别。听会位于耳屏间切迹前，下颌骨髁状突后缘，张口凹陷处。耳门位于耳屏上切迹的前方，下颌骨髁状突后缘 。

15. 章门位于（　　）。脾的募穴是（　　）。

【正确答案】第 11 肋游离端的下方　章门

【易错答案】乳头直下，第 6 肋间隙，前正中线旁开 4 寸　期门

【答案分析】此题考查的是腧穴的定位。章门是足厥阴肝经腧穴，位于第 11 肋游离端的下方，是脾的募穴。期门位于乳头直下，第 6 肋间隙，前正中线旁开 4 寸。

16. 八会穴中的脏会是（　　）。肝的募穴是（　　）。

【正确答案】章门　期门

【易错答案】期门　章门

【答案分析】此题考查的是足厥阴肝经上的特定穴。章门是八会穴中的脏会，期门是肝的募穴。

17. 期门位于（　　），归属（　　）经。

【正确答案】乳头直下，第 6 肋间隙中，前正中线旁开 4 寸　足厥阴肝

【易错答案】第 11 肋游离端的下方　足太阴脾

【答案分析】此题考查的是腧穴的定位。章门是足厥阴肝经腧穴，位于第 11 肋游离端的下方，是脾的募穴。期门位于乳头直下，第 6 肋间隙，前正中线旁开 4 寸，是肝的募穴。

18. 循行至颠顶的经脉有（　　）（　　）和督脉。

【正确答案】足厥阴肝经　足太阳膀胱经

【易错答案】足少阳胆经　手少阳三焦经

【答案分析】此题考查的是经脉循行。足厥阴肝经“上入颃颡，连目系，上出于额部，与督脉会于巅”。足太阳膀胱经“起于目内眦，上额，交巅”。

19. 足厥阴肝经在循行中除与肝、胆、肺、胃发生联系外，还与阴器、（　　）（　　）（　　）这些器官发生联系。

【正确答案】喉咙　目唇

【易错答案】齿　耳

【答案分析】此题考查的是足厥阴肝经的经脉循行。“肝足厥阴之脉，起于大指丛毛之际，上循足跗上廉，去内踝一寸，上踝八寸，交出太阴之后，上腘内廉，循股阴，入毛中，环阴器，抵小腹，夹胃，属肝，络胆，上贯膈，布胁肋，循喉咙之后，上入颃颡，连目系，上出于额部，与督脉会于巅。其支者，从目系下颊里，环唇内。其支者，复从肝别贯膈，上注肺”。因此，肝经联系的脏腑器官有肝、胆、肺、胃、阴器、喉咙、目、唇等。

（五）问答题

1. 内关穴为何能治疗胃、心、胸诸疾？

【正确答案】内关穴归属于心包经脉，为八脉交会穴，通于阴维脉。心包经起于胸中，出属心包络，下膈，历络上、中、下三焦；阴维脉自足上走小腹，行经胸。由此可见，两脉直接与胃、心、胸相连，所以内关就成为主治胃、心、胸诸疾的要穴。

【易错答案】常见错误是回答不全面。

【答案分析】此题考查的是内关穴的主治作用。内关是手厥阴心包经腧穴，是络穴、八脉交会穴（通阴维脉），具有宁心安神、理气宽胸、和胃降逆的作用，主治胃、心、胸诸疾。

2. 支沟穴为何能治便秘？

【正确答案】支沟穴为手少阳三焦经腧穴，三焦经循行从胸至腹，遍属上、中、下三焦。三焦受邪，气机不畅，腑气不通，津液不下，则成便秘。针刺支沟，能宣通三焦气机，通调水道，使三焦腑气得通，津液得下，便秘得除。

【易错答案】常见错误是回答不全面。

【答案分析】此题考查的是支沟穴的主治作用。支沟穴为手少阳三焦经腧穴，具有清热聪耳、通调腑气的作用，针刺支沟，则腑气得通，津液得下，便秘得除。

3. 光明穴为什么可治疗目疾？

【正确答案】光明穴为胆经之络穴，肝与胆相表里，肝开窍于目，肝经连目系，而胆经又起于目锐眦，故胆之络穴光明善治目疾。

【易错答案】常见错误是回答不全面。

【答案分析】此题考查的是光明穴的主治作用。光明穴为胆经之络穴，肝胆经均与目相连，具有清肝明目、祛风通络的作用，善治目疾。

4. 简述内关、天枢、足三里的定位和主治异同点。

【正确答案】内关：腕掌侧远端横纹上 2 寸，掌长肌腱与桡侧腕屈肌腱之间。天枢：脐中旁开 2 寸。足三里：犊鼻下 3 寸，胫骨前脊旁开 1 横指。

三穴均可治疗胃肠疾患。内关偏重于治疗心、胸、胃的疾患；天枢偏重于治疗大肠气机不调的疾患，如急性泄泻、痢疾等；足三里对全身功能都有一定的调整作用。

【易错答案】常见错误是回答不全面。

【答案分析】此题考查的是腧穴的主治作用。内关是手厥阴心包经腧穴，天枢是足阳明胃经腧穴，足三里是足阳明胃经腧穴，三者均可治疗胃肠疾患，除此之外又有各自的主治特点，临床应用时注意准确选穴。

5. 试述手厥阴心包经的循行（原文、白话文皆可）。

【正确答案】"心主手厥阴心包络之脉，起于胸中，出属心包络，下膈，历络三焦。其支者，循胸出胁，下腋三寸，上抵腋下，循臑内，行太阴、少阴之间，入肘中，下臂，行两筋之间，入掌中，循中指，出其端。其支者，别掌中，循小指次指出其端。"

【易错答案】常见错误是回答不准确。

【答案分析】此题考查的是手厥阴心包经的经脉循行。手厥阴心包经起于胸中，属心包，下膈，联络三焦；外行支从胸中出于侧胸上部，循行于上肢内侧面的中间部，入掌止于中指端（中冲）；掌中分支止于无名指末端，与手少阳三焦经相接。

6. 手厥阴心包经的腧穴主治哪些病证？为什么？

【正确答案】①心胸、神志病，如心痛、胸闷、心悸、心烦、癫狂等。这是因为手厥阴心包经气血发源于心包，而心包代心受邪，为心之外围，所以能反映和主治心脏病证。②胃腑病证，如胃痛、呕吐等。因为心包与三焦相表里，其经脉相互属络，而三焦之中焦为脾胃，故为手厥阴心包经主治所及。③经脉循行部位的其他病证，如上臂内侧痛，肘、臂、腕挛痛，掌中热等。这些部位均为手厥阴心包经所过之处，其气血皆受手厥阴心包经调节，所以主治其病证。

【易错答案】常见错误是回答不全面。

【答案分析】此题考查的是手厥阴心包经的主治病证，包括 3 类，心胸、神志病，胃腑病证，及经脉循行部位的其他病证。

7. 十二经脉中与耳有联系的经脉有哪几条（包括耳中、耳前、耳上角）？

【正确答案】手少阳三焦经，手太阳小肠经，足少阳胆经，足阳明胃经，足太阳膀胱经。

【易错答案】常见错误是回答不准确。

【答案分析】此题考查的是经脉的循行。与耳有联系的经脉有：①手少阳三焦经，"其支者，从膻中，上出缺盆，上项，系耳后，直上出耳上角，以屈下颊至䪼”。②手太阳小肠经，“其支者，从缺盆循颈，上颊，至目锐眦，却入耳中”。③足少阳胆经，“其支者，从耳后入耳中，出走耳前，至目锐眦后”。④足阳明胃经，“出大迎，循颊车，上耳前，过客主人”。⑤足太阳膀胱经，“其支者，从巅至耳上角”。

8. 十二经脉中，入耳中的经脉有哪几条？试述其入耳中的支脉的循行（原文、白话文皆可）。

【正确答案】3 条。手少阳三焦经，手太阳小肠经和足少阳胆经。

手少阳三焦经：“其支者，从耳后入耳中，出走耳前，过客主人前，交颊，至目锐眦。”

手太阳小肠经：“其支者，从缺盆循颈，上颊，至目锐眦，却入耳中。”

足少阳胆经：“其支者，从耳后入耳中，出走耳前，至目锐眦后。”

【易错答案】常见错误是回答不准确。

【答案分析】此题考查的是经脉的循行。入耳中的经脉有 3 条，分别是手少阳三焦经、手太阳小肠经和足少阳胆经，要求准确记忆其经脉循行。

9. 试述手少阳三焦经的循行（原文、白话文皆可）。

【正确答案】“三焦手少阳之脉，起于小指次指之端，上出两指之间，循手表腕，出臂外两骨之间，上贯肘，循臑外上肩，而交出足少阳之后，入缺盆，布膻中，散络心包，下膈，遍属三焦，其支者，从膻中，上出缺盆，上项，系耳后，直上出耳上角，以屈下颊至䪼。其支者，从耳后入耳中，出走耳前，过客主人前，交颊，至目锐眦。”

【易错答案】常见错误是回答不准确。

【答案分析】此题考查的是经脉循行。手少阳三焦经起于无名指末端（关冲），沿着手背第 4、5 掌骨间上行于上肢外侧中间部，上肩，经颈部上行联系耳内及耳前后、面颊、目外眦（丝竹空之下）等部，与足少阳胆经相接；体腔支从缺盆进入，分布于胸中，联系心包、膻中、三焦等。

10. 手少阳三焦经的腧穴主治哪些病证？为什么？

【正确答案】①头面五官病，包括头、目、耳、颊、咽喉病等。这些部位均为手少阳三焦经所过之处，其气血皆受手少阳三焦经调节，所以主治其病证。②热病，如热病汗出。③经脉循行部位的其他病证，如胸胁疼痛，肩臂、肘部外侧疼痛，上肢挛急、麻木、不遂等。

【易错答案】常见错误是回答不全面。

【答案分析】此题考查的是手少阳三焦经腧穴的主治病证，包括 3 类：头面五官病、热病及经脉循行部位的其他病证。临床上出现这 3 类病证时，可取手少阳三焦经的腧穴进行治疗。

11. 请写出哑门、肩井、日月的定位、归经和操作方法。

【正确答案】哑门　定位：在项后区，第 2 颈椎棘突上际凹陷中，后正中线上。归经：属督脉。操作：正坐位，头微前倾，项部放松，向下颌方向缓慢刺入 0.5 ~ 1 寸，不可向上深刺，以免刺入枕骨大孔，伤及延髓。

肩井　定位：在肩胛区，第 7 颈椎棘突与肩峰最外侧点连线的中点。归经：属胆经。操作：

直刺 0.3 ～ 0.5 寸，深部正当肺尖，不可深刺，孕妇禁针。

日月　定位：在胸部，第 7 肋间隙中，前正中线旁开 4 寸。归经：属胆经。操作：斜刺或平刺 0.5 ～ 0.8 寸，不可深刺，以免损伤内部重要脏器。

【易错答案】常见错误是操作方法有误。

【答案分析】此题考查的是腧穴的归经、定位及操作方法。哑门、肩井、日月分别归属督脉和胆经，三者的位置都邻近重要脏腑器官，操作时必须按照正确的方法，注意安全。

12. 试述足少阳胆经的循行（原文、白话文皆可）。

【正确答案】“胆足少阳之脉，起于目锐眦，上抵头角，下耳后，循颈，行手少阳之前，至肩上，却交出手少阳之后，入缺盆。其支者，从耳后入耳中，出走耳前，至目锐眦后。其支者，别锐眦，下大迎，合于手少阳，抵于䪼，下加颊车，下颈，合缺盆，以下胸中，贯膈，络肝，属胆，循胁里，出气街，绕毛际，横入髀厌中。其直者，从缺盆下腋，循胸，过季胁，下合髀厌中。以下循髀阳，出膝外廉，下外辅骨之前，直下抵绝骨之端，下出外踝之前，循足跗上，入小指次指之间。其支者，别跗上，入大指之间，循大指歧骨内，出其端，还贯爪甲，出三毛。”

【易错答案】常见错误是回答不准确。

【答案分析】此题考查的是足少阳胆经的经脉循行。足少阳胆经起于目外眦（瞳子髎），向上到达额角，向后行至耳后（风池），经颈、肩部后下入缺盆。耳部支脉从耳后进入耳中，经过耳前到达目外眦后方；外眦部支脉，从外眦部下行至大迎，再向上到颧骨部，下行经颊车、颈部，与前脉合于缺盆；从缺盆部发出内行支进入胸中，通过横膈，联系肝胆，经胁肋内，下达腹股沟动脉部，再经过外阴毛际，横行入髋关节部（环跳）；从缺盆部发出的外行支，下经腋、胸侧、季胁部与前脉会合于髋关节部，再向下沿着大腿外侧下行到外踝前至足背，止于第 4 趾外侧（足窍阴）；足背分支止于足趾，与足厥阴肝经相接。

13. 足少阳胆经的腧穴主治哪些病证？为什么？

【正确答案】①头面五官病，如侧头、目、耳、咽喉病等。②肝胆病，如黄疸、口苦、胁痛等。这是因为足少阳胆经的气血发源于胆腑，而胆与肝相表里，其经脉相互属络，可以主治肝胆病证。③热病、神志病，如发热、癫狂等。④经脉循行部位的其他病证，如下肢痹痛、麻木、不遂等。这些部位均为足少阳胆经所过之处，其气血皆受足少阳胆经调节，所以主治其病证。

【易错答案】常见错误是回答不全面。

【答案分析】此题考查的是足少阳胆经腧穴的主治作用，包括 4 类：头面五官病，肝胆病，热病、神志病，经脉循行部位的其他病证。临床出现此类病证时，可取足少阳胆经腧穴进行治疗。

14. 试述足厥阴肝经的循行（原文、白话文皆可）。

【正确答案】“肝足厥阴之脉，起于大指丛毛之际，上循足跗上廉，去内踝一寸，上踝八寸，交出太阴之后，上腘内廉，循股阴，入毛中，环阴器，抵小腹，夹胃，属肝，络胆，上贯膈，布胁肋，循喉咙之后，上入颃颡，连目系，上出于额部，与督脉会于巅。其支者，从目系下颊里，环唇内。其支者，复从肝别贯膈，上注肺。”

【易错答案】常见错误是回答不准确。

【答案分析】此题考查的是足厥阴肝经的经脉循行。足厥阴肝经起于足大趾外侧（大敦），经足背、内踝前（在内踝上八寸处与足太阴相交而循行于其后侧）上行大腿内侧，联系阴部，入体腔，联系于胃、肝、胆、膈、胁肋，循咽喉上行联系于目系，上行出于额部，与督脉交会于颠顶。目系支脉下经颊里，环绕唇内。肝部支脉上膈，流于肺中，与手太阴肺经相接。

15. 足厥阴肝经的腧穴主治在哪些病证？为什么？

【正确答案】①肝胆病证，如胁痛、腹胀、腹痛、厌食、黄疸等。这是因为足厥阴肝经的气血发源于肝脏，而肝与胆相表里，其经脉相互属络，可以反映和主治肝胆病证。②妇科病、前阴病，如月经不调、痛经、崩漏、带下、遗尿、小便不利等。③经脉循行部位的其他病证，如下肢痹痛、麻木、不遂等。这些部位均为足厥阴肝经所过之处，其气血皆受足厥阴肝经调节，所以主治其病证。

【易错答案】常见错误是回答不全面。

【答案分析】此题考查的是足厥阴肝经腧穴的主治作用，包括 3 类：肝胆病证，妇科病、前阴病，肝经经脉循行部位的其他病证。临床出现此类病证时，可取足厥阴肝经腧穴进行治疗。

奇经八脉及经外奇穴

◎ 重点 ◎

1. 督脉重点腧穴的定位方法、特定穴和操作要求（长强、腰阳关、命门、至阳、身柱、大椎、哑门、风府、百会、上星、神庭、素髎、水沟、印堂）

2. 任脉重点腧穴的定位方法、特定穴和操作要求（中极、关元、气海、神阙、下脘、建里、中脘、上脘、膻中、天突、廉泉、承浆）

3. 常用奇穴的定位、主治和操作要求（四神聪、太阳、耳尖、球后、金津、玉液、牵正、翳明、安眠、子宫、三角灸、定喘、夹脊、胃脘下俞、腰眼、十七椎、十宣、四缝、八邪、外劳宫、腰痛点、二白、肩前、鹤顶、内膝眼、胆囊、阑尾、八风、百虫窝）

◎ 难点 ◎

1. 督脉的经脉循行；主治概要；重点穴位的主治

2. 督脉的病候和与组织器官的联系

3. 任脉的经脉循行；主治概要；重点穴位的主治

4. 任脉的病候和与组织器官的联系

精选习题

扫码获取
同步习题

（一）单项选择题

1. 督脉的络穴是（　　）

A. 长强　　B. 腰俞　　C. 命门

D. 大椎　　E. 百会

【正确答案】A　　【易错答案】C

【答案分析】此题考查的是督脉的络穴，是长强穴：跪伏或胸膝位，尾骨尖端与肛门连线的中点处。

2. 下列腧穴不能治疗咳嗽、气喘的是（　　）

A. 筋缩　　B. 大椎　　C. 神道

D. 神柱　　E. 陶道

【正确答案】A　　【易错答案】B

【答案分析】此题考查的是腧穴的主治作用。筋缩主治癫狂病，抽搐、四肢不收、筋挛拘急等筋病，胃痛，黄疸；不能治疗咳嗽、气喘。

3. 下列腧穴能治疗内、外风所致病证的是（　　）

A. 大椎　　B. 哑门　　C. 风府

D. 神道　　E. 脑户

【正确答案】C　　【易错答案】B

【答案分析】此题考查的是腧穴的主治作用。风府具有清热散风、开窍醒神的作用，可治疗：①中风、癫狂痫、癔症等内风为患的神志病证。②头痛、眩晕、颈项强痛、咽喉肿痛、失音、目痛、鼻衄等内、外风为患者。

4. 下列腧穴治疗热病首选（　　）

A. 大椎　　B. 命门　　C. 腰阳关

D. 风府　　E. 至阳

【正确答案】A　　【易错答案】D

【答案分析】此题考查的是腧穴的主治作用。大椎具有疏风解表、通阳调气、泻热补虚的作用，是治疗热病的首选穴。

5. 下列腧穴中用于治疗暴喑、舌缓不语的是（　　）

A. 风府　　B. 哑门　　C. 大椎

D. 陶道　　E. 强间

【正确答案】B　　【易错答案】A

【答案分析】此题考查的是腧穴的主治作用。哑门具有息风清神、开窍利咽的作用，主治暴喑、舌缓不语。

6. 下列腧穴治疗男性肾阳不足性病证的是（　　）

A. 风府　B. 命门　C. 大椎

D. 长强　E. 悬枢

【正确答案】B　【易错答案】D

【答案分析】此题考查的是腧穴的主治作用。命门具有温肾壮阳、强健腰膝的作用，主治遗精、阳痿、精冷不育、小便频数等男性肾阳不足性病证。

7. 下列腧穴不能施针的是（　　）

A. 会阴　B. 气海　C. 神阙

D. 廉泉　E. 天突

【正确答案】C　【易错答案】D

【答案分析】此题考查的是腧穴的特殊操作。神阙位于脐窝中央，禁针，多用艾条灸或艾炷隔盐灸法。

8. 下列腧穴能够治疗中风失语的是（　　）

A. 曲骨　B. 气海　C. 中脘

D. 鱼际　E. 廉泉

【正确答案】E　【易错答案】B

【答案分析】此题考查的是腧穴的主治作用。廉泉位于喉结上方，舌骨体上缘的中点处，具有利吞咽、除痰气的作用，主治中风失语、暴喑、吞咽困难、舌缓流涎、舌下肿痛、口舌生疮、喉痹等咽喉口舌病证。

9. 任脉的络穴是（　　）

A. 关元　B. 鸠尾　C. 气海

D. 膻中　E. 巨阙

【正确答案】B　【易错答案】A

【答案分析】此题考查的任脉的络穴，是鸠尾穴。

10. 能治疗急性腰扭伤的奇穴是（　　）

A. 腰痛点　B. 印堂　C. 外劳宫

D. 腰奇　E. 二白

【正确答案】A　【易错答案】D

【答案分析】此题考查的是奇穴的主治作用。腰痛点在手背第2、3掌骨及4、5掌骨之间，腕背侧横纹远端与掌指关节中点处，主治急性腰扭伤。

11. 不能治疗目疾的奇穴是（　　）

A. 鱼腰　B. 球后　C. 耳尖

D. 牵正　　E. 上明

【正确答案】D　　【易错答案】C

【答案分析】此题考查的是奇穴的主治作用。牵正主治口歪、口疮。

12. 可治疗“虫积”的奇穴是（　　）

A. 鹤顶　　B. 百虫窝　　C. 胆囊

D. 膝眼　　E. 中魁

【正确答案】B　　【易错答案】C

【答案分析】此题考查的是腧穴的主治作用。百虫窝主治虫积、风湿痒疹、下部生疮。

13. 下列可治疗小儿疳积的奇穴是（　　）

A. 中魁　　B. 耳尖　　C. 四缝

D. 腰奇　　E. 肘尖

【正确答案】C　　【易错答案】A

【答案分析】此题考查的是奇穴的主治作用。四缝在第 2 至第 5 指掌侧，近端指间关节的中央，一手 4 穴，左右共 8 穴。具有消积化痰、止咳平喘的作用，主治：①小儿疳积。②百日咳。

14. 下列可治疗目疾、神志病的奇穴是（　　）

A. 鱼腰　　B. 太阳　　C. 翳明

D. 安眠　　E. 四神聪

【正确答案】E　　【易错答案】B

【答案分析】此题考查的是腧穴的主治作用。四神聪在头顶部，百会前后左右各 1 寸，共 4 穴。具有清神醒脑的作用，主治：①头痛、眩晕。②失眠、健忘、癫痫等神志病证。③目疾。

15. 下列不能治疗鼻病的奇穴是（　　）

A. 印堂　　B. 耳尖　　C. 上迎香

D. 夹承浆　　E. 内迎香

【正确答案】D　　【易错答案】C

【答案分析】此题考查的是腧穴的主治作用。夹承浆在面部，承浆穴左右各旁开 1 寸处。具有祛风通络的作用，主治齿龈肿痛、口歪。

16. 下列可治疗痔疾、脱肛的奇穴是（　　）

A. 腰奇　　B. 肘尖　　C. 二白

D. 十七椎　　E. 阑尾

【正确答案】C　　【易错答案】A

【答案分析】此题考查的是腧穴的主治作用。二白在前臂掌侧，腕掌侧远端横纹上 4 寸，桡侧腕屈肌腱的两侧，一侧各 1 穴，左右两臂共 4 穴。具有利肠腑、舒筋骨的作用，主治：①痔疮，脱肛。②前臂痛，胸胁痛。

17. 昏迷患者急救时可取（　　）

A. 四神聪　　B. 肘尖　　C. 印堂

D. 八邪　　E. 十宣

【正确答案】E　　【易错答案】D

【答案分析】此题考查的是腧穴的主治作用。十宣在手十指尖端，距指甲游离缘 0.1 寸，左右共 10 穴。具有泻热醒神的作用，主治：①昏迷。②癫痫。③高热，咽喉肿痛。④手指麻木。

（二）多项选择题

1. 命门穴的主治有（　　）

A. 腰脊强痛　　B. 下肢痿痹　　C. 妇科病证

D. 小腹冷痛　　E. 腹泻

【正确答案】ABCDE　　【易错答案】A、B、C

【答案分析】此题考查的是腧穴的主治作用。命门具有温肾壮阳、强健腰膝的作用，主治：①腰脊强痛，下肢痿痹。②月经不调、赤白带下、痛经、经闭、不孕等妇科病证。③遗精、阳痿、精冷不育、小便频数等男性肾阳不足性病证。④小腹冷痛，腹泻。

2. 神庭的主治有（　　）

A. 鼻衄　　B. 惊悸　　C. 癫狂

D. 目翳　　E. 失眠

【正确答案】ABCDE　　【易错答案】A、B、C、D

【答案分析】此题考查的是腧穴的主治作用。神庭主治癫狂痫、失眠、惊悸等神志病；头痛、目眩、目赤、目翳、鼻渊、鼻衄等头面五官病。

3. 气海穴的主治有（　　）

A. 妇科病证　　B. 气虚病证　　C. 肠腑病证

D. 遗尿、遗精　　E. 疝气

【正确答案】ABCDE　　【易错答案】A、B、C

【答案分析】此题考查的是腧穴的主治作用。气海是肓之原穴，具有益气回阳、调经固脱的作用，主治：①虚脱、形体羸瘦、脏气衰惫、乏力等气虚病证。②水谷不化、绕脐疼痛、腹泻、痢疾、便秘等肠腑病证。③小便不利、遗尿。④遗精、阳痿。⑤月经不调、痛经、经闭、崩漏、带下、阴挺、产后恶露不止等。⑥少腹痛、疝气。⑦保健灸常用穴。

4. 鸠尾穴是（　　）

A. 心包原穴　　B. 心之募穴　　C. 络穴

D. 膏之原　　E. 肓之原

【正确答案】CD　　【易错答案】C、E

【答案分析】此题考查的是腧穴的属性。鸠尾穴是任脉的络穴，膏之原。

5. 操作时常用灸法穴位的是（ ）

A. 内踝尖　　B. 四缝　　C. 三角灸

D. 外踝尖　　E. 肘尖

【正确答案】ACDE　　【易错答案】A、C、D

【答案分析】此题考查的是腧穴的特殊操作方法。内踝尖、外踝尖和肘尖都是位于骨性标志上，皮肉浅薄，宜用灸法，三角灸也常用灸法，四缝常点刺出血。

6. 常用点刺出血法的穴位是（ ）

A. 四缝　　B. 内迎香　　C. 金津、玉液

D. 四神聪　　E. 子宫

【正确答案】ABC　　【易错答案】B、C、D

【答案分析】此题考查的是腧穴的特殊操作。四缝、内迎香和金津、玉液常用点刺放血法。

（三）名词解释

1. 督脉

【正确答案】奇经八脉之一，与六阳经有联系，称为“阳脉之海”，具有调节全身阳经经气的作用。

【易错答案】常见错误是回答不准确。

【答案分析】督脉的特点是“阳脉之海”，总督诸阳经，作用是调节全身阳经经气。

2. 任脉

【正确答案】奇经八脉之一，与六阴经有联系，称为“阴脉之海”，具有调节全身阴经经气的作用。

【易错答案】常见错误是回答不准确。

【答案分析】任脉的特点是“阴脉之海”，总领诸阴经，作用是调节全身阴经经气。

（四）填空题

1. 督脉的主要病候是（ ）（ ）等证。

【正确答案】脊柱强痛　角弓反张

【易错答案】常见错误是回答不准确。

【答案分析】此题考查的是督脉腧穴的主治病候。本经腧穴主治腰骶、背、头项、局部病证以及相应的内脏疾病、神志病、头面五官病，有少数腧穴有泻热的作用。

2. 腰俞在骶部，（ ）上，适对（ ）处。

【正确答案】后正中线　骶管裂孔

【易错答案】前正中线

【答案分析】此题考查的是腧穴的定位。腰俞是督脉腧穴，在骶部，后正中线上，适对骶管裂孔处。

3. 命门在（　　）部，后正中线上，（　　）腰椎棘突下凹陷中。

【正确答案】腰　第2

【易错答案】背　第3

【答案分析】此题考查的是腧穴的定位。命门是督脉腧穴，在后正中线上，第2腰椎棘突下凹陷中。

4. 任脉腧穴主治腹、胸、颈、头面的（　　）病证及相应（　　）疾病。

【正确答案】局部　内脏器官

【易错答案】部分　脏腑

【答案分析】此题考查的是任脉腧穴的主治作用。本经腧穴主治腹、胸、颈、头面等的局部病证和相应的内脏器官疾病，部分腧穴有强壮作用，少数腧穴可治疗神志疾病。

5. 中极位于脐中下（　　）寸，是（　　）的募穴。

【正确答案】4　膀胱

【易错答案】3　肾经

【答案分析】此题考查的是腧穴的定位及特定穴属性。中极是任脉腧穴，膀胱募穴，在前正中线上，脐下4寸。

6. 四神聪位于百会穴前后左右各（　　）寸，共（　　）穴。

【正确答案】1　4

【易错答案】2　8

【答案分析】此题考查的是腧穴的定位。四神聪是头部的奇穴，在头顶部，百会前后左右各1寸，共4穴。

7. 印堂穴位于（　　）的中间，操作时应（　　）局部皮肤。

【正确答案】两眉头　提捏

【易错答案】两眼　撑开

【答案分析】此题考查的是印堂穴的定位及操作。印堂是督脉腧穴，在头部，两眉头内侧端中间的凹陷。操作时提捏局部皮肤，平刺。

8. 舌系带两侧静脉上，左为（　　），右为（　　）。

【正确答案】金津　玉液

【易错答案】玉液　金津

【答案分析】此题考查的是腧穴的定位。金津、玉液是头部奇穴，在口腔内，舌系带两侧静脉上，左为金津，右为玉液。

9. 四缝穴主治（　　）（　　）。

【正确答案】小儿疳积　百日咳

【易错答案】高热　咳嗽

【答案分析】此题考查的是腧穴的主治作用。四缝是奇穴，具有消积化痰、止咳平喘的作用，在第 2 至第 5 指掌侧，近端指间关节的中央，一手 4 穴，左右共 8 穴。主治：①小儿疳积。②百日咳。

10. 二白主治（　　）（　　）、前臂痛、胸胁痛。

【正确答案】痔疾　脱肛

【易错答案】呕吐　泄泻

【答案分析】此题考查的是二白的主治作用。二白在前臂掌侧，腕掌侧远端横纹上 4 寸，桡侧腕屈肌腱的两侧，一侧各 1 穴，左右两臂共 4 穴。具有利肠腑、舒筋骨的作用，主治：①痔疮，脱肛。②前臂痛，胸胁痛。

11. 位于髌韧带两侧凹陷处的穴位是（　　）。操作时应向（　　）刺。

【正确答案】膝眼　膝中斜

【易错答案】犊鼻　外斜

【答案分析】此题考查的是腧穴的定位和操作。膝眼：屈膝，在髌韧带两侧凹陷处。在内侧的称内膝眼，在外侧的称外膝眼。主治：①膝痛，腿痛。②脚气。操作：向膝中斜刺 0.5 ~ 1 寸，或透刺对侧膝眼。

12. 针刺八风穴，操作时应（　　）0.5 ~ 0.8 寸，或（　　）。

【正确答案】斜刺　点刺出血

【易错答案】平刺　斜刺

【答案分析】此题考查的是腧穴的操作。八风应斜刺 0.5 ~ 0.8 寸，或点刺出血。

13. 三角灸主治（　　）（　　）。

【正确答案】疝气　腹痛

【易错答案】泄泻　呕吐

【答案分析】此题考查的是腧穴的主治作用。三角灸是腹部奇穴，主治疝气、腹痛。

14. 血海穴上 1 寸为（　　）穴，该穴主治（　　）（　　）、下部生疮。

【正确答案】百虫窝　虫积　风湿痒疹

【易错答案】常见错误是回答不全面。

【答案分析】此题考查的是腧穴的主治作用。百虫窝位于髌底内侧端上 3 寸，即血海穴上 1 寸，主治虫积、风湿痒疹、下部生疮。

（五）问答题

1. 简述天突穴的针刺操作方法及注意事项。

【正确答案】天突穴针刺操作：先直刺 0.2 ~ 0.3 寸，然后将针尖向下，紧靠胸骨柄后方刺入 1 ~ 1.5 寸。必须严格掌握针刺的角度和深度，以防刺伤肺和有关动、静脉。

【易错答案】常见错误是回答不准确。

【答案分析】此题考查的是腧穴的操作方法。天突位于胸骨上窝中央，操作时先直刺0.2 ~ 0.3 寸，然后将针尖向下，紧靠胸骨柄后方刺入 1 ~ 1.5 寸。必须严格掌握针刺的角度和深度，以防刺伤肺和有关动、静脉。

2. 简述球后穴的定位、主治和操作。

【正确答案】球后穴位于面部，眶下缘外 1/4 与内 3/4 交界处。主治目疾。操作时应轻推眼球向上，向眶下缘缓慢直刺 0.5 ~ 1.5 寸，不提插。

【易错答案】常见错误是回答不准确。

【答案分析】此题考查的是腧穴的定位、主治和操作。球后是头面部奇穴，在面部，眶下缘外 1/4 与内 3/4 交界处。具有明目退翳的作用，主治目疾。操作：轻推眼球向上，向眶下缘缓慢直刺 0.5 ~ 1.5 寸，不提插。

3. 奇穴中可以治疗失眠的穴位有哪些？请分别予以定位。

【正确答案】奇穴中可以治疗失眠的穴位有安眠、翳明、四神聪、印堂、腰奇等穴。安眠穴位于项部，翳风穴与风池穴连线的中点。翳明穴位于项部，翳风穴后 1 寸。四神聪位于头顶部，百会前后左右各旁开 1 寸。印堂位于头部，两眉毛内侧端中间的凹陷中。腰奇位于骶部，尾骨端直上 2 寸，骶角之间凹陷中。

【易错答案】常见错误是回答不全面。

【答案分析】此题考查的是腧穴的主治作用。奇穴中可以治疗失眠的穴位有安眠、翳明、四神聪、印堂、腰奇等，应熟练记忆其定位，治疗时准确取穴。

中篇　刺灸方法

第四章　刺灸法总论

◎ **重点** ◎

1. 刺法和灸法的概念
2. 针灸体位的意义
3. 施术部位的宜忌
4. 病情性质的宜忌
5. 刺灸法的宜忌

◎ **难点** ◎

1. 针灸体位的选择
2. 施术前的消毒
3. 刺灸法操作的量学要素

精选习题

扫码获取
同步习题

（一）单项选择题

针刺双侧秩边穴时体位宜为（　　）

A. 仰卧位　　B. 俯伏坐位　　C. 俯卧位
D. 侧俯位　　E. 仰靠坐位

【正确答案】C　　【易错答案】D

【答案分析】秩边穴位于腰骶部，平第 4 骶后孔，骶正中棘旁开 3 寸。当患者俯卧位时双侧秩边穴可充分暴露，便于医生正确定位腧穴和施术。其他体位均无法操作。

（二）名词解释

刺法

【正确答案】古称“砭刺”，是由砭石刺病发展而来，后来又称“针法”，现代则指使用不同的针具，通过一定的手法或方式刺激机体的一定部位，以激发经络气血、调节脏腑功能从而防治疾病的方法。

【易错答案】毫针刺法是指运用不同的毫针针具，通过一定的手法，刺激人体特定部位（腧穴），以防治疾病的方法。

【答案分析】毫针刺法为刺法的一种，也是刺法中最常用的，但刺法是大的分类，包括毫针刺法、三棱针法、皮肤针法、芒针法等多种针法。

（三）问答题

常用的针灸体位有几种？请说出正确选择体位的意义。

【正确答案】常用针灸体位有 6 种：①仰卧位。②侧卧位。③俯卧位。④仰靠坐位。⑤俯伏坐位。⑥侧伏坐位。

适宜体位的选用，对于正确定位取穴、方便针灸施术、持久留针以及防止晕针、滞针、弯针、折针等意外情况的发生，都有重要的意义。

【易错答案】体位回答不全面或者意义回答不全面。

【答案分析】常用的针灸体位，主要是 3 种卧位和 3 种坐位，不要遗漏。患者体位的选择，应以既有利于腧穴的正确定位，又便于针灸操作和较长时间留针而患者不致疲劳为原则。

第五章 刺灸法各论

◎ **重点** ◎

1. 毫针的构造、规格
2. 针刺法的练习
3. 进针法
4. 针刺的方向、角度和深度
5. 行针（基本手法）
6. 得气
7. 毫针的补泻手法（捻转补泻、提插补泻、平补平泻）
8. 影响针刺补泻效应的因素
9. 异常情况的处理和预防（晕针、滞针、血肿、创伤性气胸）

◎ **难点** ◎

1. 行针（辅助手法）
2. 针刺补泻（呼吸补泻、迎随补泻、开阖补泻、徐疾补泻、烧山火、透天凉）
3. 留针与出针
4. 异常情况的处理和预防（弯针、断针、刺伤内脏、刺伤脑脊髓、刺伤神经干）
5. 灸法的注意事项
6. 拔罐的作用和适应范围
7. 三棱针、皮肤针、皮内针各种针具的特点、操作方法、适应范围和注意事项
8. 穴位注射的操作方法、适应范围和注意事项
9. 耳穴的部位和主治

精选习题

扫码获取
同步习题

（一）单项选择题

1.《素问·宝命全形论》之“经气已至，慎守勿失”，意指（　　）

A. 行气　　B. 得气　　C. 催气

D. 守气　　E. 留气

【正确答案】D　　【易错答案】B

【答案分析】得气与否是决定针刺取效的一个重要因素，既已得气，就要谨慎地守护其气，以防气散。守气就是不要使针下之气消失，使其保持一定的强度和时间。得气后一般不要轻易改变针刺的方向、角度、深度。故《素问·宝命全形论》有言："经气已至，慎守勿失。"

2. 以毫针进出和行针快慢为补泻的针刺手法是（　　）

A. 徐疾补泻法　　B. 龙虎交战法　　C. 提插补泻法

D. 阳中隐阴法　　E. 捻转补泻法

【正确答案】A　　【易错答案】C

【答案分析】徐疾补泻，教材中所言比较笼统，具体补法操作是先将针刺入皮下，然后将针慢慢地推向深处至一定深度，出针时迅速提至皮下；泻法则是先将针迅速刺入直至欲达之深度，然后慢慢提针至皮下。现在临床上一般进针时徐徐刺入，少捻针，疾速出针为补；迅速进针，多捻针，慢慢出针为泻。其与提插补泻都是从针的垂直运动来分补泻的，但徐疾补泻主要讲进出针的快慢，而提插补泻强调进出针的轻重程度，包括幅度、频率和操作时间。

3. 行针的辅助手法中，弹法的作用是（　　）

A. 行气、催气、加强针感　　B. 减少疼痛　　C. 扶助正气

D. 祛除邪气　　E. 促使得气

【正确答案】A　　【易错答案】E

【答案分析】总体来说，行针的辅助手法都是为了促使得气和加强针刺感应，但本题是强调弹法在促使得气的过程中，主要发挥行气、催气、加强针感的作用。

4. 面部腧穴如印堂多用下列哪种进针法（　　）

A. 提捏进针法　　B. 爪切进针法　　C. 夹持进针法

D. 舒张进针法　　E. 弹入法

【正确答案】A　　【易错答案】B

【答案分析】提捏进针法主要用于皮肉浅薄部位的腧穴。印堂穴位于两眉头中点，操作时以押手的拇食二指将穴位处的皮肤捏起，刺手持针从捏起的皮肤刺入。

5. 下列哪项不是晕针的临床表现（　　）

A. 头晕目眩　　B. 心慌气短　　C. 胸闷胸痛

D. 恶心呕吐　　E. 面色苍白

【正确答案】C　　【易错答案】D

【答案分析】晕针是在针刺过程中发生的晕厥现象，这是可以避免的，医者应该注意防止此类现象的发生。晕针的主要症状为患者突然出现精神疲倦，头晕目眩，面色苍白，恶心欲吐，多汗，心慌气短，四肢发冷，血压下降，脉象沉细；或神志昏迷，昏仆在地，唇甲青紫，二便失禁，脉细微欲绝等。而胸闷胸痛一般见于心脏或肺部的某些病证，不会出现在单纯的晕针中。

6. 处理晕针时，应采取的首要措施是（　　）

A. 让患者平卧，头部放低

B. 松开衣带，注意保暖

C. 停止针刺，将已刺之针迅速取出

D. 给予温开水、糖水饮之

E. 立即选取水沟、素髎、合谷、内关等穴指压或针刺

【正确答案】C　　【易错答案】A

【答案分析】在针刺的过程中，由于患者精神紧张，或疲劳、饥饿、大汗、大泻、大出血之后，或体位不当，或医者在针刺时手法过重等导致晕针，所以出现晕针后，首先应停止针刺，并将已刺之针迅速取出，然后再采取平卧、松解衣带，给予温开水等处理。

7. 以出针后，迅速按闭针孔为补法；出针时摇大针孔而不按为泻法的是（　　）

A. 开阖补泻法　　B. 捻转补泻法　　C. 迎随补泻法

D. 平补平泻法　　E. 提插补泻法

【正确答案】A　　【易错答案】B

【答案分析】开阖补泻是指出针后迅速按闭针孔为补法；出针时摇大针孔而不按为泻法。捻转补泻则是指针下得气后，捻转角度小，用力轻，频率慢，操作时间短，结合拇指向前、食指向右（左转用力为主）者为补法；捻转角度大，用力重，频率快，操作时间长，结合拇指向右，食指向前（右转用力为主）者为泻法。提插补泻是指针下得气后，先浅后深，重插轻提，提插幅度小，频率慢，操作时间短，以下插用力为主者为补法；先深后浅，轻插重提，提插幅度大，频率快，操作时间长，以上提用力为主者为泻法。迎随补泻是指进针时针尖随着经脉循行去的方向刺入为补法；针尖迎着经脉循行来的方向刺入为泻法。平补平泻，“平”即“均”的意思，也就是说对于虚实不太显著或虚实兼有的病证，进针得气后可均匀地提插、捻转。

8. 提插补泻的泻法是得气后进行（　　）

A. 先浅后深，重插轻提，幅度小，频率慢，操作时间短，以下插为主

B. 先浅后深，重提轻插，幅度小，频率慢，操作时间长，以下插为主

C. 先浅后深，重插轻提，幅度大，频率快，操作时间短，以下插为主

D. 先深后浅，轻插重提，幅度大，频率快，操作时间长，以上提为主

E. 先深后浅，轻插重提，幅度小，频率慢，操作时间长，以上提为主

【正确答案】D　　【易错答案】B

【答案分析】提插补泻是指针下得气后，先浅后深，重插轻提，提插幅度小，频率慢，操作时间短，以下插用力为主者为补法；先深后浅，轻插重提，提插幅度大，频率快，操作时间长，以上提用力为主者为泻法。

9. 具有回阳救逆作用的是（　　）

A. 隔姜灸　　B. 隔附子灸　　C. 隔胡椒灸

D. 隔盐灸　　E. 隔蒜灸

【正确答案】D　　【易错答案】B

【答案分析】隔盐灸有回阳、救逆、固脱之功，多用于治疗伤寒阴证或吐泻并作、中风脱证等，用大艾炷连续施灸，不拘壮数，以待脉起、肢温、证候改善。临床上也常用于治疗急性寒性腹痛、痢疾、淋病等。附子辛温大热，隔附子灸有温补肾阳的作用，故多用于治疗命门火衰而致的阳痿、早泄、遗精和疮疡久溃不敛的病证。

10. 艾灸治疗当慎用的是（　　）

A. 久病体虚　　B. 妊娠期妇女　　C. 气虚下陷

D. 阳气虚脱之急症　　E. 风寒痹痛

【正确答案】B　　【易错答案】D

【答案分析】妊娠期妇女的腹部和腰骶部不宜施灸，以免引起胞脉气血妄行，但手足头面等其他部位可施灸，如艾条灸至阳穴可治疗胎位不正。

11. 下列属于直接灸的是（　　）

A. 无瘢痕灸　　B. 温和灸　　C. 温针灸

D. 太乙神针　　E. 雷火神针

【正确答案】A　　【易错答案】B

【答案分析】常用的艾灸法，分为艾炷灸、艾条灸、温针灸和温灸器灸，其中艾炷灸分直接灸和间接灸，将艾炷直接放在皮肤上施灸的方法为直接灸，又称明灸或着肤灸，根据是否造成皮肤伤害，又可分为瘢痕灸和无瘢痕灸。温和灸、太乙神针、雷火神针均属于艾条灸。

12. 具有温补肾阳作用的灸法是（　　）

A. 隔姜灸　　B. 隔盐灸　　C. 隔附子饼灸

D. 隔蒜灸　　E. 温针灸

【正确答案】C　　【易错答案】B

【答案分析】灸法主要是借灸火的热力和药物的作用给人体以温热性刺激，其作用有温经散寒、扶阳固脱、消瘀散结、防病保健和引热外行。以上灸法均有温阳的作用，但又有各自的侧重点。隔姜灸、隔盐灸、隔附子饼灸和隔蒜灸是间接灸法，根据间隔物的不同，治疗作用各有偏重。隔姜灸临床适用于因寒而致的病证。隔蒜灸多用于结核病、腹中积块及胃溃疮疡。隔盐灸有回阳、救逆、固脱之功，多用于治疗伤寒阴证或吐泻并作、中风脱证等。隔附子灸多用于治疗命门火衰的阳痿、早泄及遗精和疮疡不愈等疾病。温针灸则主要发挥艾灸加针刺的作用。

13. 用镊子夹持酒精棉球，点燃后在罐内绕数圈后，将火退出，迅速将罐扣在应拔部位的方法的是（　　）

A. 闪火法　　B. 投火法　　C. 滴酒法

D. 贴棉法　　E. 架火法

【正确答案】A　　【易错答案】B

【答案分析】闪火法、投火法、滴酒法、贴棉法、架火法均为罐的吸附方法中的火罐法。投火法是将燃着的棉球或纸片点燃后投入罐内，并迅速扣在所拔部位的方法。贴棉法是将醮有酒精的棉球贴在罐的中下段或底部，点燃后迅速扣在所拔的部位。滴酒法则是指在火罐内滴入95%乙醇或白酒1～3滴（切勿滴酒太多，以免拔罐时流出，烧伤皮肤），沿罐内壁摇匀，然后点火燃着，迅速将罐子扣在应拔的部位上。架火法是将不易燃烧、传热的物体，如瓶盖、小酒盅等（直径要小于罐口），置于施术部位，然后将95%酒精数滴或酒精棉球置于瓶盖或酒盅内，用火将酒精点燃后，将罐迅速扣拔的火罐法。本题所问为闪火法。

14. 应用电针止痛时应选用何种波型（　　）

A. 密波　B. 疏波　C. 疏密波

D. 断续波　E. 锯齿波

【正确答案】A　【易错答案】B

【答案分析】电针电流的波型、频率不同，其作用亦不同。电针连续波中频率快的叫密波（高频连续波），先对感觉神经起抑制作用，接着对运动神经也产生抑制作用，常用于止痛、镇静、缓解肌肉和血管痉挛，针刺麻醉等；频率慢的叫疏波（低频连续波），短时兴奋肌肉，长时抑制感觉神经和运动神经，其刺激作用较强，能引起肌肉收缩，提高肌肉韧带的张力，对感觉和运动神经的抑制发生较慢，常用于治疗痿证和各种肌肉、关节、韧带、肌腱的损伤及慢性疼痛等。

15. 从督脉的前顶穴，到颞部的悬厘穴，是头穴线的（　　）

A. 顶颞后斜线　B. 顶颞前斜线　C. 颞前线

D. 颞后线　E. 顶旁1线

【正确答案】B　【易错答案】A

【答案分析】从题干可以看出，本题所问头针穴线是从顶（督脉的前顶穴）到颞（颞部的悬厘穴）的一条穴线，也是头针常用穴线，其与顶颞后斜线是平行的，但顶颞后斜线是顶颞前斜线之后1寸，与其平行的线，从督脉百会到颞部胆经曲鬓穴之间的连线。

16. 自率谷穴向前下方至曲鬓穴，是头穴线的（　　）

A. 顶颞后斜线　B. 颞后线　C. 顶颞前斜线

D. 颞前线　E. 顶旁2线

【正确答案】B　【易错答案】D

【答案分析】全部在颞部的头针穴线有2条，其中胆经率谷穴与曲鬓穴的连线为颞后线，胆经颔厌穴与悬厘穴的连线为颞前线。

17.《灵枢·九针十二原》指出："宛陈则除之，去血脉也。"指的是三棱针刺法中的（　　）

A. 点刺法　B. 散刺法　C. 刺络法

D. 挑刺法　E. 针刀疗法

【正确答案】C　【易错答案】A

【答案分析】本句经文中"去"是去除的意思，"血脉"指瘀堵的络脉，因此这句经文是指刺络法。具体操作为先用松紧带或橡皮管结扎在针刺部位上端（近心端），然后迅速消毒，针刺时，左手拇指压在被针刺部位下端，右手持三棱针对准针刺部位的静脉，斜向上刺入脉中 2 ～ 3 毫米，立即将针退出，使其流出少量血液，出血停止后，再用消毒棉球按压针孔。在其出血时，也可轻轻按压静脉上端，以助瘀血外出，毒邪得泻。此法多用于曲泽、委中等穴，治疗急性吐泻，中暑、发热等。

18. 皮肤针法是在古代哪组针法的基础上发展而来的（　　）

A. 络刺、赞刺　　B. 豹纹刺、经刺　　C. 焠刺、输刺

D. 九刺、五刺、十二刺　　E. 半刺、毛刺、扬刺

【正确答案】E　　【易错答案】A

【答案分析】《黄帝内经》中的“半刺”“毛刺”“扬刺”等是浅刺皮肤的刺法，现代的皮肤针是在此基础上发展而来的，而络刺、赞刺、豹纹刺是三棱针法的基础。焠刺指火针刺法，经刺和输刺都为毫针刺法。

19. 运用皮内针法时不宜埋针的部位为（　　）

A. 头部　　B. 耳部　　C. 胸腹部

D. 背部　　E. 大腿部

【正确答案】C　　【易错答案】D

【答案分析】皮内针法是将特制的小型针具刺入并固定于腧穴部位的皮下组织中，作较长时间留针的一种方法，又称“埋针法”。针刺入皮肤后，固定留置一定的时间，给腧穴、皮部以微弱而较长时间的刺激。在使用中关节附近不可埋针，因活动时会疼痛；胸腹部因呼吸时会活动，亦不宜埋针；颜面和体表大血管也不宜埋针。

20. 电针法中疏波的频率为（　　）

A. 高于 200Hz　　B. 100Hz ～ 200Hz　　C. 50Hz ～ 100Hz

D. 30Hz ～ 50Hz　　E. 低于 30Hz

【正确答案】E　　【易错答案】D

【答案分析】频率慢的连续波叫疏波（低频连续波），一般是频率低于 30Hz，短时兴奋肌肉，长时抑制感觉神经和运动神经。频率快的连续波叫密波（高频连续波），一般频率高于 30Hz，能降低神经的应激功能。

21. 用于治疗癫病、失眠、多梦、健忘、鼻病的标准头穴线为（　　）

A. 额中线　　B. 额旁 1 线　　C. 额旁 2 线

D. 额旁 3 线　　E. 顶中线

【正确答案】A　　【易错答案】B、C、D

【答案分析】头针穴线中额区共有 4 条，主治规律可以大体看作，从中间向外，分别对应人体的头部、上焦、中焦、下焦的疾病。癫病、失眠、多梦、健忘、鼻病为头部疾病，所以是额中线主治。

22. 标准头穴线一共是（　　）

A. 15 条　　B. 18 条　　C. 10 条

D. 14 条　　E. 16 条

【正确答案】D　　【易错答案】E

【答案分析】标准头穴线均位于头皮部位，共 14 条标准线，按颅骨的解剖名称分为额区（4）、顶区（5）、颞区（2）、枕区（3）等 4 个区。

23. 治疗小脑疾病引起的平衡障碍、后头痛等，应选择的标准头穴线为（　　）

A. 颞前线　　B. 颞后线　　C. 枕上正中线

D. 枕上旁线　　E. 枕下旁线

【正确答案】E　　【易错答案】D

【答案分析】枕下旁线在后头部，从膀胱经玉枕穴向下引一条长 2 寸的线，主治小脑疾病引起的平衡障碍、后头痛等。枕上旁线在后头部，由枕外粗隆督脉脑户穴旁开 0.5 寸起，向上引一条长 1.5 寸的线，主治皮层性视力障碍、白内障、近视眼等。

（二）多项选择题

1. 行针的基本手法有（　　）

A. 刮柄法　　B. 弹柄法　　C. 搓柄法

D. 提插法　　E. 捻转法

【正确答案】DE　　【易错答案】A、B、C、D、E

【答案分析】以上均为行针手法，但提插法与捻转法为行针的基本手法，而刮柄法、弹柄法、搓柄法以及循法、飞法和震颤法为行针的辅助手法。

2. 不宜施行大角度捻转的腧穴，适用的辅助手法有（　　）

A. 弹法　　B. 震颤法　　C. 刮法

D. 飞法　　E. 摇法

【正确答案】AC　　【易错答案】A、B、C、E

【答案分析】一般不宜施行大角度捻转的腧穴多为重要脏器或者五官周围的穴位，故震颤法、飞法和摇法这种行针时针的运动幅度大的针法也不适宜，弹法和刮法不会引起针体大幅度运动，所以可以使用。

3. 决定针刺深度的因素有（　　）

A. 手法　　B. 病情　　C. 体质

D. 年龄　　E. 部位

【正确答案】BCDE　　【易错答案】A、B、C、D、E

【答案分析】《素问·刺要论篇》指出："刺有浅深，各致其理……浅深不得，反为大贼（害）。"说明针刺的深浅必须适当。每个腧穴的可针刺深度都有一定的范围，临床上一般根据患者的年龄、体质、病情及部位，采用不同的针刺深度，而所使用的手法并不是针刺深度的考虑因素。

4. 押手的作用是（　　）

A. 夹持针身　　B. 协助刺手进针　　C. 协助、调节针感

D. 固定腧穴的位置　　E. 减少进针疼痛

【正确答案】ABCDE　　【易错答案】A、B、D、E

【答案分析】在针刺过程中押手的作用，主要是固定腧穴的位置，夹持针身，协助刺手进针，使针身有所依附，保持针身垂直，力达针尖，以利于进针，减少刺痛和协助调节、控制针感。其中协助调节、控制针感是在进针之后押手发挥的作用，比如说针刺后，刺手边行针，押手边沿着针刺穴位所在的经脉进行循按、轻弹等。

5. 在针刺过程中，当出现晕针的异常情况时，应当采取的措施有（　　）

A. 改变患者体位　　B. 即刻出针　　C. 给饮温水

D. 循摄按揉局部　　E. 头低位静卧

【正确答案】BCE　　【易错答案】A、B、C、E

【答案分析】针刺过程中一旦患者出现晕针，应立即停止针刺，将已刺之针迅速起出。让患者平卧，头部放低，松开衣带，注意保暖。轻者仰卧片刻，给予温开水或糖水、热茶饮之，即可恢复正常；重者在上述处理基础上，可刺或指压水沟、素髎、内关、合谷、太冲、涌泉、足三里，灸百会、气海、关元等穴，即可恢复；若仍人事不省，呼吸细微，脉细弱者，可考虑配合其他治疗或采用急救措施。不应该在未起针时改变患者体位。

6. 针刺补泻效果的决定因素，与下列哪项有关（　　）

A. 体位　　B. 机体的机能状态　　C. 腧穴作用的相对特异性

D. 时令　　E. 针刺手法的选择和运用等因素

【正确答案】BCE　　【易错答案】C、E

【答案分析】影响针刺补泻的因素为机体的机能状态、腧穴作用的相对特异性、针刺手法的选择和运用等因素。本题作答时，常常漏掉第一条，当机体处于虚惫状态而呈虚证时，针刺可以起到扶正补虚的作用，若机体处于虚脱状态时，针刺还可以起到回阳固脱的作用；当机体处于邪盛状态而呈实热、邪闭的实证时，针刺可以起到清热启闭、祛邪泻实的作用。例如，胃肠功能亢进而痉挛疼痛时，针刺可解痉止痛；胃肠功能抑制而蠕动缓慢、腹胀纳呆时，针刺可加强胃肠蠕动，提高消化功能，消除腹胀，增进食欲。大量的临床实践和实验已经表明，针刺时的机体功能状态，是产生针刺补泻效果的主要因素。

7. 常用的双手进针法（　　）

A. 爪切进针法　　B. 夹持进针法　　C. 提捏进针法

D. 舒张进针法　　E. 捻入法

【正确答案】ABCD　　【易错答案】A、B、C、D、E

【答案分析】双手进针法有 4 种：爪切进针法、夹持进针法、提捏进针法、舒张进针法，而捻入法是单手进针法的一种。

8. 捻转泻法是指（ ）

A. 拇指向后用力　B. 拇指向前用力　C. 右转为主

D. 左转为主　E. 小幅度捻转

【正确答案】AC　【易错答案】B、D

【答案分析】捻转泻法的操作要领为捻转角度大，用力重，频率快，操作时间长，结合拇指向后，食指向前（右转用力为主）。B、D、E选项为捻转补法的操作要领。

9. 属于艾条灸的是（ ）

A. 温和灸　B. 雀啄灸　C. 回旋灸

D. 太乙神针　E. 雷火神针

【正确答案】ABCDE　【易错答案】A、B、C

【答案分析】艾条灸分为悬起灸和实按灸。温和灸、雀啄灸和回旋灸是艾条灸中的悬起灸，太乙神针和雷火神针则为艾条灸中的实按灸。

10. 灸法的功能有（ ）

A. 温经散寒　B. 引热外行　C. 扶阳固脱

D. 消瘀散结　E. 防病保健

【正确答案】ABCDE　【易错答案】A、C、D、E

【答案分析】灸，灼烧的意思。灸法主要是借灸火的热力和药物的作用，对腧穴或者病变部位进行烧灼、温熨，给人体以温热性刺激，以达到防治疾病目的的一种方法。因此主要的功能为温通和扶助的作用，也可以使皮肤腠理开放，毛窍通畅，使热有去路，从而引热外行。

11. 悬起灸可分为（ ）

A. 雀啄灸　B. 回旋灸　C. 实按灸

D. 艾条灸　E. 温和灸

【正确答案】ABE　【易错答案】A、B、D、E

【答案分析】常用的艾灸分为艾炷灸、艾条灸、温针灸和温灸器灸，艾条灸又分为悬起灸和实按灸。悬起灸包括温和灸、雀啄灸和回旋灸。而艾条灸包括了悬起灸，在这里不应选择。

12. 下列穴位可直接灸的是（ ）

A. 印堂　B. 关元　C. 命门

D. 人迎　E. 颊车

【正确答案】BC　【易错答案】A、B、C、D、E

【答案分析】艾灸时对面部穴位、五官、乳头、大血管等处均不宜使用直接灸、瘢痕灸，以免烫伤形成瘢痕。关节活动部位亦不适宜用直接灸、化脓灸，以免化脓溃破，不易愈合，甚至影响功能活动。印堂和颊车位于头面五官，人迎位于颈总动脉搏动处，是不可以使用直接灸的。

13. 可选用化脓灸治疗保健的是（ ）

A. 糖尿病患者　B. 支气管哮喘缓解期　C. 肠道激惹综合征

D. 孕妇　　E. 慢性浅表性胃炎

【正确答案】BCE　　【易错答案】A、B、C、D、E

【答案分析】糖尿病患者因皮肤破溃后不易收敛愈合，故应避免使用直接灸。孕妇因身体特殊状态，也不宜使用化脓灸，以免发生意外。

14. 三棱针的操作方法包括（　　）

A. 点刺法　　B. 散刺法　　C. 刺络法

D. 挑刺法　　E. 浅刺法

【正确答案】ABCD　　【易错答案】A、B、C

【答案分析】三棱针法是用三棱针刺破腧穴或血管，放出适量血液，或挤出少量液体，或挑断皮下纤维组织，达到治疗疾病目的的方法。由于三棱针法多用于各种“放血疗法”，因此并不以放出血液为目的的挑刺法，常常被忽略。

15. 下列耳穴的分布规律不正确的是（　　）

A. 与头面相应的耳穴在耳垂

B. 与上肢相应的耳穴在耳舟

C. 与躯干相应的耳穴在对耳轮上、下脚

D. 与下肢相应的耳穴在对耳轮体部

E. 与内脏相应的耳穴集中在耳甲

【正确答案】CD　　【易错答案】A、B、E

【答案分析】此题的题干是问不正确的选项，因此正确答案应为与耳穴分布规律不符的选项。其中正确的规律是与躯干相应的穴位在对耳轮体部，与下肢相应的穴位在对耳轮上、下脚。

16. 顶颞前斜线主要用于治疗（　　）

A. 对侧肢体、面部瘫痪　　B. 运动性失语　　C. 流涎

D. 脑动脉硬化　　E. 感觉性失语

【正确答案】ABCD　　【易错答案】A、C、D、E

【答案分析】顶颞前斜线上 1/5 治疗对侧下肢中枢性瘫痪，中 2/5 治疗对侧上肢中枢性瘫痪，下 2/5 治疗对侧中枢性面瘫、运动性失语、流涎、脑动脉粥样硬化等；顶颞后斜线上 1/5 治疗对侧下肢感觉异常，中 2/5 治疗对侧上肢感觉异常，下 2/5 治疗对侧头面部感觉异常。

17. 额旁 3 线主要用于治疗（　　）

A. 功能失调性子宫出血　　B. 遗精　　C. 子宫脱垂

D. 尿频、尿急　　E. 心脏病

【正确答案】ABCD　　【易错答案】A、B、C、D、E

【答案分析】头针穴线中额区共有 4 条，主治规律可以大体看作，从中间向外，分别对应人体的头部、上焦、中焦、下焦的疾病。功能失调性子宫出血、遗精、子宫脱垂、尿频、尿急为下焦疾病，故取额旁 3 线。

18. 半身不遂用头针治疗可选择的标准头穴线为（　　）

A. 顶颞前斜线　　B. 顶颞后斜线　　C. 顶旁 1 线

D. 顶旁 2 线　　E. 颞前线

【正确答案】ABCD　　【易错答案】A、B、C、D、E

【答案分析】半身不遂是瘫痪类疾病，顶颞前斜线、顶颞后斜线、顶旁 1 线、顶旁 2 线均可以治疗瘫痪，而颞前线的主治为偏头痛、运动性失语、周围性面神经麻痹和口腔疾患。

19. 偏头痛用头针治疗可选择的标准头穴线为（　　）

A. 颞前线　　B. 颞后线　　C. 枕上正中线

D. 枕上旁线　　E. 枕下旁线

【正确答案】AB　　【易错答案】A、B、C、D、E

【答案分析】头针穴线中，一般颞区的穴线主治偏头痛，枕区的穴线治疗后头痛。

20. 枕上旁线主要用于治疗（　　）

A. 皮质性视力障碍　　B. 白内障　　C. 偏头痛

D. 耳鸣、耳聋　　E. 近视

【正确答案】ABE　　【易错答案】A、B、D、E

【答案分析】枕上旁线可治疗眼部疾患，包括皮质性视力障碍、白内障、近视眼等。耳鸣、耳聋是颞区穴线颞后线主治。偏头痛是颞前线和颞后线主治。

（三）名词解释

1. 得气

【正确答案】得气，古称“气至”，近又称“针感”，是指毫针刺入腧穴一定深度后，施以一定的行针手法，使针刺部位获得经气感应。

【易错答案】回答不全面。

【答案分析】可以从医生和患者两方面全面阐述得气的感觉和反应。患者的针刺部位有酸胀、麻、重等自觉反应，有时出现热、凉、痒、痛、抽搐、蚁行等感觉，或出现沿着一定的方向和部位传导和扩散的现象；少数出现循经性肌肤瞤动、震颤等反应，或出现针刺腧穴部位的循经性皮疹带或红、白线状现象。医者的刺手能体会到针下沉紧、涩滞或针体颤动等反应。若针刺后未得气，患者则无任何特殊感觉或反应，医者刺手亦感觉针下空松、虚滑。

2. 间接灸

【正确答案】是指用药物或其他材料将艾炷与施灸腧穴皮肤之间隔开而施灸的方法，故又称隔物灸、间隔灸。

【易错答案】将间接灸与直接灸混淆。

【答案分析】间接灸名称有间接，表明不是直接放在皮肤上施灸，而是需间隔药物或物品，所以又称隔物灸。

3. 天灸

【正确答案】天灸又称药物灸、发疱灸，是将一些具有刺激性的药物涂敷于穴位或患处，使局部充血起疱，犹如灸疮，故名天灸。其常用中药有白芥子、细辛、蒜泥、斑蝥等。

【易错答案】对“天”字理解错误。

【答案分析】“天”主要是与艾火区别，有天然发热之意，故天灸不需要点燃，是使用对皮肤有刺激性的药物涂敷，达到充血或起疱，类似灸疮的效果。

4. 雀啄灸

【正确答案】施灸时，艾条点燃的一端与施灸部位皮肤的距离并不固定，而是如鸟雀啄食一样上下活动，至皮肤红晕为度。

【易错答案】与温和灸或回旋灸混淆。

【答案分析】雀啄灸从名称上就可以看出，施灸时手法像鸟雀啄食一样，一上一下的活动，因此命名。

5. 电针法

【正确答案】电针法是在毫针针刺得气的基础上，应用电针仪输出接近人体生物电的微量电流，通过毫针作用于人体一定部位，以防治疾病的一种疗法。

【易错答案】阐述不全面。

【答案分析】电针法可以给人体通微量电流，其使用时，是接在已经在穴位针刺的毫针上，因此发挥针和电 2 种刺激的作用。

6. 皮内针

【正确答案】皮内针法是将特制的小型针具刺入并固定于腧穴部位的皮下组织中，并较长时间留针，产生持续刺激作用以治疗疾病的方法，又称“埋针法”。

【易错答案】与皮肤针混淆。

【答案分析】2 种针法名称都有“皮”，且都是使用特制的针具，但皮内针是需要将针具固定于皮下（即皮内），皮肤针只是在皮肤表层操作。

7. 头针法

【正确答案】又称头皮针法，是指采用毫针或其他针具刺激头部特定部位，以防治疾病的方法。

【易错答案】概念不清。

【答案分析】头皮针是在头部特定的穴线进行针刺，而不是在头部的经穴穴位上针刺。

（四）填空题

1. 行针的基本手法有（　　）（　　）。

【正确答案】提插法　捻转法

【易错答案】循法　弹法　刮法　摇法　飞法　震颤法

【答案分析】行针分为基本手法和辅助手法，应区分清楚。

2. 双手进针法可分为：指切进针法、夹持进针法、（　　）（　　）。

【正确答案】提捏进针法　舒张进针法

【易错答案】漏填。

【答案分析】4种双手进针法各自有适用的穴位或部位。①指切进针法：又称爪切进针法，以押手的拇指或食指或中指的爪甲切按在腧穴位置上，刺手持针，紧靠押手指甲面将针刺入皮肤。适用于短针的进针。②夹持进针法：又称骈指进针法，以严格消毒的押手拇、食二指夹持针身下端，露出针尖，将针尖固定于针刺穴位皮肤表面位置，刺手捻动针柄，使针垂直，双手同时用力，协同将针刺入皮肤。适用于长针的进针。③舒张进针法：用押手的食、中二指或拇、食二指将所针刺穴位处的皮肤向两侧撑开，使皮肤绷紧，刺手持针，使针从押手的食、中二指或拇、食二指中间刺入。适用于皮肤松弛部位腧穴的进针。④提捏进针法：以押手的拇、食二指将所刺腧穴部位的皮肤提起，刺手持针，从捏起的皮肤的上端刺入。适用皮肉浅薄处腧穴的进针。

3. 迎随补泻手法中，以（　　）为补法，以（　　）为泻法。

【正确答案】进针时针尖随经脉循行去的方向　针尖迎着经脉循行来的方向

【易错答案】进针时针尖迎经脉循行去的方向　针尖随着经脉循行来的方向

【答案分析】所谓迎随，是以进针时针尖的方向与经脉循行方向的对应关系分补泻，随为补，迎为泻。

4. 艾灸可分为艾炷灸、艾条灸、（　　）（　　）。

【正确答案】温针灸　温灸器灸

【易错答案】漏填。

【答案分析】艾灸法中，艾炷灸和艾条灸（艾卷灸）较为常用，后两种不太常用，常常被遗忘，但温针灸和温灸器灸也是临床较常用的使用艾炷燃烧刺激穴位或部位的灸法，同属于艾灸法。

5. 常用的药物艾条有（　　）（　　）。

【正确答案】太乙神针　雷火神针

【易错答案】漏填。

【答案分析】这2种灸法都是实按灸，是自古流传下来的传统药物艾灸，所以沿用了古人的命名。

6. 拔罐法是一种以罐为工具，借助热力排除罐中空气，造成（　　），使之吸附于应拔部位体表而产生刺激，使局部皮肤产生（　　），以达到防治疾病的作用。

【正确答案】负压　充血、瘀血

【易错答案】真空　淤紫

【答案分析】拔罐法只是借助热力排除罐中部分空气，难以达到真空，只是产生小于大气压力的负压。拔罐后，皮肤可能会发生淤紫，是由于局部充血、瘀血造成的。

7. 最早记载拔罐法的古医籍为（　　），拔罐法古称之为（　　）。

【正确答案】《五十二病方》　角法

【易错答案】《黄帝内经》 角法

【答案分析】虽然《黄帝内经》是奠定中医学理论基础的重要典籍，但最早记载拔罐法的古医籍为《五十二病方》。

8. 头针主要用于治疗（　　），每分钟捻转的速度应达到（　　）次左右。

【正确答案】脑源性疾患 200

【易错答案】全身病证 100

【答案分析】头针主要用于治疗脑源性疾病，其症状可能涉及全身。头针要求快速捻转，每分钟应比普通体针的捻转行针快速，可达 200 次 / 分。

9. 额中线是从督脉的（　　）穴向前引一直线，长（　　）寸。

【正确答案】神庭 1

【易错答案】神庭 2

【答案分析】头针额区的穴线长度均是以前发际为中点，向前向后各 0.5 寸，长 1 寸，而不是向前向后各 1 寸，长 2 寸。

10. 头针的理论依据有二：一是根据传统的（　　），二是根据（　　）。

【正确答案】脏腑经络理论 大脑皮层功能定位

【易错答案】漏填。

【答案分析】头针是传统中医学与西医学相结合产生的，所以结合了脏腑经络理论和大脑皮层功能定位的投影。

（五）问答题

1. 影响针刺补泻的因素有哪些？

【正确答案】患者的机能状态、腧穴作用的相对特异性、针刺手法的选择和运用。

【易错答案】答题不全面。

【答案分析】此题作答时，常常漏掉第 1 条，当机体处于虚惫状态而呈虚证时，针刺可以起到扶正补虚的作用，若机体处于虚脱状态时，针刺还可以起到回阳固脱的作用；当机体处于邪盛状态而呈实热、邪闭的实证时，针刺可以起到清热启闭、祛邪泻实的作用。例如，胃肠功能亢进而痉挛疼痛时，针刺可解痉止痛；胃肠功能抑制而蠕动缓慢、腹胀纳呆时，针刺可加强胃肠蠕动，提高消化功能，消除腹胀，增进食欲。大量的临床实践和实验已经表明，针刺时的机体功能状态，是产生针刺补泻效果的主要因素。

2. 简述弯针的处理方法。

【正确答案】出现弯针后，不得再行提插、捻转等手法。如属轻微弯曲，应慢慢将针起出；若弯曲角度过大，应顺着弯曲方向将针起出；如弯曲不止一处，应视针柄扭转倾斜的方向，逐步分段退出；若由患者移动体位所致，应使患者慢慢恢复原来体位，局部肌肉放松后，再将针缓慢起出。切忌强行拔针，以免将针身折断，留在体内。

【易错答案】与滞针混淆。其处理为：若患者精神紧张，局部肌肉过度痉挛，嘱其不要紧张，可稍延长留针时间，或于滞针腧穴附近进行循按或叩弹针柄，或在附近再刺一针，以宣散气血，缓解肌肉的痉挛。若行针不当，或单向捻转而致者，可向相反方向将针捻回，并用刮柄、弹柄法，使缠绕的肌纤维回释。

【答案分析】滞针是指在行针时或留针过程中，医者感觉针下涩滞，捻转、提插、出针均感困难，而患者则感觉疼痛的现象。两者都有可能由于患者精神紧张，或改变体位造成，处理有相似之处，但弯针不会引起患者剧烈疼痛，所以只需将针顺弯曲方向退出即可。滞针需要放松肌肉，缓解痉挛，甚至另刺一针，才能将针拔出。

3. 试述晕针的表现，出现的原因、处理方法及预防措施。

【正确答案】表现：患者突然出现精神疲倦，头晕目眩，面色苍白，恶心欲吐，多汗，心慌，四肢发冷，血压下降等现象，重者神志不清，仆倒在地，唇甲青紫，二便失禁，脉细微欲绝，甚至晕厥。

原因：患者体质虚弱，精神紧张，或疲劳、饥饿、大汗、大泻、大出血之后，或体位不当，或医生在针刺时手法过重，均可能引起晕针。

处理：立即停止针刺，将针全部起出。让患者平卧，松开衣带，注意保暖。轻者仰卧片刻，给饮温开水或糖水；重者可选人中、内关、足三里等穴针刺或指压，或灸百会、关元、气海等穴；若仍不省人事，可考虑配合其他治疗或采用急救措施。

预防措施：对初次接受针刺治疗，或精神过度紧张、身体虚弱者，应先做好解释，消除其对针刺的顾虑。同时选择舒适持久的体位，初次接受针刺者最好采用卧位。选穴宜少，手法要轻。饥饿、疲劳、大渴的患者，应令进食、休息、饮水后少时再予针刺。医者在针刺治疗过程中，精神要专一，随时注意观察患者的神色，询问患者的感觉，一旦患者有身心不适等晕针先兆，应及早采取处理措施，防患于未然。

【易错答案】阐述不全面。

【答案分析】晕针的原因有：①精神紧张。②患者体质或状态不佳。③体位不当。④手法不当。处理措施中首先应停止针刺并起针，这一条常常漏掉。

4. 简述温针灸的操作方法。

【正确答案】指将毫针刺入腧穴，得气并施行适当的补泻手法后，将针留在适当的深度，再将纯净细软的艾绒包裹于针尾，或将 2 ~ 3 厘米长的艾条段直接插在针柄上，点燃施灸，待艾绒或艾条燃尽后除去灰烬，将针取出。应用时须注意防止艾火脱落烧伤皮肤。

【易错答案】与温灸器灸混淆。

【答案分析】温针灸是针灸并用方法，所以操作须在针刺后，针炳上加艾炷同时针刺、艾灸。温灸器灸是利用温灸器艾灸的方法，应区分清楚。

5. 简答艾灸的种类。

【正确答案】艾灸分为艾炷灸、艾条灸、温针灸、温灸器灸 4 类。艾炷灸又可分为直接灸、间接灸，艾条灸可分为悬起灸、实按灸。

【易错答案】回答不全面，漏项。

【答案分析】艾灸的种类较多，分 4 大类，艾炷灸和艾条灸又各分为 2 种。

6. 试述瘢痕灸的操作、灸疮的护理及禁忌。

【正确答案】施灸前可先将拟灸腧穴部位涂以少量大蒜汁，以增强黏附和刺激作用。然后将大小适宜的艾炷置于腧穴上，从上端点燃施灸。每壮艾炷必须燃尽，除去灰烬后，方可继续易炷再灸，直至拟灸壮数灸完为止。施灸时，由于艾火烧灼皮肤，因此可能产生剧痛，此时可用手在施灸腧穴周围轻轻拍打，以缓解疼痛。正常情况下，灸后 1 周左右，施灸部位无菌性化脓形成灸疮，约 5～6 周左右，灸疮自行痊愈，结痂脱落后留下瘢痕。瘢痕会损伤皮肤，施灸前必须征求患者同意方可使用。在灸疮化脓期间，需注意局部清洁，避免继发感染。面部穴位、五官、乳头、大血管等处均不宜使用瘢痕灸，以免烫伤形成瘢痕。关节活动部位亦不适宜用化脓灸，以免化脓溃破，不易愈合，甚至影响功能活动。

【易错答案】回答不全面。

【答案分析】此题有 3 个方面的问题，操作、护理和禁忌。操作步骤较复杂，分为：涂抹介质、燃烧、止痛、燃尽换炷、发灸疮、化脓、成瘢 7 步。其中后三步需注意护理，避免感染。禁忌为身体耐受程度（虚弱）和皮肤情况（糖尿病、皮肤病）。

7. 简答拔罐法的适应范围是什么？

【正确答案】常用于腹痛、颈肩腰腿痛、关节痛、软组织闪挫扭伤等局部病证，也可用于伤风感冒、头痛、面瘫、咳嗽、哮喘、消化不良、泄泻、月经不调、痛经等病证，以及目赤肿痛、麦粒肿、丹毒、疮疡初起未溃等外科病证。

【易错答案】回答不全面。

【答案分析】可分类记忆：①风湿痹痛。②疼痛。③外感风寒。④外科病。

8. 试述拔罐法的注意事项。

【正确答案】①拔罐时，要选择适当体位和肌肉丰满的部位，若体位不当、移动，或骨骼凹凸不平，毛发较多的部位，罐体容易脱落，均不适用。②拔罐手法要熟练，动作要轻、快、稳、准。用于燃火的乙醇棉球，不可吸含过量乙醇，以免拔罐时乙醇滴落到患者皮肤上形成烫伤。留罐过程中如出现拔罐局部疼痛，可减压放气或立即起罐。起罐时不可硬拉或旋转罐具，以免引起疼痛，甚至损伤皮肤。③带有心脏起搏器等金属物体的患者，禁用电磁拔罐器具。④留针拔罐，选择罐具宜大，毫针针柄宜短，以免吸拔时罐具碰触针柄而致损伤。

【易错答案】回答不全面。

【答案分析】拔罐因在皮肤表面操作，主要注意事项是根据部位、皮肤等判断。

9. 三棱针法的适应范围是什么？

【正确答案】三棱针法具有通经活络、开窍泻热、调和气血、消肿止痛等作用，各种实证、热证、瘀血、疼痛等均可应用。目前较常用于某些急症和慢性病，如高热、中暑、中风闭证、咽喉肿痛、目赤红肿、顽癣、痈疖初起、扭挫伤、痹证、痔疾、顽痹、头痛、丹毒、指（趾）麻木等。

【易错答案】回答不全面。

【答案分析】可根据作用分类记忆，根据其发挥的通经活络、开窍泻热、调和气血、消肿止痛等作用对应不同的适应证：实证、热证、瘀血、疼痛，再分类举例。

10. 耳穴的选穴处方原则是什么？举例说明。

【正确答案】①按相应部位取穴。当机体患病时，选用与病变部位相对应的耳穴，如胃痛取胃穴等。②按脏腑辨证选穴，根据脏腑理论，按各脏腑的生理功能和病理反应辨证取穴，如脱发取肾穴，皮肤病取肺、大肠穴等。③按经络辨证取穴，即根据十二经脉循行和其病候选取穴位，如坐骨神经痛，取膀胱或胰胆穴，牙痛取大肠穴等。④按西医学理论取穴，耳穴中有些穴名是根据西医学理论命名的，如交感、肾上腺、内分泌等。这些穴位的功能基本与西医学理论一致，故在选穴时应予以考虑，如炎性疾病取肾上腺穴。⑤按临床经验取穴，临床实践发现，有些耳穴具有治疗本部位以外疾病的作用，如外生殖器穴可以治疗腰腿痛。

【易错答案】漏项。

【答案分析】因耳穴是传统中医理论与现代西医理论相结合产生的，所以选穴原则既包括传统理论中的部位、经络辨证，又包括现代医学理论，还有临床经验。

下篇　针灸治疗

第六章　针灸治疗总论

◎ **重点** ◎

1. 针灸治疗作用
2. 针灸治疗原则
3. 针灸配穴处方
4. 特定穴的临床应用

◎ **难点** ◎

1. 针灸治疗原则
2. 针灸临床诊治特点
3. 刺灸方法的选择
4. 影响针灸疗效的因素
5. 特定穴的临床应用

精选习题

扫码获取
同步习题

（一）单项选择题

1. 在五输穴中所注为（　　）

A. 井　　B. 经　　C. 荥

D. 输　　E. 合

【正确答案】D　　【易错答案】B、C

【答案分析】古人把经气运行过程用自然界的水流由小到大，由浅入深的变化来形容，把五输穴按井、荥、输、经、合的顺序，从四肢末端向肘、膝方向依次排列。古人认为经气所发出，如水之源头——“所出为井”；经气流过之处，如刚出的泉水流动很微——“所溜为荥”；经气灌注之处，如水流由浅向较深处灌注——“所注为输”；经气经过的部位，如水之通畅流行——“所行为经”；经气最后汇合而深入，如江河流入大海——“所入为合”。

2. 八脉交会穴均分布在（　　）

A. 腕踝关节附近　　B. 腕踝关节以下　　C. 腕踝关节以上

D. 肘膝关节附近　　E. 肘膝关节以上

【正确答案】A　　【易错答案】D

【答案分析】八脉交会穴是指奇经八脉与十二经之气相交会的 8 个腧穴，又称交经八穴，均分布于腕踝部上下。分别是公孙、内关、外关、足临泣、后溪、申脉、列缺、照海。其中内关在腕掌侧远端横纹上 2 寸，掌长肌腱与桡侧腕屈肌腱之间；外关在腕背侧远端横纹上 2 寸，尺骨与桡骨正中间；后溪在第 5 掌指关节尺侧掌横纹头赤白肉际；列缺在桡骨茎突上方，腕掌侧远端横纹上 1.5 寸，拇短伸肌腱与拇长展肌腱之间，这 4 个穴位分布在腕关节附近。公孙在第 1 跖骨基底的前下方，赤白肉际处；足临泣在第 4 跖趾关节的后方，第 5 趾长伸肌腱的外侧；申脉在外踝尖直下方凹陷中；照海在内踝高点正下缘凹陷处，这 4 个穴位分布在踝关节附近。

3. 俞募穴分布在（　　）

A. 胸腹部　　B. 背腰部　　C. 背部

D. 腹部　　E. 躯干部

【正确答案】E　　【易错答案】A、B

【答案分析】俞募穴是指特定穴中脏腑的背俞穴和募穴，其中背俞穴均分布在背腰部足太阳膀胱经第一侧线上，募穴均分布在胸腹部。

4. 八脉交会穴中与冲脉脉气相通的是（　　）

A. 内关　　B. 外关　　C. 公孙

D. 足临泣　　E. 申脉

【正确答案】C　　【易错答案】D

【答案分析】八脉交会穴是指奇经八脉与十二经之气相交会的 8 个腧穴，又称交经八穴。其中公孙通冲脉、内关通阴维脉、外关通阳维脉、足临泣通带脉、后溪通督脉、申脉通阳跷脉、列缺通任脉、照海通阴跷脉。

5. 八会穴中腑会（　　）

A. 膻中　　B. 中脘　　C. 章门

D. 太渊　　E. 中府

【正确答案】B　　【易错答案】C

【答案分析】八会穴是指脏、腑、气、血、筋、脉、骨、髓八者精气会聚的腧穴，称八会穴。脏会——章门，腑会——中脘，气会——膻中，血会——膈俞，筋会——阳陵泉，脉会——太渊，骨会——大杼，髓会——绝骨即悬钟。

6. “合治内腑”载于（　　）

A.《灵枢·根结》　　B.《灵枢·经脉》　　C.《灵枢·本输》

D.《灵枢·邪气脏腑病形》　　E.《灵枢·九针十二原》

【正确答案】D　　【易错答案】C

【答案分析】明确指出“合治内腑”的是《灵枢·邪气脏腑病形》。

7. 郄穴除（　　）外，都分布于四肢肘膝关节以下

A. 梁门　　B. 丘墟　　C. 外丘

D. 交信　　E. 梁丘

【正确答案】E　　【易错答案】A

【答案分析】十二经脉及阴跷脉、阳跷脉、阴维脉、阳维脉各有 1 个郄穴，总称十六郄穴。大多分布在四肢肘、膝关节以下，其中胃经的郄穴梁丘位于髂前上棘与髌骨外上缘连线上，髌骨外上缘上 2 寸。梁门不是郄穴。

8. 五输穴中主“逆气而泄”的是（　　）

A. 井　　B. 经　　C. 荥

D. 输　　E. 合

【正确答案】E　　【易错答案】B

【答案分析】《难经・六十八难》指出：“井主心下满，荥主身热，输主体重节痛，经主喘咳寒热，合主逆气而泄。”近代对五输穴的应用，井穴多用于各种急救，荥穴多用于各种热病，输穴多用于肢节酸痛及五脏病变，经穴多用于气喘咳嗽，合穴多用于六腑疾患等。

9. 三焦之募穴是（　　）

A. 章门　　B. 石门　　C. 京门

D. 期门　　E. 梁门

【正确答案】B　　【易错答案】C

【答案分析】脏腑之气汇聚于胸腹部的腧穴，称为“募穴”，又称“腹募穴”。

脏腑募穴

六脏	募穴	六腑	募穴
肺	中府	大肠	天枢
心包	膻中	三焦	石门
心	巨阙	小肠	关元
脾	章门	胃	中脘
肝	期门	胆	日月
肾	京门	膀胱	中极

10. 提出“虚则补其母，实则泻其子”的补泻法则的是（　　）

A.《难经・六十九难》　　B.《难经・六十八难》　　C.《难经・七十四难》

D.《难经・三十九难》　　E. 以上均非

【正确答案】A　　【易错答案】B

【答案分析】“虚则补其母，实则泻其子”的补泻法则是《难经・六十九难》根据五输穴的五行属性提出的，而《难经・六十八难》提出的是：“井主心下满，荥主身热，输主体重节痛，

经主喘咳寒热，合主逆气而泄。”即五输穴的主治规律。《难经·七十四难》记载：“春刺井，夏刺荥，季夏刺输，秋刺经，冬刺合。”

11. 下列穴位中不属郄穴的是（　　）

A. 会宗　　B. 温溜　　C. 梁丘

D. 跗阳　　E. 大钟

【正确答案】E　　【易错答案】A

【答案分析】十二经脉及阴跷脉、阳跷脉、阴维脉、阳维脉各有 1 个郄穴，总称十六郄穴，大多分布在四肢肘、膝关节以下。

十六郄穴表

阴经	郄穴	阳经	郄穴
手太阴肺经	孔最	手阳明大肠经	温溜
手厥阴心包经	郄门	手少阳三焦经	会宗
手少阴心经	阴郄	手太阳小肠经	养老
足太阴脾经	地机	足阳明胃经	梁丘
足厥阴肝经	中都	足少阳胆经	外丘
足少阴肾经	水泉	足太阳膀胱经	金门
阴维脉	筑宾	阳维脉	阳交
阴跷脉	交信	阳跷脉	跗阳

12. 下列穴位中不属募穴的是（　　）

A. 章门　　B. 日月　　C. 石门

D. 关元　　E. 俞府

【正确答案】E　　【易错答案】B

【答案分析】脏腑之气汇聚于胸腹部的腧穴，称为“募穴”，又称“腹募穴”。募穴位于胸腹部有关经脉上。

脏腑募穴

六脏	募穴	六腑	募穴
肺	中府	大肠	天枢
心包	膻中	三焦	石门
心	巨阙	小肠	关元
脾	章门	胃	中脘
肝	期门	胆	日月
肾	京门	膀胱	中极

13. 足厥阴肝经的五输穴，依序排列应该是（　　）

A. 曲泉、中封、太冲、行间、大敦

B. 大敦、行间、太冲、中封、曲泉

C. 大敦、太冲、行间、曲泉、中封

D. 行间、太敦、太冲、曲泉、中封

E. 太敦、太冲、曲泉、中封、行间

【正确答案】B　　　　【易错答案】C

【答案分析】五腧穴的排列次序，是按照井荥输经合排列的。足厥阴肝经的五输穴分别是井穴大敦、荥穴行间、输穴太冲、经穴中封和合穴曲泉。

14. 八会穴的骨会是（　　）

A. 绝骨　　B. 太渊　　C. 阳陵泉

D. 大杼　　E. 膈俞

【正确答案】D　　　　【易错答案】A

【答案分析】八会穴是指脏、腑、气、血、筋、脉、骨、髓八者精气会聚的腧穴，称八会穴。脏会——章门，腑会——中脘，气会——膻中，血会——膈俞，筋会——阳陵泉，脉会——太渊，骨会——大杼，髓会——绝骨。

15. 下列腧穴，不属于络穴的是（　　）

A. 丰隆　　B. 光明　　C. 飞扬

D. 大钟　　E. 商丘

【正确答案】E　　　　【易错答案】D

【答案分析】络脉在由经脉分出的部位各有 1 个腧穴，称络穴。络穴的名称与本经络脉名称相同。

十二经脉络穴表

经脉	络穴	经脉	络穴
手太阴肺经	列缺	手阳明大肠经	偏历
手厥阴心包经	内关	手少阳三焦经	外关
手少阴心经	通里	手太阳小肠经	支正
足太阴脾经	公孙	足阳明胃经	丰隆
足厥阴肝经	蠡沟	足少阳胆经	光明
足少阴肾经	大钟	足太阳膀胱经	飞扬

16. 足三阳经的原穴是（　　）

A. 解溪、丘墟、昆仑　　B. 冲阳、足临泣、光明　　C. 丘墟、冲阳、京骨

D. 解溪、足临泣、京骨　　E. 陷谷、阳辅、束骨

【正确答案】C　　　　【易错答案】B

【答案分析】脏腑原气输注、经过和留止于十二经脉四肢部的腧穴，称为“原穴”。

十二经脉原穴

经脉	原穴	经脉	原穴
手太阴肺经	太渊	手阳明大肠经	合谷
手厥阴心包经	大陵	手少阳三焦经	阳池
手少阴心经	神门	手太阳小肠经	腕骨
足太阴脾经	太白	足阳明胃经	冲阳
足厥阴肝经	太冲	足少阳胆经	丘墟
足少阴肾经	太溪	足太阳膀胱经	京骨

17. 下列腧穴中五行属木的是（　　）

A. 行间　　B. 大敦　　C. 太冲

D. 足窍阴　　E. 中封

【正确答案】B　　【易错答案】C

【答案分析】此题考查的是五输穴的五行属性。阴经的井穴属木，大敦是肝经的井穴，所以大敦五行属木。

（二）多项选择题

1. 针灸治疗原则主要是（　　）

A. 补虚泻实　　B. 治病求本　　C. 清热温寒

D. 三因制宜　　E. 疏通经络

【正确答案】ABCD　　【易错答案】A、B、C、D、E

【答案分析】针灸治疗原则就是运用针灸治疗疾病必须遵循的基本法则，是确立治疗方法的基础。在应用针灸治疗疾病时，具体的治疗方法多种多样，从总体把握针灸的治疗原则具有化繁就简的重要意义。针灸的治疗原则可概括为治神守气、补虚泻实、清热温寒、治病求本和三因制宜。疏通经络是针灸的治疗作用，其还包括调和阴阳和扶正祛邪。

2. 肝火上炎一证，治宜（　　）

A. 取肝经和胆经穴为主　　B. 毫针泻法　　C. 三棱针点刺出血

D. 灸法　　E. 治宜镇肝息风

【正确答案】ABC　　【易错答案】A、B、C、E

【答案分析】辨证为肝火上炎的病证，其脏腑辨证在肝，故取相表里的肝、胆经穴治疗为主，虚实辨证属实证，故毫针刺法为泻法，有属火热之证，可以采用三棱针点刺放血治疗。镇肝息风的治法一般用于肝风内动的病证。灸法一般不用于热证类的病证治疗。

3. 大肠邪热循经上冲所致病证，治宜（　　）

A. 取大肠经、足阳明经腧穴为主

B. 针用泻法

C. 可灸

D. 三棱针点刺放血

E. 配取肺经穴并以补法

【正确答案】ABD　　　　　　【易错答案】A、B、D、E

【答案分析】本病证根据脏腑虚实之辨证，可用同名的手阳明大肠经和足阳明胃经腧穴为主治疗，热证常常使用毫针泻法或者三棱针点刺放血。虽然肺经与大肠经相表里，但本证为实证，不能使用补法。

4. 胃俞加中脘治疗胃痛，属于（　　）

A. 本经配穴法　　B. 前后配穴法　　C. 表里配穴法

D. 俞募配穴法　　E. 左右配穴法

【正确答案】BD　　　　　　【易错答案】B、C、D

【答案分析】中脘是胃的募穴，胃俞为胃的背俞穴，故两者配合属于俞募配穴法；又因为背俞穴分布于背腰部，在人体的后面，募穴分布在胸腹部，在人体的前面，故也属于前后配穴法。

5. 下列各腧穴中，3 个穴位全部是特定穴中“原穴”的有（　　）

A. 太白、合谷、冲阳　　B. 阳池、京骨、大陵　　C. 太冲、太渊、腕骨

D. 太溪、足临泣、神门　　E. 太白、太冲、太溪

【正确答案】ABCE　　　　　　【易错答案】A、B、C、D、E

【答案分析】人体的原穴包括手三阴经的太渊、大陵、神门，手三阳经的合谷、阳池、腕骨，足三阴经的太白、太冲、太溪，足三阳经的冲阳、丘墟、京骨，胆经的足临泣是输穴而不是原穴。

6. 络穴治疗作用可归纳为（　　）

A. 能治疗本经脉的病证

B. 能治疗本络脉的病证

C. 能治疗腧穴所在局部病证

D. 能治表里两经的病证

E. 治疗急性病

【正确答案】ABCD　　　　　　【易错答案】A、B、C、D、E

【答案分析】特定穴中一般郄穴治疗急性病。

7. 根据八脉交会穴理论，应该是（　　）

A. 后溪通督脉　　B. 照海通阴维脉　　C. 外关通阳维脉

D. 足临泣通冲脉　　E. 列缺通任脉

【正确答案】ACE　　　　　　【易错答案】A、B、C、D、E

【答案分析】八脉交会穴是指奇经八脉与十二经之气交会的 8 个腧穴，又称交经八穴，均分布于腕踝部上下。公孙通冲脉，内关通阴维脉，合于心、胸、胃。后溪通督脉，申脉通阳跷脉，

合于目内眦、颈项、耳、肩。足临泣通带脉，外关通阳维脉，合于目外眦、耳后、颊、颈、肩。列缺通任脉，照海通阴跷脉，合于肺系、喉咙、胸膈。

（三）名词解释

1. 辨证选穴

【正确答案】是根据疾病的证候特点，分析病因病机而辨证选取穴位。

【易错答案】根据疾病的病证表现而选取穴位。

【答案分析】没有分清楚辨证和辨症，把选穴的依据答成根据病症特点。

2. 原络配穴法

【正确答案】把先病脏腑的原穴和后病的相表里经脉的络穴相配合，称为“原络配穴”。

【易错答案】表里经配穴法。

【答案分析】表里经配穴法包括原络配穴法。

3. 上下配穴

【正确答案】是指将腰部以上或上肢腧穴和腰部以下或下肢腧穴配合应用的方法，称为“上下配穴法”。

【易错答案】手六经与足六经配穴。

【答案分析】虽然手六经主要分布在上半身，足六经主要分布在下半身，但足三阳经从头走足，所以可以取一条经上腰部以上的穴位配伍腰部以下的穴位。比如牙痛取足阳明胃经的腰以上的颊车和腰以下的内庭配伍治疗。

（四）填空题

1. 五输穴的五行配属规律是（　　）（　　）。

【正确答案】阴井木　阳井金

【易错答案】阳井木　阴井金

【答案分析】五腧穴的五行属性阴阳经不同的。

2. 阴证多为里虚寒证，治疗上用补法，宜（　　），并用（　　）。

【正确答案】深刺久留针　灸法

【易错答案】浅刺　放血

【答案分析】根据针灸的治疗原则“虚则补之，陷下则灸之”，里虚寒证应用深刺而久留针和灸法。

3. 阳证多为表实热证，治疗上用泻法，宜（　　），或（　　）。

【正确答案】浅刺少留针　点刺出血

【易错答案】深刺久留针　灸法

【答案分析】根据针灸的治疗原则“实者泻之，宛陈则除之”，表实热证应用浅刺少留针和点刺出血。

4. 脾虚证治宜取足太阴、足阳明经腧穴和本脏（　　）为主，针用补法并以（　　）。

【正确答案】俞募穴　重灸

【易错答案】原穴　放血

【答案分析】脾虚证属脏腑病证，临床常用俞募穴治疗，虚证故重用灸法。

5. 列缺通（　　），照海通（　　），合于膈、喉咙、胸膈。

【正确答案】任脉　阴跷脉

【易错答案】督脉　阳维脉

【答案分析】八脉交会穴是指奇经八脉与十二经之气交会的 8 个腧穴，又称交经八穴，均分布于腕踝部上下。公孙通冲脉，内关通阴维脉，合于心、胸、胃。后溪通督脉，申脉通阳跷脉，合于目内眦、颈项、耳、肩。足临泣通带脉，外关通阳维脉，合于目外眦、耳后、颊、颈、肩。列缺通任脉，照海通阴跷脉，合于肺系、喉咙、胸膈。

6.（　　）通带脉，外关通阳维脉，合于（　　）。

【正确答案】足临泣　耳后、颊、颈、肩、目外眦（目锐眦）

【易错答案】回答不全面。

【答案分析】八脉交会穴是指奇经八脉与十二经之气交会的 8 个腧穴，又称交经八穴，均分布于腕踝部上下。公孙通冲脉，内关通阴维脉，合于心、胸、胃。后溪通督脉，申脉通阳跷脉，合于目内眦、颈项、耳、肩。足临泣通带脉，外关通阳维脉，合于目外眦、耳后、颊、颈、肩。列缺通任脉，照海通阴跷脉，合于肺系、喉咙、胸膈。

7. 根据母子补泻法，凡肝经实证应泻（　　），胃经虚证应补（　　）。

【正确答案】行间　解溪

【易错答案】太冲　足三里

【答案分析】母子补泻法是根据五输穴的五行属性取穴治疗，肝经属木，实证应泻其子，火为木之子，所以取属火的荥穴行间。胃经属土，虚证应补其母，火为土之母，所以取属火的经穴解溪。

8. 根据子母补泻法，凡心经实证应泻（　　），肾经虚证应补（　　）。

【正确答案】神门　复溜

【易错答案】少冲　涌泉

【答案分析】母子补泻法是根据五输穴的五行属性取穴治疗，心经属火，实证应泻其子，土为火之子，所以取属土的输穴神门。肾经属水，虚证应补其母，金为水之母，所以取属水的经穴复溜。

9. 急性病证多取（　　）穴治疗，该类穴共计有（　　）个。

【正确答案】郄　16

【易错答案】郄　12

【答案分析】经脉气血深聚之处的腧穴，称郄穴。十二经脉及阴跷脉、阳跷脉、阴维脉、阳维脉各有1个郄穴，共十六郄穴。

10. 所出为（　　），所入为（　　）。

【正确答案】井　合

【易错答案】荥　输

【答案分析】古人把经气运行过程用自然界的水流由小到大，由浅入深的变化来形容，把五输穴按井、荥、输、经、合的顺序，从四肢末端向肘、膝方向依次排列。“所出为井，所溜为荥，所注为输，所行为经，所入为合。”

11. 荥主（　　），经主（　　）。

【正确答案】身热　喘咳寒热

【易错答案】心下满　体重节痛

【答案分析】《难经·六十八难》载：“井主心下满，荥主身热，输主体重节痛，经主喘咳寒热，合主逆气而泄。”

12. 天枢属（　　）经穴，为（　　）募穴。

【正确答案】足阳明　大肠

【易错答案】足太阴　三焦

【答案分析】天枢位于腹部，脐旁开2寸，足阳明胃经的腧穴，也是大肠的募穴。

13. 中脘为任脉经穴，为（　　）募穴，（　　）会。

【正确答案】胃　腑

【易错答案】胃　脏

【答案分析】中脘位于腹部，前正中线上，脐上4寸，为胃的募穴，也是八会之腑会。

（五）问答题

1. 手少阴心经心火上炎有哪些主要症状？其针灸治疗原则是什么？

【正确答案】若心经热邪循经上扰，则可见嗌干、目黄、口舌糜烂、舌肿、舌体麻木等。治宜取本经手厥阴经、太阳经腧穴为主，针用泻法，或三棱针点刺出血，不灸。

【易错答案】回答不全面。

【答案分析】手少阴心经的主治病证，包括心、胸与神志疾患，及经脉循行部位的相应病证。心火上炎的火热证表现主要出现在心经的循行路线上，根据针灸治疗原则，实热证可用泻法或者点刺出血。

2. 风寒湿伤脾之经络有哪些临床表现？其针灸治疗原则是什么？

【正确答案】若风寒湿邪外侵，痹阻经脉则可见膝股内侧痛、足跗肿痛、四肢屈伸不利、痿痹不仁、足大趾内踝痛等。治宜取本经腧穴为主，针用泻法，或针灸并用。

【易错答案】回答不全面。

【答案分析】脾经的主治病证主要是脾胃病、妇科病、前阴病、经脉循行部位的相应病证。风寒湿邪外侵脾经易得脾经循行路线上的痹证，治宜取本经腧穴为主。风寒湿邪属实证，故针用泻法。

3. 何谓八会穴？临床如何运用？

【正确答案】八会穴是指脏、腑、气、血、筋、脉、骨、髓等精气会聚的8个腧穴，即脏会章门、腑会中脘、筋会阳陵泉、脉会太渊、气会膻中，血会膈俞、骨会大杼、髓会绝骨即悬钟。这8个穴位虽属于不同经脉，但对于各自所会的脏、腑、气、血、筋、脉、骨、髓相关的病证都有特殊的治疗作用，临床上常把其作为治疗这些病证的主要穴位。如气病可取膻中，血瘀证可取膈俞。

【易错答案】答为八脉交会穴。

【答案分析】八会穴与八脉交会穴名称相近，概念易混淆。八会穴强调8种精气的会聚，八脉交会穴强调与奇经八脉的联系。

4. 何谓八脉交会穴？临床如何配合使用？

【正确答案】八脉交会穴是指奇经八脉与十二经之气相通的8个腧穴，又称交经八穴，均分布于腕踝部上下。公孙通冲脉，内关通阴维脉，合于心、胸、胃。后溪通督脉，申脉通阳跷脉，合于目内眦、颈项、耳、肩。足临泣通带脉，外关通阳维脉，合于目外眦、耳后、颊、颈、肩。列缺通任脉，照海通阴跷脉，合于肺系、喉咙、胸膈。

【易错答案】答成八会穴的概念及应用。

【答案分析】2种特定穴名称相近，概念易混淆。八会穴强调8种精气的会聚，八脉交会穴强调与奇经八脉的联系。

5. 下合穴在临床中有哪些应用？

【正确答案】下合穴的应用是根据《灵枢·邪气脏腑病形》“合治内腑”的原则，对六腑的病证均可用各自相应的下合穴治疗。如大肠合于巨虚上廉，治疗大肠病可取上巨虚；胆合于阳陵泉，治疗胆的病证可取阳陵泉。

【易错答案】答成合穴的应用，五腧穴中“所入为合”“合主逆气而泄”。

【答案分析】下合穴是六腑之气下合于下肢足三阳经的腧穴，其临床应用主要是按照“合治内腑”的原则选用。

6. 如何理解针灸中的“因时制宜”。

【正确答案】因时制宜即根据不同的季节和时辰特点，制定适宜的治疗方法。四时气候的变化对人体的生理功能、病理变化均可产生一定的影响。春夏之季，阳气升发，人体气血趋向体表，病邪伤人亦多在浅表；秋冬季节，阴气渐盛，人体气血潜藏于内，病邪伤人亦多在深部。治疗上春夏宜浅刺，秋冬宜深刺。人体气血流注盛衰与一日不同时辰也有相应的变化规律，针灸治疗注重取穴与时辰的关系，强调择时选穴，即根据不同的时辰选取不同腧穴进行治疗。子午流注针法、灵龟八法等均是择时选穴治疗疾病的方法，也是“因时制宜”治疗原则的具体应用。此外，因时制宜还包括针对某些疾病的发作或加重规律而选择有效的治疗时机，如治疗疟疾多在发作前 2 ~ 3 小时针刺等。

【易错答案】回答不全面。

【答案分析】因时制宜是针灸治疗原则中三因制宜的一个内容，强调了“天人相参”思想指导下人体与自然的关系。这里的“时”包括季节、时辰等。

7. 举例说明针灸取穴原则。

【正确答案】针灸处方中腧穴的选取，以脏腑经络学说为指导，以循经取穴为主，并根据不同证候选取不同腧穴。取穴原则包括以下 4 种。

（1）近部取穴，指在病变局部或临近的范围内选取相关穴位。这是根据腧穴所普遍共有的近治作用特点而选穴，是“腧穴所在，主治所在”规律的体现。如鼻病取迎香等。

（2）远部取穴，指在病变部位所属和相关的经络上，距病位较远的部位选取穴位。这是根据经穴所具有的远治特点而选穴，是“经脉所过，主治所及”规律的体现。例如：胃脘疼痛属胃的病证，可选取足阳明胃经的足三里，同时可选足太阴脾经的公孙，必要时可加取内关等。

（3）辨证选穴，是根据疾病的证候特点，分析病因病机而辨证选取穴位。临床上有些病证，如发热、多汗或盗汗、虚脱、昏迷、抽搐、惊厥、疲乏无力等均无明确病变部位，而呈现全身症状，应采用辨证选穴。如肾阴不足导致的虚热盗汗、五心烦热等，选肾俞、太溪；肝阳化风导致的抽搐，选太冲、风池、行间等。

（4）对症选穴，是根据疾病的特殊或主要症状而选取穴位，这是腧穴特殊治疗作用及临床经验在针灸处方中的具体运用。如汗证选合谷、复溜。

【易错答案】答案不全面或答成针灸治疗原则。

【答案分析】针灸的取穴原则是对应腧穴的作用的，根据腧穴的近治作用，可以近部取穴，根据腧穴的远治作用，可以远部取穴。根据疾病的证候特点还可以辨证取穴。根据疾病的特殊或主要症状而选取穴位是对症选穴。

8. 什么叫原络配穴法？临床如何运用？

【正确答案】原穴和络穴在临床上既可单独使用，也可相互配合应用。把先病脏腑的原穴和后病的相表里经脉的络穴相配合，称为“原络配穴”。它的临床应用是以脏腑经络先病后病为依据，一般是先病脏腑为主，取其经的原穴，后病脏腑为客，取其经的络穴。例如：手太阴肺经（里）先病，症见咽喉肿痛或咳嗽，即取其原穴太渊为主；手阳明大肠经（表）后病，症见牙痛，则取其经络穴偏历为客。相反如果手阳明大肠经先病，取其经原穴合谷为主；手太阴肺经后病，取其经络穴列缺为客。

【易错答案】回答不全面。

【答案分析】原络配穴法既有本经原络配穴法也有表里经原络配穴法。

9. 什么是郄穴？如何应用？

【正确答案】郄穴是指十二经脉和奇经八脉中的阴维、阳维、阴跷、阳跷脉之经气深聚的部位。十二经脉各有 1 个郄穴，奇经八脉中的阴维、阳维、阴跷、阳跷脉也各有 1 个郄穴，合起来共 16 个郄穴。其为：肺经郄穴孔最、大肠经郄穴温溜、胃经郄穴梁丘、脾经郄穴地机、心经郄穴阴郄、小肠经郄穴养老、膀胱经郄穴金门、肾经郄穴水泉、心包经郄穴郄门、三焦经郄穴会宗、胆经郄穴外丘、肝经郄穴中都、阳跷脉郄穴跗阳、阴跷脉郄穴交信、阳维脉郄穴阳交、阴维脉郄穴筑宾。

郄穴是治疗本经和相应脏腑病证的重要穴位，尤其在治疗急症方面有独特的疗效。当脏腑经络患有急症时，常常在本经郄穴上出现阳性反应。郄穴是急救的常用穴，如心绞痛取郄门。另外，阴经的郄穴可治疗各种出血，如孔最善治咯血；阳经郄穴则善于止痛，如急性胃痛取梁丘。

【易错答案】概念混淆或者不全面。

【答案分析】郄穴是特定穴的一种，其数目是 16 个。治疗上多用于痛证和急症，阳经郄穴善于止痛，阴经郄穴善于止血。

第七章　针灸治疗各论

内科病证

◎ **重点** ◎

中风、眩晕、头痛、面瘫、面痛、痹证、心悸、不寐、郁证、消渴、胃痛、呕吐、泄泻、便秘、癃闭、痿证的针灸辨证治疗

◎ **难点** ◎

感冒、咳嗽、哮喘、痴呆、胁痛、腹痛、痢疾、阳痿、遗精、疟疾的针灸辨证治疗

扫码获取
同步习题

精选习题

（一）单项选择题

1. 前额痛的辨证归经，应属于（　　）

A. 阳明头痛　　B. 太阳头痛　　C. 少阳头痛

D. 厥阴头痛　　E. 以上均不是

【正确答案】A　　【易错答案】B

【答案分析】头痛的针灸治疗可以根据头痛的部位进行辨证归经取穴治疗。前额痛——阳明头痛；侧头痛——少阳头痛；后枕痛——太阳头痛；颠顶痛——厥阴头痛。

2. 发病急、头痛如裹、肢体困重、苔白腻、脉濡，应辨为（　　）

A. 风寒头痛　　B. 风热头痛　　C. 风湿头痛

D. 痰湿头痛　　E. 以上均不是

【正确答案】C　　【易错答案】D

【答案分析】头痛根据症状，可先辨外感内伤，本题中症见发病急是外感头痛的特点，外感头痛可有风热、风寒、风湿 3 种证型，头痛如裹、肢体困重、苔白腻、脉濡是湿邪为病的特点，故可辨为风湿头痛。而痰湿头痛虽然有湿邪，但此证属于内伤头痛，其病证特点为头痛昏蒙、脘腹痞满、呕吐痰涎、苔白腻、脉滑。

3. 面痛以眼部痛为主的辨证归经，应属于（　　）

A. 足阳明经　　B. 足太阳经　　C. 足少阳经

D. 足厥阴经　　E. 手阳明经

【正确答案】B　　【易错答案】A、D

【答案分析】面痛的针灸治疗可以根据疼痛的部位进行辨证归经取穴治疗。眼部痛——足太阳经证；上颌、下颌痛——手足阳明和手太阳经证。

4. 以痛处游走，痛无定处为特点的痹证是（　　）

A. 痛痹　　B. 着痹　　C. 热痹

D. 行痹　　E. 骨痹

【正确答案】D　　【易错答案】A

【答案分析】痹证是由风、寒、湿、热等引起的以肢体关节及肌肉酸痛、麻木、重着、屈伸不利，甚或关节肿大灼热等为主症的一类病证。可根据其发病特点分为行（风）痹、痛（寒）痹、着（湿）痹、热痹。由于风邪善行数变，所以以痛处游走、痛无定处为特点的为行（风）痹。痛（寒）痹的特点是疼痛较剧、痛有定处；着（湿）痹的特点是关节酸痛、重着不移；热痹的特点是局部灼热红肿、痛不可触。

5. 中风中经络兼见肢体麻木，心烦失眠，眩晕耳鸣，手足拘挛或蠕动，舌红，少苔，脉细数者证属（　　）

A. 肝阳暴亢　　B. 气虚血瘀　　C. 风痰阻络

D. 痰热腑实　　E. 阴虚风动

【正确答案】E　　【易错答案】B

【答案分析】中风中经络根据病证特点可分为肝阳暴亢、风痰阻络和痰热腑实等偏实的证型；气虚血瘀、阴虚风动等偏虚的证型。根据舌红、少苔，脉细数可以辨为阴虚证，肢体麻木、心烦失眠、眩晕耳鸣、手足拘挛或蠕动是阴虚风动的表现。

6. 治疗实证眩晕，具有清利脑窍而定眩的腧穴是（　　）

A. 太冲　　B. 内关　　C. 风池

D. 百会　　E. 丰隆

【正确答案】D　　【易错答案】C

【答案分析】实证眩晕的针灸治疗主穴有百会、风池、内关、太冲。百会位于颠顶，可清利脑窍而定眩；风池位于头部，局部取穴，疏调头部气机；太冲为肝之原穴，可平肝潜阳；内关为八脉交会穴，通阴维脉，可宽胸理气，和中化痰止呕。风池与百会同位于头部，但针刺颠顶部的百会可清脑定眩，而风池为足少阳胆经穴，位于后发际，为疏风要穴，功效偏于疏调头部气机。

7. 面瘫属风热证者除选主穴外还可配用（　　）

A. 风府　　B. 风门　　C. 曲池

D. 风池　　E. 阳池

【正确答案】C　　【易错答案】D

【答案分析】面瘫的针刺治疗宜祛风通络、疏调经筋，以局部穴和手足阳明经穴为主。面瘫根据兼症可分为风寒证、风热证和气血不足。曲池为手阳明大肠经的合穴，有祛风清热、行气活血的功效，故风热证可选。风府为督脉穴，有清热散风、开窍醒神之功；风门为足太阳膀胱经穴，善祛风宣肺、益气固表；风池为足少阳胆经穴，有平肝息风、祛风解表、清热明目的功效；阳池为手少阳三焦经原穴，功善清热通络、疏利三焦。以上四穴，都具有清热或祛风的功效，但因手阳明大肠经循行面部，环绕口唇，是面瘫的病位所在，故选取手阳明大肠经的曲池穴治疗面瘫风热证。

8. 在面瘫急性期，肢体远端穴位针刺（　　）

A. 泻法　　B. 补法　　C. 灸法

D. 手法宜重　　E. 平补平泻法

【正确答案】D　　【易错答案】C

【答案分析】面瘫的远端选穴以手足阳明经穴为主，合谷循经远取，急性期手法宜重以除阳明、太阳筋络之邪气，祛风通络；恢复期补足三里以补气养血，濡养经筋。

9. 痿证属肺热津伤者，除选主穴外还可配用（　　）

A. 阴陵泉、大椎、内庭　　B. 太白、中脘、关元　　C. 太溪、肾俞、肝俞

D. 尺泽、肺俞　　E. 曲池、大椎

【正确答案】D　　【易错答案】E

【答案分析】尺泽为手太阴肺经合穴，可宣肺清热；肺俞为肺之背俞穴，有调肺气、清虚热、止咳喘的功效，故痿证属肺热津伤可配伍尺泽、肺俞。阴陵泉、大椎、内庭为清热除湿的穴位组合，太白、中脘、关元有健脾胃、补中元的功效，太溪、肾俞、肝俞可滋养肝肾；曲池、大椎则可祛风清热。

10. 痿证伴上肢肌肉萎缩者，除选主穴外还可配用（　　）

A. 太溪、肾俞、肝俞　　B. 尺泽、肺俞、二间　　C. 曲池、大椎

D. 手阳明经排刺　　E. 足阳明经排刺

【正确答案】D　　【易错答案】E

【答案分析】“治痿独取阳明”，痿证以取阳明经治疗为主，手阳明大肠经循行在上肢，故取手阳明经排刺。

11. 肝肾亏虚所致的郁证，除选主穴外还可配用（　　）

A. 通里、心俞　　B. 心俞、脾俞　　C. 丰隆、阴陵泉

D. 行间、侠溪　　E. 肝俞、肾俞

【正确答案】E　　【易错答案】B

【答案分析】郁证兼见肝肾亏虚，可通过针刺，调补肝肾二脏。肝俞、肾俞为肝、肾的背俞穴，是二脏之气输注于背腰部的特定穴，可用于补益脏腑之气。其他选项中，通里、心俞，郁证心神惑乱可用；心俞、脾俞治疗郁证之心脾两虚；丰隆、阴陵泉用于郁证痰气郁结；行间、侠溪用于郁证之气郁化火。

12. 内关穴在郁证治疗中的作用（　　）

A. 益心安神　B. 调整心率　C. 宽胸解郁

D. 和胃降逆　E. 以上均非

【正确答案】C　【易错答案】A

【答案分析】内关为心包经之络穴、八脉交会穴通于阴维脉，有宁心安神、理气宽胸、和胃降逆的功效，在郁证的治疗中，与气会膻中配合，可疏理气机、宽胸解郁。

13. 心悸兼见心痛时作，气短乏力，胸闷，咳痰，舌暗，脉沉细或结代者证属（　　）

A. 心胆虚怯　B. 心脾两虚　C. 心脉瘀阻

D. 水气凌心　E. 阴虚火旺

【正确答案】C　【易错答案】B

【答案分析】气短乏力为气虚的表现，故本题从症状上易辨为心胆虚怯或心脾两虚，胸闷、咳痰也易与心脾两虚混淆，但舌脉表现为舌暗、脉沉细或结代提示此为瘀证，故辨为心脉瘀阻。心血不通，脉中气血运行不畅，亦可出现气短乏力、胸闷、咳痰。

14. 感冒时针刺风门、肺俞可（　　）

A. 清热　B. 解表　C. 发汗

D. 散寒　E. 解毒

【正确答案】D　【易错答案】A

【答案分析】感冒，又称“伤风”“冒风”，是风邪侵袭人体所致的常见外感疾病。若以恶寒重，发热轻或不发热，无汗，鼻痒喷嚏，鼻塞声重，咳痰清稀，肢体酸楚，苔薄白，脉浮紧为主要表现，则为风寒证。风门为足太阳经要穴，有疏风解表、通阳调气的功效；肺俞为肺之背俞穴，为肺气所注之处，可调理肺脏气机，泻之宣肺。两穴相配可解表散寒。

15. 治疗外感咳嗽选合谷配列缺的作用是（　　）

A. 化痰止咳　B. 清热解表　C. 补益肺气

D. 宣肺解表　E. 滋阴润肺

【正确答案】D　【易错答案】A

【答案分析】咳嗽是肺系疾病的主要症状，根据发病原因，可分为外感咳嗽和内伤咳嗽两大类。列缺为肺之络穴，可散风祛邪、宣肺解表；合谷为大肠之原穴，与列缺配伍属原络配穴，共奏宣肺解表、止咳之功。

16. 抑酸止呕的首选穴是（　　）

A. 足三里　　B. 胃俞　　C. 中脘

D. 梁丘　　E. 公孙

【正确答案】E　　【易错答案】A

【答案分析】公孙为足太阴脾经的络穴、八脉交会穴（通于冲脉），有健脾化湿、和胃宁神的功效，是临床抑酸止呕常用的穴位。其余四穴均为治疗胃病的常用穴，但在临床止呕时各有偏重，足三里是足阳明胃经的合穴、胃下合穴，可疏理胃肠气机、通降胃气；胃俞是胃之背俞穴，可调中和胃、降逆止呕；梁丘是足阳明胃经的郄穴，能理气止痛、通调胃气；中脘是胃之募穴、八会穴之腑会，可理气和胃止呕。

17. 治疗呕吐时，具有宽胸理气、降逆止呕作用的是（　　）

A. 中脘　　B. 内关　　C. 足三里

D. 公孙　　E. 以上皆非

【正确答案】B　　【易错答案】C

【答案分析】内关为心包经络穴、八脉交会穴（通于阴维脉），可宽胸理气、降逆止呕。中脘是胃之募穴、八会穴之腑会，可理气和胃止呕。足三里为足阳明经合穴、胃之下合穴，可疏理胃肠气机，通降胃气。公孙为足太阴脾经的络穴、八脉交会穴（通于冲脉），有健脾化湿、和胃宁神的功效，是临床抑酸止呕常用的穴位。

18. 针刺治疗胃痛的治法是（　　）

A. 健脾和胃　　B. 行气止痛　　C. 温胃建中

D. 和胃止痛　　E. 疏肝和胃

【正确答案】D　　【易错答案】B

【答案分析】胃痛又称“胃脘痛”，是以上腹胃脘反复发作性疼痛为主的症状，其发生常与寒邪客胃、饮食伤胃、肝气犯胃和脾胃虚弱等因素有关。基本病机为胃失和降、胃络不通或胃失温养。针对病因病机，针刺总的治则为和胃止痛。其余 4 种治法仅可针对某一种病因所导致的胃痛，健脾和胃之法可治疗脾胃虚弱；行气止痛之法可治疗气滞血瘀所致的胃痛；温胃建中之法可治疗寒邪客胃；疏肝和胃之法可治疗肝气犯胃。

19. 针灸治疗腹痛的治法是（　　）

A. 通调腑气，缓急止痛　　B. 疏肝解郁止痛　　C. 活血化瘀止痛

D. 和胃理气止痛　　E. 行气活血，缓急止痛

【正确答案】A　　【易错答案】E

【答案分析】腹痛是指胃脘以下，耻骨毛际以上部位发生的疼痛，可见于多种疾病。其发生常与感受外邪、饮食不节、情志不畅、劳倦体虚等因素有关。基本病机是腹部脏腑经脉气机阻滞不通，或脏腑经脉失养，故针灸治疗的治则为通调腑气、缓急止痛。

20. 针灸治疗腹痛取天枢的作用是（　　）

A. 疏肝解郁　　B. 泻热清肠　　C. 利水化瘀

D. 通调腑气　　E. 散寒止痛

【正确答案】D　　【易错答案】E

【答案分析】天枢为大肠募穴，可调肠腑、理气滞，对于由于腹部脏腑经脉气机阻滞不通，或脏腑经脉失养所致的腹痛有通调腑气、缓急止痛的作用。

21. 治疗泄泻，大肠俞配天枢的作用是（　　）

A. 固本止泻　　B. 温阳散寒　　C. 清利湿热

D. 调理肠腑　　E. 疏肝和胃

【正确答案】D　　【易错答案】E

【答案分析】本病病位在肠，故取大肠募穴天枢、背俞穴大肠俞，俞募相配，与大肠下合穴上巨虚合用，调理肠腑而止泻。

22. 治疗寒湿泄泻，除主穴外应加（　　）

A. 内庭、曲池　　B. 关元、水分　　C. 中脘、建里

D. 脾俞、胃俞　　E. 神俞、命门、关元

【正确答案】B　　【易错答案】C

【答案分析】进食生冷，损伤脾胃，运化失常会导致寒湿泄泻，其症状为大便清稀，水谷相混，肠鸣胀痛，口不渴，身寒喜温，舌淡，苔白滑，脉迟。治疗时应温阳利水、散寒除湿，故取关元温阳散寒，取水分利小便而实大便。

23. 下列何穴不是治疗便秘的主穴（　　）

A. 天枢　　B. 大肠俞　　C. 支沟

D. 大巨　　E. 足三里

【正确答案】D　　【易错答案】E

【答案分析】大肠俞配天枢属俞募配穴，上巨虚为大肠下合穴，三穴合用，疏通大肠腑气；支沟宣通三焦气机；足三里可调理肠胃，宣通阳明腑气，此5个穴位是治疗便秘的主穴。大巨主治小腹胀满、小便不利、疝气和遗精早泄等疾病，临床不用于便秘。

24. 属于中风脱证的症状是（　　）

A. 神志昏迷　　B. 鼻鼾息微　　C. 牙关紧闭

D. 二便不通　　E. 脉弦滑数

【正确答案】B　　【易错答案】A

【答案分析】中风是由多种因素所致的复杂的病理过程，风、火、痰、瘀是其主要的病因，脑为其病位。突然昏仆，神志恍惚，嗜睡，或昏迷，并见半身不遂、舌强语謇、口角歪斜为中脏腑。其中神志迷蒙，牙关紧闭，两手握固，面赤气粗，喉中痰鸣，二便不通，脉弦滑而数为

闭证；目合口张，手撒溺遗，鼻鼾息微，二便失禁，四肢逆冷，脉细弱为脱证。

25. 中风半身不遂应选取的主要经脉是（ ）

A. 手太阴肺经　B. 足太阴脾经　C. 手足阳明经

D. 手足阴经　E. 任、督脉

【正确答案】C　【易错答案】A

【答案分析】中风半身不遂属于痿证，“治痿独取阳明”，故取手足阳明经治疗。

26. 治疗中风病证，神阙穴隔盐灸主用于（ ）

A. 中经络　B. 肢体麻木　C. 半身不遂

D. 闭证　E. 脱证

【正确答案】E　【易错答案】D

【答案分析】脐为生命之根蒂，神阙位于脐中，为真气所系，故用大艾炷隔盐灸，以挽回将绝之阳气，而救虚脱，不计壮数，以汗止、脉起、肢温为度。

27. 头针治疗中风半身不遂应选用的主要功能区是（ ）

A. 对侧顶颞后斜线　B. 对侧顶颞前斜线　C. 对侧额旁 1 线

D. 对侧枕上旁线　E. 对侧枕下旁线

【正确答案】B　【易错答案】A

【答案分析】头针标准穴线中顶颞后斜线治疗对侧肢体中枢性感觉障碍；顶颞前斜线治疗对侧肢体中枢性运动障碍；额旁 1 线治疗冠心病、心绞痛、支气管哮喘、支气管炎、失眠等上焦病证；枕上旁线治疗皮层性视力障碍、白内障、近视等；枕下旁线治疗小脑疾病引起的平衡障碍、后头痛等。中风半身不遂属中枢性运动障碍，故选 B。

28. 气血不足型眩晕正确的治疗原则是（ ）

A. 健脾化痰　B. 培补脾胃　C. 滋补肝肾

D. 平潜肝阳　E. 疏通经脉

【正确答案】B　【易错答案】E

【答案分析】眩晕起因多与忧郁恼怒、饮食不节、肾精不足、气血虚弱等有关，兼见神疲乏力、面色淡白或萎黄、舌淡、脉细，证属气血不足型，针灸治疗可针对病因病机补益气血。脾胃为后天之本，气血生化之源，故培补脾胃可补益气血，选穴为气海、脾俞、胃俞。

29. 痰湿中阻型眩晕正确的针刺手法应是（ ）

A. 补法　B. 泻法　C. 平补平泻法

D. 刺络法　E. 拔罐法

【正确答案】B　【易错答案】A

【答案分析】眩晕的辨证可分为风、火、痰、瘀扰乱清窍所致的实证或者气血虚弱、髓海不足，清窍失养所致的虚证。痰湿中阻型眩晕属实证，根据针刺治疗原则“实者泻之”，针刺应用泻法。

30. 肝阳上亢头痛可配伍的穴位是（　　）

A. 风门、列缺　　B. 大椎、风池　　C. 太冲、侠溪、三阴交

D. 肝俞、肾俞、三阴交　　E. 气海、足三里

【正确答案】C　　【易错答案】D

【答案分析】太冲为肝之原穴，可平肝潜阳；侠溪为足少阳胆经荥穴，可清肝胆之热；三阴交为足三阴经之交会穴，可滋补肝肾。三穴配伍，共奏平肝潜阳之功效。

31. 温针灸适用于治疗（　　）

A. 风寒头痛　　B. 风热头痛　　C. 血瘀头痛

D. 血虚头痛　　E. 肝阳上亢头痛

【正确答案】A　　【易错答案】C

【答案分析】温针灸是针刺与艾灸结合应用的一种方法，适用于既需要针刺留针，又适宜用艾灸的疾病。风寒头痛既需要温热驱寒，又需要祛风通络，选取温针灸可以取针刺疏通经脉之功和艾灸温阳散寒之力。

32. 三叉神经痛的发病年龄多在（　　）

A. 老年　　B. 青少年　　C. 小儿

D. 中年以后　　E. 无年龄界限

【正确答案】D　　【易错答案】B

【答案分析】三叉神经痛属中医面痛，是以眼、面颊部出现放射性、烧灼样抽掣疼痛为主症的疾病，又称为“面风痛”“面颊痛”。多发于40岁以上，女性多见，以右侧面部为主（占60%左右）。

33. 针刺治疗三叉神经痛多采用（　　）

A. 补法　　B. 泻法　　C. 平补平泻

D. 先补后泻　　E. 先泻后补

【正确答案】B　　【易错答案】E

【答案分析】三叉神经痛即中医面痛，其发生与外感风邪、情志不调、外伤等因素有关。基本病机是气血阻滞，不通则痛。针刺治疗宜用毫针泻法；面部诸穴可透刺，但刺激强度不宜过大；针刺时宜先取远端穴，可用重刺激，局部穴发作期宜轻刺。

34. 针灸治疗面瘫所选取的主要经脉应是（　　）

A. 手足阳明经　　B. 手足少阳经　　C. 手足厥阴经

D. 手足太阴经　　E. 手足太阳经

【正确答案】A　　【易错答案】B

【答案分析】面瘫的病位在面部，手足阳明经循行于颜面部，故治疗面瘫主要选取阳明经穴。

35. 面瘫的发病初期不宜采用（　　）

A. 毫针刺法　B. 灸法　C. 耳针

D. 电针　E. 皮肤针

【正确答案】D　【易错答案】B

【答案分析】面瘫的发病初期不宜采用电针，因为急性期面神经正处在急性炎症水肿期，过强的刺激有加重神经损伤的可能。

36. 与形成胁痛关系密切的脏腑是（　　）

A. 肝肾　B. 肝胆　C. 脾肾

D. 肺肾　E. 肝脾

【正确答案】B　【易错答案】E

【答案分析】胁痛是以一侧或两侧胁肋疼痛为主要临床表现的病证，是临床比较常见的一种症状。肝脉布胁肋，足少阳胆经循胁里，过季胁，加之肝胆互为表里，说明胁痛与肝胆关系密切。

37. 治疗痿证首选的经穴应是（　　）

A. 阳明经穴　B. 太阴经穴　C. 厥阴经穴

D. 少阳经穴　E. 太阳经穴

【正确答案】A　【易错答案】D

【答案分析】治痿独取阳明，故首选阳明经穴。

38. 针刺治疗疟疾的最佳时间是（　　）

A. 发作之时　B. 发作后任何时间　C. 发作前任何时间

D. 发作前 2 小时左右　E. 发作后 2 小时左右

【正确答案】D　【易错答案】A

【答案分析】疟疾俗称“打摆子”，是感染“疟邪”所致的传染病，好发于夏秋季节。临床以间歇性、定时性、发作性的寒战、高热、大汗及贫血和脾肿大为主要特征。针刺的治则治法为和解少阳、祛邪截疟，以督脉及手太阳、手少阴经穴为主，在疟疾发作期前 1 ～ 2 小时针灸，效果明显。

39. 风寒感冒用毫针刺法时宜（　　）

A. 深刺久留针　B. 浅刺不留针　C. 浅刺泻法

D. 浅刺补法　E. 深刺泻法

【正确答案】C　【易错答案】E

【答案分析】感冒，又称“伤风”“冒风”，是风邪侵袭人体所致的常见外感疾病。风寒感冒属表证、实证，按照针刺的原则，表证浅刺，实证用泻法，故应浅刺泻法。

40. 哮喘虚证的针灸治疗原则是（　　）

A. 补益肝肾　　B. 调补肺肾　　C. 滋阴潜阳

D. 健运脾胃　　E. 宣肺化痰

【正确答案】B　　【易错答案】A

【答案分析】哮喘的基本病因为痰饮内伏，诱因不外外感、内伤两端。发作期气阻痰壅，阻塞气道→邪实证；缓解期因反复发作，肺气耗损，日久累及脾肾→虚证。根据辨证，哮喘虚证当从脏腑调理，因肺肾二脏虚损，故选B。

41. 下列不适合针刺治疗哮喘实证的穴位是（　　）

A. 膻中　　B. 章门　　C. 肺俞

D. 列缺　　E. 尺泽

【正确答案】B　　【易错答案】C

【答案分析】实证的针刺治疗原则为“实者泻之”，一般针用泻法。哮喘实证一般是指哮喘的发作期，其病机为气阻痰壅，阻塞气道，故应选用具有祛邪肃肺、化痰平喘功效的腧穴。备选答案中，中府为肺之募穴，肺俞为肺的背俞穴，两穴可调理肺脏，宣肺祛痰、止咳平喘；手太阴肺经络穴列缺可宣肺解表、祛邪外出，合穴尺泽可肃肺化痰、降逆平喘。而章门穴为脾之募穴、八会穴之脏会，其功效为疏肝健脾、行气消肿，不用于治疗哮喘实证。

42. 取太渊、太溪二穴治疗哮喘虚证的机理是（　　）

A. 补益肺肾真原之气　　B. 宣肺理气　　C. 滋阴降火

D. 化痰止咳　　E. 调理三焦之气

【正确答案】A　　【易错答案】C

【答案分析】哮喘的基本病因为痰饮内伏。在哮喘的缓解期，因反复发作，肺气耗损，日久累及脾肾，因此为虚证。根据辨证，哮喘虚证当从脏腑调理，因肺肾二脏虚损，当调补肺肾，太渊为肺之原穴，太溪为肾之原穴，故选A。

43. 肝气犯胃型胃痛采取的针刺方法是（　　）

A. 平补平泻　　B. 先补后泻　　C. 补法

D. 先泻后补　　E. 泻法

【正确答案】E　　【易错答案】D

【答案分析】根据辨证，肝气犯胃型胃痛属实证，“实者泻之”，因此针用泻法，以疏肝理气止胃痛。

44. 湿热壅滞型腹痛应取的主要经脉是（　　）

A. 手足阳明经　　B. 督脉和手阳明经　　C. 督脉和足阳明经

D. 任脉　　E. 足太阴经和足阳明经

【正确答案】E　　【易错答案】D

【答案分析】腹痛的病因分为外感、内伤两方面。其病位在腹，若恣食辛热厚味，湿热食滞交阻，导致传导失职，气机不和，腑气不通，则为湿热壅滞，治宜除湿导滞、通调腑气。取足太阴脾经的阴陵泉配足阳明胃经的内庭治疗。

45. 针灸治疗痢疾的主要处方为（　　）

A. 中脘、曲池、内庭、足三里

B. 合谷、天枢、上巨虚、三阴交

C. 中脘、内关、内庭、足三里

D. 脾俞、胃俞、关元、气海

E. 中脘、合谷、肾俞、三阴交

【正确答案】B　　　　【易错答案】A

【答案分析】痢疾是夏秋季常见的肠道传染病，以腹泻、里急后重、痢下赤白脓血为主症。多由饮食生冷、不洁之物，或感受暑湿疫毒所致。本病病位在肠，与脾、胃关系密切。基本病机是气血壅滞，肠道传化失司。因此，治疗上取大肠的募穴天枢、下合穴上巨虚、原穴合谷通调大肠腑气，行气和血，气行则后重自除，血和则便脓自愈；三阴交为足三阴经交会穴，可健脾利湿。

46. 针灸治疗便秘的正确取穴是取（　　）

A. 大肠俞、募穴及下合穴为主

B. 三焦经以宣通三焦气机

C. 肝经荥穴以疏肝解郁

D. 脾俞、胃俞以扶助中气

E. 温通下焦阳气为主

【正确答案】A　　　　【易错答案】B

【答案分析】便秘的病位在大肠，与脾、胃、肺、肝、肾等脏腑功能失调有关。因此针刺治疗以取与大肠相关穴位为主，因俞募配穴法常用于治疗有关脏腑病证，故可选取大肠俞、募穴；“合治内腑”，故可选取大肠之下合穴治疗。

47. 癃闭的病变位置在（　　）

A. 肾　　B. 膀胱　　C. 肺

D. 脾　　E. 肝

【正确答案】B　　　　【易错答案】A

【答案分析】癃闭是指排尿困难，点滴而下，甚至小便闭塞不通的一种疾患。“癃”指小便不利，点滴而下，病势较缓；“闭”指小便不通，欲溲不下，病势较急。本病虽与肺、脾、肾、三焦关系密切，但其病位在膀胱。

（二）多项选择题

1. 治疗中风中脏腑闭证的穴位为（　　）

A. 内关　　B. 水沟　　C. 十二井穴

D. 太冲　　E. 合谷

【正确答案】ABCDE　　　　【易错答案】漏项

【答案分析】中风中脏腑的主穴为水沟、百会、内关，闭证的选穴为十二井、太冲、合谷，故以上选穴全部为治疗中风中脏腑闭证的穴位。

2. 治疗中风中脏腑脱证的穴位为（　　）

A. 关元　　B. 气海　　C. 神阙

D. 内关　　E. 水沟

【正确答案】ABCDE　　　　【易错答案】漏项

【答案分析】中风中脏腑的主穴为水沟、百会、内关，脱证的选穴为关元、气海、神阙，故以上选穴全部为中风中脏腑脱证的穴位。

3. 眩晕的临床特点为（　　）

A. 经常性或发作性　　B. 自觉头晕眼花，视物旋转　　C. 轻者片刻自安

D. 重者难以站立　　E. 或时轻时重

【正确答案】ABCDE　　　　【易错答案】漏项

【答案分析】眩晕是以自觉头晕眼花或视物旋转动摇为主症的病证，有经常性与发作性的不同。病位主要在脑髓清窍。轻者发作短暂，平卧闭目片刻即安；重者如坐舟车，旋转起伏不定，以致难于站立，或伴恶心呕吐；或时轻时重，兼见他症而迁延不愈。

4. 眩晕见于西医学中的（　　）

A. 高血压　　B. 颈椎病　　C. 耳源性眩晕

D. 贫血　　E. 脑血管疾病

【正确答案】ABCDE　　　　【易错答案】漏项

【答案分析】眩晕常见于西医学的高血压、脑血管疾病、贫血、耳源性眩晕、颈椎病等疾病。

5. 眩晕实证多见（　　）

A. 肝阳上亢　　B. 痰浊中阻　　C. 气血两虚

D. 肾精亏虚　　E. 气滞血瘀

【正确答案】AB　　　　【易错答案】A、B、E

【答案分析】眩晕的辨证可分为风、火、痰、瘀扰乱清窍所致的实证，或者气血虚弱、髓海不足、清窍失养所致的虚证。情志不遂，肝失疏泄，肝阳妄动导致的肝阳上亢和恣食肥甘，脾失健运，痰湿内生导致的痰浊中阻为眩晕实证多见的证型。气滞血瘀虽然也有“瘀”，但此证型眩晕少见。

6. 在面瘫急性期，面部穴位针刺（　　）

A. 手法不宜过重　　B. 针刺不宜过深　　C. 不宜用灸法

D. 取穴不宜过多　　E. 不宜药物贴敷

【正确答案】ABD　　　　【易错答案】A、B、C、D、E

【答案分析】面瘫急性期因面神经处于炎症水肿状态，针刺不宜刺激量过大，故面部穴位手法宜轻、针刺宜浅、取穴宜少。

7. 穴位贴敷法治疗面瘫可选择哪些穴位（　　）

A. 阳白　　B. 颧髎　　C. 地仓

D. 颊车　　E. 印堂

【正确答案】ABCD　　【易错答案】漏项

【答案分析】穴位贴敷法治疗面瘫以面部相对肌肉丰厚，避开五官的穴位为主，可选用太阳、阳白、地仓、颊车、颧髎等穴。印堂虽位于面部，但不是治疗面瘫的主穴，又因距离眼睛较近，局部皮薄肉少，故不用于面瘫穴位贴敷。

8. 面瘫的主要临床表现为（　　）

A. 一侧面肌瘫痪

B. 耳后压痛

C. 舌前 2/3 味觉减退或消失

D. 听觉过敏

E. 听觉减退

【正确答案】ABCD　　【易错答案】A、B、C、D、E

【答案分析】面瘫是以口眼向一侧歪斜、眼睑闭合不全为主症的病证，又称“口眼歪斜”。本病相当于西医学的周围性面神经麻痹，最常见于贝尔麻痹，另外亦可因疱疹病毒等引起的非化脓性炎症所致，如亨特面瘫。急性发作，常在醒后发现一侧面部板滞、麻木、瘫痪；部分患者初起时有耳后疼痛，患侧舌前 2/3 味觉减退或消失、听觉过敏等症。日久患侧肌肉挛缩，口角反牵向患侧，甚则出现面肌痉挛，形成“倒错”现象。不会出现听力减退。

9. 治疗痿证时的取穴原则是（　　）

A. 以手阳明经穴为主　　B. 以足阳明经穴为主　　C. 以夹脊穴为主

D. 以足厥阴经为主　　E. 以足太阳经穴为主

【正确答案】ABC　　【易错答案】A、B

【答案分析】因为“治痿独取阳明”，故痿证取穴以手足阳明经为主。因为本病病位在筋脉肌肉，根于五脏虚损，故治疗时也需考虑调理五脏，因此取夹脊穴调脏腑阴阳，行气血。

10. 用皮肤针法治疗痿证时可取（　　）

A. 肺俞　　B. 脾俞　　C. 胃俞

D. 膈俞　　E. 手足阳明经

【正确答案】ABCDE　　【易错答案】漏项

【答案分析】本病皮肤针的治则与针刺相同，亦以手足阳明经和夹脊穴为主，所以可取手足阳明经体表循行线和相关脏腑的背俞穴。

11. 治疗不寐的主穴是（　　）

A. 申脉、照海　　B. 神门　　C. 安眠

D. 百会　　E. 三阴交

【正确答案】ABCDE　　【易错答案】漏项

【答案分析】不寐的病位在心，与肝、脾、肾、胆、胃等脏腑密切相关。基本病机是心神失养或心神被扰，心神不宁，或阴阳跷脉功能失衡，阳盛阴衰，阴阳失交。督脉入络脑，百会为督脉穴，可调神安神、清利头目；心之原穴神门宁心安神；三阴交为肝、脾、肾经的交会穴，可益气养血安神；照海、申脉为八脉交会穴，分别与阴跷脉、阳跷脉相通，补阴泻阳则不寐自愈；安眠穴安神利眠，为治疗失眠的经验效穴。

12. 用耳针治疗不寐可选择哪些穴位（　　）

A. 皮质下　　B. 心、神门　　C. 肾

D. 肝　　E. 垂前

【正确答案】ABCDE　　【易错答案】漏项

【答案分析】耳针治疗不寐，按其选穴原则：按脏腑辨证取穴取心、神门；按经络辨证取穴取肾、肝；按现代医学理论取穴取皮质下；按临床经验取穴取垂前。

13. 治疗郁证的主穴是（　　）

A. 百会　　B. 内关　　C. 神门

D. 太冲　　E. 巨阙

【正确答案】ABCD　　【易错答案】A、B、C、D、E

【答案分析】郁证的病因总属情志所伤，发病与肝的关系最为密切，其次涉及心、脾、肾。基本病机是气机郁滞，脏腑阴阳气血失调。督脉入络脑，故取百会调理脑神；心藏神，取心之原穴神门以养心安神；郁证发病与肝的关系最为密切，故取肝之原穴太冲，疏肝理气解郁；内关为心包之络穴，与气会膻中配合，可疏理气机，宽胸理气。巨阙虽为心之募穴，可调心气，但一般不用于治疗郁证。

14. 用耳针治疗郁证可选择哪些穴位（　　）

A. 神门　　B. 皮质下　　C. 肝

D. 枕　　E. 心

【正确答案】ABCDE　　【易错答案】漏项

【答案分析】耳针治疗郁证，按其选穴原则：按脏腑辨证取穴取心；按经络辨证取穴取肝；按现代医学理论取穴取皮质下；按临床经验取穴神门；按相应部位取穴选枕。

15. 治疗痴呆的主穴是（　　）

A. 印堂　　B. 四神聪、百会　　C. 合谷、太冲

D. 太溪、悬钟　　E. 神庭

【正确答案】ABDE　　【易错答案】A、B、C、D、E

【答案分析】痴呆的病位在脑，与心、肝、脾、肾功能失调有关。督脉入络脑，百会、神庭、印堂可通督脉，调脑神；太溪为肾之原穴，悬钟为八会穴之髓会，二穴可补益脑髓；四神聪为健脑益聪之效穴。合谷、太冲不是治疗痴呆的主穴。

16. 治疗心悸的主穴是（　　）

A. 内关　　B. 神门　　C. 郄门

D. 厥阴俞　　E. 膻中

【正确答案】ABCDE　　【易错答案】漏项

【答案分析】心悸病位在心，与胆、脾、肾关系密切。基本病机是脏腑功能失常，心神失养或心神受扰。心包经络穴内关及郄穴郄门可调理心气，疏导气血；心之原穴神门，宁心安神定悸；心包之背俞穴厥阴俞配募穴膻中，可调心气，宁心神，调理气机。

17. 用耳针治疗心悸可选择哪些穴位（　　）

A. 心、神门　　B. 肝、胆　　C. 交感

D. 肾　　E. 脾

【正确答案】ABCDE　　【易错答案】漏项

【答案分析】心悸病位在心，与胆、脾、肾关系密切。耳针治疗心悸，按其选穴原则：按脏腑辨证取穴取心、神门、肝、胆、肾、脾；按现代医学理论取穴取交感。

18. 治疗感冒的主穴是（　　）

A. 列缺　　B. 外关　　C. 风池

D. 太阳　　E. 合谷

【正确答案】ABCDE　　【易错答案】漏项

【答案分析】感冒的基本病机是卫阳被遏，营卫失和，肺失宣肃。感冒为外邪侵犯肺卫所致，太阴、阳明互为表里，故取手太阴、手阳明经列缺、合谷以祛邪解表；风池、外关为足少阳胆经与阳维脉的交会穴，"阳维为病苦寒热"，故风池既可疏散风邪，又与太阳穴相配可清利头目。

19. 用拔火罐法治疗感冒可选择哪些穴位（　　）

A. 百会、风池　　B. 大椎、大杼　　C. 肺俞

D. 脾俞、肾俞　　E. 身柱

【正确答案】BCE　　【易错答案】A、B、C、E

【答案分析】百会、风池位于人体毛发较多、皮肉较薄处，不宜拔罐。脾俞、肾俞非感冒常用穴。

20. 治疗内伤咳嗽的主穴是（　　）

A. 太渊　　B. 三阴交　　C. 肺俞

D. 中府　　E. 肾俞

【正确答案】ABCD　　【易错答案】A、B、C、D、E

【答案分析】内伤咳嗽为脏腑功能失常累及肺所致。肺俞、中府俞募相配，太渊为肺之原穴，三穴配合可肃理肺气，化痰止咳；三阴交为肝、脾、肾三经之交会穴，疏肝健脾，化痰止咳。肾俞不是治疗内伤咳嗽的主穴。

21. 治疗外感咳嗽的主穴是（　　）

A. 合谷　　B. 列缺　　C. 太阳

D. 肺俞　　E. 风门

【正确答案】ABD　　　　【易错答案】A、B、C、D、E

【答案分析】外感咳嗽是外邪从口鼻皮毛而入，肺卫受邪。肺俞为肺气所注之处，位邻肺脏，可调理肺脏气机，使其清肃有权，该穴泻之宣肺、补之益肺，无论虚实及外感内伤咳嗽，均可使用；列缺为肺之络穴，散风祛邪、宣肺解表，合谷为大肠之原穴，与列缺配合属原络配穴，共奏宣肺解表、止咳之功。

22. 用穴位贴敷法治疗咳嗽可选择哪些穴位（　　）

A. 肺俞　　　　B. 丰隆　　　　C. 风门

D. 膻中　　　　E. 定喘

【正确答案】ABCDE　　　　【易错答案】漏项

【答案分析】穴位贴敷法是近年来治疗咳嗽的常用方法，选用有刺激性的药物，贴敷在以上穴位上，可以宣肺化痰、止咳平喘。

23. 治疗哮喘实证的主穴是（　　）

A. 列缺　　　　B. 中府　　　　C. 定喘

D. 肺俞　　　　E. 尺泽

【正确答案】ABCDE　　　　【易错答案】漏项

【答案分析】哮喘的病位在肺，与肾、脾、心等密切相关。基本病机是痰饮阻塞气道，肺气宣降失常。发作期多表现为实证。手太阴肺经络穴列缺可宣肺解表，祛邪外出，合穴尺泽肃肺化痰，降逆平喘；肺俞、中府俞募配穴，调理肺脏，宣肺祛痰、止咳平喘，虚实之证皆可用之；定喘为平喘之经验效穴。

24. 治疗呕吐的主穴是（　　）

A. 中脘　　　　B. 内关　　　　C. 足三里

D. 胃俞　　　　E. 肝俞

【正确答案】ABCD　　　　【易错答案】A、B、C、D、E

【答案分析】呕吐的病位在胃。基本病机是胃失和降，气逆于上。中脘乃胃之募穴，胃俞为胃之背俞穴，二穴俞募相配可理气和胃止呕；内关为心包经络穴，宽胸理气，降逆止呕；足三里为足阳明经合穴、胃之下合穴，疏理胃肠气机，通降胃气。肝俞不是治疗呕吐的主穴。

25. 耳针治疗呕吐可选（　　）

A. 胃、贲门　　　　B. 交感　　　　C. 神门

D. 脾、食道　　　　E. 肝

【正确答案】ABCDE　　　　【易错答案】漏项

【答案分析】呕吐的病位在胃。基本病机是胃失和降，气逆于上。耳穴按其选穴原则：按脏腑辨证取穴取肝、脾；按现代医学理论取穴取交感；按临床经验取穴取神门；按相应部位取穴取胃、贲门、食道。

26. 耳针治疗胃痛可选（ ）

A. 胃 B. 肝 C. 神门、交感

D. 十二指肠 E. 脾

【正确答案】ABCDE 【易错答案】漏项

【答案分析】胃痛的病位在胃，与肝、脾关系密切。基本病机是胃气失和、胃络不通或胃失温养。耳穴按其选穴原则：按脏腑辨证取穴取肝、脾；按现代医学理论取穴取交感；按临床经验取穴神门；按相应部位取穴选胃、十二指肠。

27. 治疗胃痛的主穴是（ ）

A. 胃俞 B. 内关 C. 足三里

D. 中脘 E. 肝俞

【正确答案】BCD 【易错答案】A、B、C、D、E

【答案分析】胃痛的病位在胃，与肝、脾关系密切。基本病机是胃气失和、胃络不通或胃失温养。足三里乃足阳明胃经合穴、胃之下合穴，可疏调胃腑气机，和胃止痛；中脘为胃之募穴，腑之所会，可健运中州，调理气机；内关宽胸解郁，行气止痛。

28. 治疗腹痛的主穴是（ ）

A. 关元 B. 天枢 C. 三阴交

D. 太冲 E. 足三里

【正确答案】ABE 【易错答案】A、B、C、D、E

【答案分析】腹痛的病位在腹，与肝、胆、脾、肾、膀胱、大小肠等多个脏腑有关。足三里为足阳明胃经合穴、胃之下合穴；天枢为大肠募穴，关元为小肠募穴，配合应用可通调腑气。

29. 用耳针治疗腹痛可选择哪些穴位（ ）

A. 胃、脾 B. 大肠、小肠 C. 肝

D. 交感 E. 神门

【正确答案】ABCDE 【易错答案】漏项

【答案分析】腹痛的病位在腹，与肝、胆、脾、肾、膀胱、大小肠等多个脏腑有关。耳穴按其选穴原则：按脏腑辨证取穴取肝、脾；按现代医学理论取穴取交感；按临床经验取穴神门；按相应部位取穴选胃、大肠、小肠。

30. 泄泻病变主要涉及的脏腑是（ ）

A. 脾 B. 胃 C. 大肠

D. 心 E. 小肠

【正确答案】ABCE 【易错答案】漏项

【答案分析】泄泻的病位在肠，与脾、胃、肝、肾等脏腑密切相关。本题选择时易漏项。

31. 治疗消渴的主穴为（ ）

A. 胃脘下俞 B. 肾俞 C. 三阴交

D. 太溪　　E. 肺俞

【正确答案】ABCDE　　【易错答案】漏项

【答案分析】消渴的病变脏腑涉及肺、胃和肾。基本病机是阴虚燥热，津液不足。胃脘下俞又称胰俞为奇穴，为经验效穴；肺俞培补肺阴，胃俞清胃泻火，肾俞滋补肾阴，以应上、中、下三消；太溪为肾之原穴，三阴交为足三阴经交会穴，可养胃阴，补肝肾，清虚热。

32. 中风中经络的症状特点是（　　）

A. 额纹消失　　B. 神志清楚　　C. 突然昏仆

D. 面部疼痛　　E. 半身不遂

【正确答案】BE　　【易错答案】C、E

【答案分析】中风病中经络的主要症状为半身不遂，舌强语謇，口角歪斜。中脏腑的主要症状为突然昏仆，神志恍惚，嗜睡，或昏迷，并见半身不遂、舌强语謇、口角歪斜。可见中经络并无突然昏仆。中风病导致的中枢性面瘫，不会出现额纹消失，面部疼痛。

33. 治中风半身不遂选取的主要经穴是（　　）

A. 手太阳经穴　　B. 手阳明经穴　　C. 足太阳经穴

D. 足阳明经穴　　E. 足太阴经穴

【正确答案】BD　　【易错答案】A、C

【答案分析】中风半身不遂属于痿证，“治痿独取阳明”，故取手足阳明经治疗。

34. 中风脱证宜急取（　　）

A. 水沟　　B. 十二井穴　　C. 关元

D. 涌泉　　E. 神阙

【正确答案】ACE　　【易错答案】B、D

【答案分析】任脉为阴脉之海。根据阴阳互根的原理，如元阳外脱，必从阴以救阳。关元为任脉与足三阴的交会穴，为三焦元气所出，联系命门真阳，是阴中有阳的穴位。脐为生命之根蒂，神阙位于脐中，为真气所系，故用大艾炷同时重灸二穴，以挽回将绝之阳气，而救虚脱。水沟、十二井穴为治疗闭证常用穴位。水沟为中脏腑主穴，可醒脑开窍。

35. 三叉神经痛的临床特点是（　　）

A. 面部三叉神经分布区出现阵发性、短暂性剧烈疼痛

B. 可发生于任何年龄

C. 发病年龄多在中年以后

D. 侧头部阵发性刺痛

E. 颞侧及颠顶部胀痛

【正确答案】AC　　【易错答案】A、B、D

【答案分析】三叉神经痛又称面痛，是以眼、面颊部出现以放射性、烧灼样抽掣疼痛为主症的疾病，多发于40岁以上，女性多见，以右侧面部为主（占60%左右）。其主要症状为面痛突

发，呈闪电样、刀割样、针刺样、电灼样剧痛，持续数秒至数分钟。发作次数不定，间歇期无症状，痛时伴面肌抽搐、面红、流泪、流涎、流涕等，说话、吞咽、刷牙、洗脸、冷刺激及情绪变化等为常见诱发因素。其疼痛部位仅限于三叉神经面部分区，不会出现头部疼痛。

36. 针刺治疗行痹宜选取具有活血、养血的穴位（　　）

A. 气海　B. 血海　C. 三阴交

D. 十二井穴　E. 膈俞

【正确答案】BE　【易错答案】A、B、C

【答案分析】风邪偏盛之行痹遵“治风先治血，血行风自灭”之义，取膈俞、血海以活血祛风。气海、三阴交功擅补益气血，与行痹活血的治疗原则不符。

37. 胁痛取支沟、阳陵泉的道理是（　　）

A. 通调三焦经气　B. 疏泄肝胆之气　C. 清泄肝胆湿热

D. 理气活血　E. 和降胃气

【正确答案】BD　【易错答案】A、B、C、D

【答案分析】支沟为手少阳三焦经的经穴，阳陵泉为足少阳胆经的合穴，支沟配阳陵泉疏泄少阳经气，调理气血，共奏理气活血止痛之功。

38. 瘀血阻络型头痛应采用（　　）

A. 补法　B. 泻法　C. 灸法

D. 点刺放血　E. 拔火罐

【正确答案】BDE　【易错答案】A、C、E

【答案分析】头痛根据症状，可先辨外感内伤，外感头痛可有风热、风寒、风湿 3 种证型，内伤头痛分为肝阳上亢、痰浊上扰、瘀阻脑络、肾精亏虚和气血亏虚。瘀血头痛毫针用泻法疏通经络，可在局部及膈俞行点刺放血并加拔火罐，以祛瘀通络止痛。

39. 针刺治疗失眠宜采用（　　）

A. 补法　B. 泻法　C. 补泻兼施

D. 平补平泻　E. 刺络放血法

【正确答案】CD　【易错答案】A、C、D

【答案分析】失眠的基本病机是心神失养或心神被扰，心神不宁，或阴阳跷脉功能失衡，阳盛阴衰，阴阳失交。因此治疗上以调和阴阳，安神利眠为治法治则。照海、申脉为八脉交会穴，分别与阴跷脉、阳跷脉相通，补阴泻阳，则不寐自愈，其余穴位可平补平泻。

40. 针刺治疗失眠的主穴是（　　）

A. 心俞　B. 肾俞　C. 神门

D. 厥阳俞　E. 三阴交

【正确答案】CE　【易错答案】A、B、C、D、E

【答案分析】失眠属中医学“不寐”，针刺治疗的主穴为百会、神门、三阴交、照海、申脉、安眠，根据症状辨证配穴，肝火扰心取太冲、行间、侠溪；心脾两虚选心俞、脾俞、足三里；心肾不交取太溪、心俞、肾俞；心胆气虚用心俞、胆俞。本题的题干是针刺治疗失眠的主穴，故选C、E，余项为配穴。

41. 针刺治疗心悸应选取的主要经脉是（　　）

A. 手太阴　　B. 手厥阴　　C. 手少阴

D. 足太阴　　E. 足厥阴

【正确答案】BC　　【易错答案】A、B、C、D、E

【答案分析】心主神明，惊悸、怔忡属心系疾患。针刺治疗与心神相关的疾病取心经和心包经穴为主，手厥阴为心包经，手少阴为心经，故选B、C。手太阴肺经、足太阴脾经和足厥阴肝经穴可辨证配用，不是本病治疗取穴的主要经脉。

42. 疟疾的针灸治法当（　　）

A. 和解少阳　　B. 清热解毒　　C. 补益中气

D. 清利暑湿　　E. 祛邪截疟

【正确答案】AE　　【易错答案】A、B、D、E

【答案分析】疟疾由感受疟邪所致。病位在半表半里，与少阳经、督脉关系密切。基本病机是邪伏少阳半表半里，出入营卫之间，正邪交争。因此治法治则为和解少阳，祛邪截疟。

43. 治疗风寒感冒具有散风寒、解表邪、宣肺气、止咳嗽作用的穴位是（　　）

A. 大椎　　B. 列缺　　C. 风池

D. 合谷　　E. 风门

【正确答案】BE　　【易错答案】A、B、D

【答案分析】此题考查的是风寒感冒的针刺取穴。备选答案中大椎穴为风热感冒配穴，风池、合谷可祛风解表，但没有宣肺止咳的功效，所以以上三穴不选。列缺为肺经络穴，风门为膀胱经的腧穴，均为宣肺止咳要穴。

44. 胃痛又名（　　）

A. 心痛　　B. 真心痛　　C. 心下痛

D. 胃心痛　　E. 厥心痛

【正确答案】AC　　【易错答案】C、D、E

【答案分析】胃痛又称“胃脘痛”，是以上腹胃脘反复性、发作性疼痛为主的病证。因其疼痛部位近心窝处，古人又称为“心痛”“心下痛”等。

45. 脾胃虚寒型胃痛的治法是（　　）

A. 补法　　B. 泻法　　C. 平补平泻

D. 灸法　　E. 刺络法

【正确答案】AD　　【易错答案】B、C、E

【答案分析】胃痛的常见病因有寒邪客胃、饮食伤胃、肝气犯胃和脾胃虚弱等，总体可辨为实证和虚证。脾胃虚寒型胃痛属虚证，“虚则补之”“寒者热之”，故治法为A、D。

46. 与胃痛关系密切的脏腑是（　　）

A. 胆　　B. 肝　　C. 大肠

D. 三焦　　E. 脾

【正确答案】BE　　【易错答案】B、C、D、E

【答案分析】胃痛又称“胃脘痛”，是以上腹胃脘反复性、发作性疼痛为主的病证。其发生常与寒邪客胃、饮食伤胃、肝气犯胃和脾胃虚弱等因素有关。胃痛的病位在胃，与肝、脾关系密切。基本病机是胃气失和、胃络不通或胃失温养。

47. 寒邪内积型腹痛的治法是（　　）

A. 取背俞、任脉经穴为主

B. 取阳明经、任脉经穴为主

C. 取任脉和足太阴、阳明经穴为主

D. 毫针刺用泻法并灸

E. 毫针刺用补法并灸

【正确答案】CD　　【易错答案】B、E

【答案分析】腹痛的治法为通调腑气、缓急止痛，以胃之下合穴及大肠、小肠募穴为主。主穴为足三里、天枢、关元，寒邪内积型配穴为神阙、公孙。神阙、关元为任脉经穴；足三里、天枢为足阳明经穴；公孙为足太阴经穴，故选 C，寒邪内积为实证、寒证，因“寒者热之”，故用灸法，因“实者泻之”，故用毫针泻法，选 D。选项 A、B 选取的经脉不恰当，E 的治法不正确。

48. 慢性泄泻的针灸治法是（　　）

A. 调肠胃　　B. 健脾胃　　C. 利水湿

D. 温肾阳　　E. 补脾肾

【正确答案】BD　　【易错答案】A、E

【答案分析】泄泻的治则治法为运脾化湿，理肠止泻。起病势缓，病程长，便泻次数较少，属慢性泄泻，一般与脾胃虚弱、年老体弱、久病体虚等有关，多分为脾胃虚弱和肾阳虚衰型，治疗应健脾胃、温肾阳。

49. 肾阳虚泄泻除用主穴外，还应配用（　　）

A. 命门　　B. 阴陵泉　　C. 关元

D. 气海　　E. 肾俞

【正确答案】ACE　　【易错答案】A、C、D、E

【答案分析】肾阳虚衰导致的泄泻针对病因病机，应配伍补肾阳之腧穴，故取肾俞、命门、关元。阴陵泉可健脾利湿，气海可补气，均不适用于本证。

50. 针刺治疗便秘，除主穴外，热秘还应配（　　）

A. 大椎　　B. 曲池　　C. 合谷

D. 鱼际　　E. 内庭

【正确答案】CE　　【易错答案】A、B、D

【答案分析】便秘的发生与脾胃及大肠关系密切，可分为实证和虚证两方面。素体阳盛，嗜食辛辣，胃肠积热，或邪热内燔，津液受灼，肠道燥热为实证之热秘。针刺治疗取合谷、内庭清胃肠之热。大椎、曲池虽然也为清热要穴，但功善清外感风热之邪。鱼际是手太阴肺经之荥穴，可清肺热。

51. 针刺治疗便秘，除主穴外，寒秘还应灸（　　）

A. 关元　　B. 神阙　　C. 中脘

D. 气海　　E. 肾俞

【正确答案】AB　　【易错答案】C、D、E

【答案分析】便秘的发生与脾胃及大肠关系密切，可分为实证和虚证两方面。下焦阳气不充，阴寒凝结，腑气受阻，糟粕不行，凝结肠道属寒秘。针刺取关元、神阙温阳散寒。中脘为气秘之配穴，气海为补气的要穴，肾俞可补肾，都不是治疗寒证便秘的常用穴。

52. 膀胱充盈过度时，下腹部穴位忌（　　）

A. 斜刺　　B. 直刺　　C. 深刺

D. 浅刺　　E. 平刺

【正确答案】BC　　【易错答案】C

【答案分析】膀胱充盈过度时，下腹部穴位深刺易伤及膀胱。故针刺时不应直刺、深刺，应斜刺或平刺，并浅刺。

（三）名词解释

1. 痿躄

【正确答案】即痿证，是指肢体筋脉弛缓，痿软无力，日久因不能随意运动而致肌肉萎缩的一种病证。

【易错答案】即痹证，是由风、寒、湿、热等引起的以肢体关节及肌肉酸痛、麻木、重着、屈伸不利，甚或关节肿大灼热等为主症的一类病证。

【答案分析】临床上，痿证、痹证常并见，但痿躄是指痿证，躄读bì，《说文解字》曰："有足而不能行者。"

2. 不寐

【正确答案】不寐通常称为"失眠""不得卧"等，是以经常不能获得正常睡眠，或入睡困难，或睡眠时间不足，或睡眠不深，严重者彻夜不眠为特征的病证。

【易错答案】又称失眠。指经常不易入睡，入寐时间短。

【答案分析】不寐即失眠，不仅仅指睡眠时间短，还包括入睡困难、睡眠不深，或睡后多梦等严重影响睡眠质量的症状。

3. 癃闭

【正确答案】癃闭是指以排尿困难，点滴而下，甚至小便闭塞不通为主症的一种病证。"癃"是指小便不利，点滴而下，病势较缓；"闭"是指小便不通，欲溲不下，病势较急。癃与闭虽有区别，但都指排尿困难，只是程度上的不同，故常合称癃闭。

【易错答案】癃闭是指小便不利，点滴而下的病证。

【答案分析】癃闭包括“癃”和“闭”，答题时不能缺一。

4. 痹证

【正确答案】痹证是以肢体关节及肌肉酸痛、麻木、重着、屈伸不利，甚或关节肿大灼热等为主症的病证。

【易错答案】痹证是由风、寒、湿、热等引起的以肢体关节及肌肉酸痛、麻木、重着、屈伸不利为主症的一类病证。

【答案分析】痹证的病因较多，症状复杂，不可漏项。

5. 中风闭证

【正确答案】突然昏仆，神志恍惚，嗜睡，或昏迷，并见半身不遂、舌强语謇、口角歪斜为中风中脏腑。兼见神志迷蒙，牙关紧闭，两手握固，面赤气粗，喉中痰鸣，二便不通，脉弦滑而数为闭证。

【易错答案】突然昏仆，神志恍惚，嗜睡，或昏迷，并见半身不遂、舌强语謇、口角歪斜为中风中脏腑。兼见目合口张，手撒溺遗，鼻鼾息微，二便失禁，四肢逆冷，脉细弱为闭证。

【答案分析】中风中脏腑根据症状分为闭证和脱证。闭证的特点有闭、固、不通，应与脱证区别。

6. 中风脱证

【正确答案】突然昏仆，神志恍惚，嗜睡，或昏迷，并见半身不遂、舌强语謇、口角歪斜为中风中脏腑。兼见目合口张，手撒溺遗，鼻鼾息微，二便失禁，四肢逆冷，脉细弱为脱证。

【易错答案】突然昏仆，神志恍惚，嗜睡，或昏迷，并见半身不遂、舌强语謇、口角歪斜为中风中脏腑。兼见神志迷蒙，牙关紧闭，两手握固，面赤气粗，喉中痰鸣，二便不通，脉弦滑而数为脱证。

【答案分析】中风中脏腑根据症状分为闭证和脱证。脱证的特点有开、撒、失禁，应与闭证区别。

7. 行痹

【正确答案】疼痛游走，痛无定处，时见恶风发热，舌淡苔薄白，脉浮，称行痹。

【易错答案】疼痛较剧，痛有定处，喜暖恶寒，局部皮肤不红、不热，苔薄白，脉弦紧。

【答案分析】行痹由风邪导致，故具有风邪善行数变、痛无定处的特点。喜暖喜按、痛有定处为寒邪所致痛痹的特点，应仔细区分。

8. 着痹

【正确答案】关节酸痛，重着不移，或有肿胀，肌肤麻木不仁，阴雨天加重或发作，苔白腻，脉濡缓，称着痹。

【易错答案】关节疼痛，局部灼热红肿，痛不可触，活动不利，可累及多个关节，伴发热恶风，口渴烦闷，苔黄燥，脉滑数。

【答案分析】着痹由湿邪引起，故具有湿邪为病重着不移、阴雨天加重或发作的特点。局部灼热红肿、口渴烦闷是热痹的特点，应区分。

（四）填空题

1. 心脉瘀阻所致的心悸除选主穴外还可配用（　　）和（　　）。

【正确答案】心俞　膈俞

【易错答案】心俞　厥阴俞

【答案分析】心脉瘀阻所致的心悸应行气活血，故选心之背俞穴加血会膈俞。

2. 心悸伴烦热者除选主穴外还可配用（　　）。

【正确答案】劳宫

【易错答案】曲池

【答案分析】劳宫是手厥阴心包经的荥穴，"荥主身热"，故取劳宫清心除烦。

3. 中风又称作厥证、（　　）。

【正确答案】卒中

【易错答案】伤风

【答案分析】中风是以突然晕倒、不省人事，伴口角歪斜、语言不利、半身不遂，或不经昏仆仅以口歪、半身不遂为临床主症的疾病。特点是发病急、症见多端，病情变化迅速，所以又称"卒中"。伤风一般是指外感风邪。

4. 治中风半身不遂以取（　　）经穴为主。

【正确答案】手足阳明经

【易错答案】仅填手少阳明或仅填足阳明经。

【答案分析】因"治痿独取阳明"，故取阳明经，中风半身不遂既有上肢不遂，也会发生下肢瘫痪，故手足阳明经同取。

5. 风邪袭络所致前头痛，取合谷属于（　　），旨在（　　）之气。

【正确答案】循经远取　疏通经络

【易错答案】辨证取穴　清热祛风

【答案分析】头痛根据发作部位，可进行辨经取穴。前头痛为阳明经所过，故循经远取可取手阳明经的原穴合谷，以疏通经络。

6. 外伤瘀血头痛，在所选取穴位上用点刺出血针法，具有（　　）作用，属于"（　　）"的治法。

【正确答案】化瘀通络　宛陈则除之

【易错答案】清热　实则泻之

【答案分析】外伤瘀血头痛病因为瘀血闭阻头部脉络，经络不通，不通则痛，点刺出血后瘀血得除，脉络通畅，通则不痛，故为化瘀通络的作用，属于宛陈则除之。

7. 三叉神经痛在远程取穴，除选取合谷穴外，还可选取（　　）（　　）。

【正确答案】太冲　内庭

【易错答案】曲池　外关

【答案分析】太冲属足厥阴，与合谷两穴相配为"开四关"，可祛风通络止痛；内庭为足阳明经荥穴，与面部腧穴相配，疏通阳明经气血。

8. 治疗三叉神经的下颌支痛，近部取夹承浆、（　　）。

【正确答案】颊车

【易错答案】大迎

【答案分析】颊车位于三叉神经的下颌支走向经过的位置，故近取。

9. 治疗面瘫循经远取的穴位有（　　）。

【正确答案】合谷

【易错答案】外关

【答案分析】合谷循经远取，取"面口合谷收"之意。

10. 根据痹证的性质，痛痹取（　　）（　　）。

【正确答案】肾俞　腰阳关

【易错答案】膈俞　血海

【答案分析】痛痹由寒邪导致，取肾俞、腰阳关可温肾助阳，振奋阳气以祛寒邪。膈俞、血海可活血，一般用于行痹，取"治风先治血，血行风自灭"之意。

11. 根据痹证的性质，着痹取（　　）（　　）。

【正确答案】阴陵泉　足三里

【易错答案】足三里　商丘

【答案分析】着痹由湿邪导致，取足太阴脾经的阴陵泉、足阳明胃经的足三里，可健脾胃、除湿邪。

12. 根据痹证的性质，热痹取（　　）（　　）。

【正确答案】大椎　曲池

【易错答案】合谷　外关

【答案分析】痹证热痹为热邪壅滞所致，大椎、曲池可清泻热邪。

13.《素问·痿论》言"治痿独取阳明"，因阳明经为（　　）之经，又主润（　　）。

【正确答案】多气多血　宗筋

【易错答案】多血少气　筋膜

【答案分析】痿证病位在筋脉肌肉，与气血亏虚或受损有关，故选用多气多血的阳明经为主治疗，阳明主润宗筋，可治痿证。

14. 治疗风寒感冒与风热感冒均取合谷，意在（　　）（　　）。

【正确答案】表里经互治　祛邪解表

【易错答案】祛风清肺　疏散邪气

【答案分析】感冒病位在肺卫，肺经与大肠经相表里，取合谷意在表里经互治，可祛邪解表。

15.《医学正传》认为，哮以（　　）名，喘以（　　）言。

【正确答案】声响　气息

【易错答案】气息　声响

【答案分析】“哮”指呼吸急促，喉间哮鸣音；“喘”指呼吸困难，甚则张口抬肩。

16. 哮喘的主症为（　　）、（　　），甚则张口抬肩，不能平卧。

【正确答案】呼吸急促　喉间哮鸣

【易错答案】咳嗽气喘　鼻塞咯痰

【答案分析】哮喘的基本病因为痰饮内伏，痰饮阻塞气道故喉间哮鸣，肺气升降失常故呼吸急促。

17. 针灸治疗哮喘的主穴为定喘、（　　）、列缺、（　　）、尺泽。

【正确答案】中府　肺俞

【易错答案】合谷　足三里

【答案分析】手太阴肺经络穴列缺可宣肺解表，祛邪外出，合穴尺泽肃肺化痰，降逆平喘；肺俞、中府俞募配穴，调理肺脏，宣肺祛痰、止咳平喘，虚实之证皆可用之；定喘为平喘之经验效穴。

18. 呕吐取内关，因其为（　　）络穴，又为八脉交会穴通（　　）。

【正确答案】手厥阴经　阴维脉

【易错答案】手少阴经　阳维脉

【答案分析】内关位于腕掌侧远端横纹上 2 寸，掌长肌腱与桡侧腕屈肌腱之间。其是手厥阴心包经的络穴，又是八脉交会穴，通阴维脉，可宽胸理气、降逆止呕。

19. 腹痛指（　　）和（　　）疼痛。

【正确答案】脘腹　少腹

【易错答案】大肠　小肠

【答案分析】腹痛是指胃脘以下，耻骨毛际以上部位发生的疼痛。

20. 泄泻又称腹泻，指大便（　　）（　　）或完谷不化，甚至呈水样。

【正确答案】次数增多　便质稀薄

【易错答案】次数改变　便溏便稀

【答案分析】泄泻的症状主要是大便次数和性状的改变，次数为增多，便质稀薄。

21. 癃闭是以（　　）甚或（　　）为主症的疾患。

【正确答案】排尿困难　小便闭塞不通

【易错答案】排尿少　不排尿

【答案分析】癃闭是指排尿困难，点滴而下，甚至小便闭塞不通的一种疾患。“癃”指小便不利，点滴而下，病势较缓；“闭”指小便不通，欲溲不下，病势较急。癃与闭虽有区别，但都指排尿困难，只是程度上的不同。主要症状不仅有排尿量的多少，还包括排尿困难。

（五）问答题

1. 不寐分几种证型及各自的取穴是什么？

【正确答案】不寐的针灸辨证治疗分为 5 种，都以百会、神门、三阴交、照海、申脉、安眠为主穴，其中肝火扰心加太冲、行间、侠溪；心脾两虚加心俞、脾俞、足三里；心肾不交加太溪、心俞、肾俞；心胆气虚加心俞、胆俞；脾胃不和配丰隆、中脘、足三里。

【易错答案】漏掉主穴，或者证型回答不全。

【答案分析】不寐与饮食、情志、劳倦、体虚等因素有关，也与阴跷、阳跷脉功能失衡有关。不寐的病位在心，与肝、脾、肾、胆、胃等脏腑密切相关。基本病机是心神失养或心神被扰，心神不宁，或阴、阳跷脉功能失衡，阳盛阴衰，阴阳失交。根据其临床表现，分为 5 种证型。

2. 面瘫针刺治疗的主要穴位有哪些？其中哪些属于近部取穴？哪些属于循经远取？并说明其意义。

【正确答案】面瘫针刺治疗的主要取穴有阳白、颧髎、颊车、地仓、翳风、合谷。其中阳白、颧髎、颊车、地仓、翳风属于近部取穴，合谷属于远取。本病为风寒侵袭面部阳明、少阳脉络所致，故取翳风疏散风邪，尤其适用于初病耳后乳突痛；颊车、地仓同属阳明，平刺透穴以推动经气；阳白、颧髎可疏调面部经筋，活血通络；合谷循经远取，取“面口合谷收”之意。

【易错答案】穴位回答不全。

【答案分析】针刺治疗面瘫宜祛风通络、疏调经筋，以局部穴和手足阳明经穴为主。面瘫的主要表现为口眼歪斜，故局部取穴为面部口眼周围的穴位；因阳明经主要循行在面部，故循经远取阳明经腧穴。

3. 耳针治疗失眠疗效较好，如何选穴？

【正确答案】耳针治疗失眠选皮质下、神门、心、脾、肾、肝、垂前、交感，毫针刺，或埋针法或压丸法，每次取 3 ~ 5 穴，双耳交替使用。

【易错答案】耳穴回答不全。

【答案分析】耳穴的选穴组方有其规律，回答时可按照规律回答，不会出现漏答。耳针治疗不寐，按其选穴原则：按脏腑辨证取穴取心、神门；按经络辨证取穴取肾、肝；按现代医学理论取穴取皮质下；按临床经验取穴取垂前。

4. 分述中风闭证与脱证的治法及处方。

【正确答案】闭证的治法为醒脑开窍、化痰启闭，以督脉和十二井穴为主，毫针刺用泻法或点刺出血，处方为：水沟、百会、内关、十二井、太冲、合谷；脱证的治法为回阳固脱，以任脉经穴为主，用大艾炷灸之，处方为：水沟、百会、内关、关元、气海、神阙（隔盐灸）。

【易错答案】闭证与脱证处方或治法答混或答反。

【答案分析】中风中脏腑根据症状分为闭证和脱证。闭证的特点有闭、固、不通，治则治法为醒脑开窍、启闭，选穴为：水沟、百会、内关、十二井、太冲、合谷；脱证的特点有开、撒、失禁，治则治法为醒脑开窍、固脱，选穴为：水沟、百会、内关、关元、气海、神阙。

5. 眩晕分哪几个类型？各采用何治法？取哪些穴位进行治疗？

【正确答案】眩晕实证分为肝阳上亢、痰湿中阻两型，眩晕虚证分为气血不足、肾精亏虚两型。肝阳上亢型眩晕治以清肝潜阳为主，毫针刺用泻法，取百会、风池、内关、太冲、行间、侠溪、太溪穴治疗；痰湿中阻型眩晕治以运脾化痰为主，毫针刺用平补平泻法，可灸，取百会、风池、内关、太冲、中脘、丰隆、阴陵泉穴治疗；气血不足型眩晕治以培补脾胃为主，毫针刺用补法，可灸，取百会、风池、肝俞、肾俞、足三里、气海、脾俞、胃俞穴治疗；肾精亏虚型眩晕治以滋肾益精填髓，毫针刺用补法，可灸，取百会、风池、肝俞、肾俞、足三里、志室、悬钟、三阴交。

【易错答案】证型回答不全，或处方不全。

【答案分析】眩晕的针灸辨证分型可分为实证和虚证，每种又有 2 个证型。取穴治疗除虚实主穴外，根据证型再配穴。

6. 什么属于“宛陈则除之”的治法，并说明适用于头痛的哪一型？

【正确答案】外伤瘀阻脑络，选取痛点局部穴位及膈俞穴，采用点刺出血，可起到化瘀通络的作用，称为“宛陈则除之”。适用于头痛的瘀阻脑络型。

【易错答案】未答出点刺出血，或未指出适合的证型。

【答案分析】“宛陈则除之”是《黄帝内经》中提出的针刺治疗原则之一，主要是指人体出现瘀血阻络的病证时，应采取点刺出血的方法治疗。本题中所问的头痛，有一个证型为瘀血阻络，适用“宛陈则除之”。

7. 治疗三叉神经痛各自取穴是什么？

【正确答案】共同局部取穴是四白、下关、地仓，远端取合谷、太冲、内庭。眼部痛取攒竹、阳白；上颌痛取巨髎、颧髎；下颌痛取夹承浆、颊车。

【易错答案】忘记共同取穴，即主穴。

【答案分析】三叉神经痛即中医面痛，其治法为疏通经络、活血止痛，以局部穴及手、足阳明经穴为主。主穴既有局部选穴四白、下关、地仓，又有循经远取合谷、太冲、内庭，然后根据症状配伍相应的腧穴。

8. 痹证临床分哪几型？并说出各型用什么穴？

【正确答案】痹证分为风寒湿痹和热痹，其中风寒湿痹包括行痹、痛痹、着痹。各个证型除了主穴为阿是穴、局部经穴外，配穴为行痹取膈俞、血海，痛痹取肾俞、腰阳关，着痹取阴陵泉、足三里，热痹取大椎、曲池。

【易错答案】证型不全。

【答案分析】痹证是由风、寒、湿、热等引起的，因此根据病因以及病证表现可分为行痹、痛痹、着痹和热痹。治疗选穴既有局部主穴，又有根据证型的辨证配穴。

9. 胁痛取什么经脉进行针刺治疗，及其治疗所用的穴位有哪些？

【正确答案】胁痛针刺治疗的治法为疏肝理气、通络止痛，以足厥阴、手少阳经穴为主。主穴为期门、太冲、支沟、阳陵泉，辨证配穴为肝气郁结取内关、行间；肝胆湿热取阴陵泉、行间；气滞血瘀取膈俞、阳辅；肝阴不足取肝俞、肾俞；肋间神经痛取夹脊穴、阿是穴。

【易错答案】经脉选取错误或辨证配穴回答不全。

【答案分析】胁痛是以一侧或两侧胁肋疼痛为主要临床表现的病症，是临床比较常见的一种自觉症状。肝脉布胁肋，足少阳胆经循胁里，过季胁，肝胆互为表里，说明胁痛与肝胆疾患关系密切，故胁痛取穴以肝胆经为主。

10. 痿证主要取何经脉？说明其意义。

【正确答案】痿证以取阳明经穴和夹脊穴为主，上肢多取手阳明，下肢多取足阳明。因为阳明为多气多血之经，又“主润宗筋”，故取阳明经。夹脊穴位于督脉之旁，与膀胱经第 1 侧线的脏腑背俞穴相通，可调脏腑阴阳，行气血。

【易错答案】只答足阳明或手阳明。

【答案分析】“治痿独取阳明”是治疗痿证的经典理论依据，这里的阳明既包括手阳明，也包括足阳明。主要从阳明经多气多血和作用来阐释。

11. 感冒分几类？并分述其治法、处方及方义。

【正确答案】感冒分为风寒感冒、风热感冒、夹暑、夹湿和体虚感冒。

感冒各个证型共同的治法为祛风解表。以手太阴、手阳明经穴为主。主穴为：列缺、合谷、太阳、风池、外关。方义：感冒为外邪侵犯肺卫所致，太阴、阳明互为表里，故取手太阴、手阳明经列缺、合谷以祛邪解表；风池、外关为足少阳经与阳维脉的交会穴，“阳维为病苦寒热”，故风池既可疏散风邪，又与太阳穴相配可清利头目。

风寒感冒：治法：祛风解表散寒，配穴为风门、肺俞，毫针刺用泻法。方义：风门疏调太阳经气，散风寒、解表邪，肺俞散风寒、宣肺气，合用可治恶寒发热、头痛、肢体痛楚。

风热感冒：治法：祛风清热解表，配穴为大椎、曲池，毫针刺用泻法，可刺络拔罐。方义：本方以散风热、肃肺气为主，取大椎以疏散外邪而解热；曲池为手阳明经合穴，具有清肺气而退热的功用。

体虚感冒：治法：扶正祛邪，配穴为足三里、关元，毫针刺用补法或平补平泻法。方义：足三里为足阳明胃经合穴、胃之下合穴，可补益气血、扶助正气；关元为人体元气之根本，可扶正固本。

感冒夹暑：治法：清暑益气，配穴委中，毫针刺用泻法，可刺络拔罐。方义：委中为足太阳经合穴，具有退太阳之表热的功用。

感冒夹湿：治法：解表化湿、理气和中，配穴为阴陵泉，毫针刺用泻法或平补平泻。方义：

阴陵泉为足太阴脾经合穴，有健脾除湿的功效。

【易错答案】证型回答不全。

【答案分析】感冒由于病因不同，证型较多，总体有 4 种表证，1 种虚证。

妇儿科病证

◎ 重点 ◎

月经不调、痛经、崩漏、带下病、乳少、遗尿、小儿食积的针灸辨证治疗

◎ 难点 ◎

经闭、不孕症、小儿脑性瘫痪、小儿多动症的针灸辨证治疗

精选习题

扫码获取同步习题

（一）单项选择题

1. 治疗月经先期的主方是（　　）

A. 气海、三阴交、肾俞、脾俞

B. 气海、三阴交、血海、归来

C. 气海、三阴交、交信、足三里

D. 关元、三阴交、血海、地机

E. 气海、三阴交、血海、足三里

【正确答案】D　　【易错答案】B

【答案分析】月经先期属月经不调，病位在胞宫，与冲、任二脉及肾、脾、肝三脏关系密切。基本病机是冲任失调，脏腑功能失常，气血不和。方中关元调理冲任；血海、三阴交、地机为脾经穴，均为妇科调经要穴。

2. 中极、次髎、地机三穴同用，多用于治疗（　　）

A. 经水先期　　B. 经水后期　　C. 经水先后无定期

D. 痛经实证　　E. 血滞经闭

【正确答案】D　　【易错答案】E

【答案分析】痛经实证的病因病机为冲任瘀阻，气血运行不畅，胞宫经血流通受阻，不通则痛。中极为任脉穴，与足三阴经相交会，可调冲任，理下焦之气；地机为脾经郄穴，善于止痛治血，取之能行气活血止痛；次髎是治疗痛经的经验效穴。

3. 血枯经闭一般选用（　　）

A. 关元、归来、足三里　　B. 中极、血海、三阴交　　C. 膈俞、血海、太冲

D. 脾俞、命门、三阴交　　E. 脾俞、血海、足三里

【正确答案】A　　【易错答案】C

【答案分析】血枯经闭的病位在胞宫，与肝、肾、脾、胃有关。基本病机是血海空虚。针灸治疗的治法为调补冲任、养血调经，以任脉、足阳明、足太阳经穴为主。关元为任脉与足三阴经交会穴，可补下焦真元而化生精血；足三里为足阳明胃经合穴，健脾胃而化生气血；归来位于下腹部，具有活血调经的作用，为治疗经闭的效穴。其余4个备选项也为治疗妇科疾病补益气血的常用腧穴，但选项A中归来是治疗闭经的效穴。

4. 用中极、合谷、血海、三阴交诸穴组成处方，可用于治疗（　　）

A. 痛经实证　　B. 月经先期　　C. 血枯经闭

D. 血滞经闭　　E. 月经后期

【正确答案】D　　【易错答案】C

【答案分析】血滞经闭的病位在胞宫，与肝、肾、脾、胃有关。基本病机是脉道不通。针灸治疗的治法为通调冲任、活血通经，以任脉、足太阴、手阳明经穴为主。中极通调冲任，疏通下焦；血海、三阴交、合谷活血化瘀作用明显，同用可以使气血、冲任调和，经闭可通。痛经实证取穴为中极、三阴交、地机、次髎、十七椎；月经先期取穴为关元、三阴交、血海、地机；月经后期取穴为气海、三阴交、归来；血枯经闭的取穴为关元、足三里、归来。本题题目中的中极穴为疏通下焦要穴，与血海、三阴交、合谷均有活血化瘀通脉之功效，故选D。

5. 治疗脾虚型崩漏，除针刺主穴外，还应加用（　　）

A. 气海、胃俞　　B. 脾俞、足三里　　C. 膻中、内关

D. 百会、中极　　E. 脾俞、中极

【正确答案】B　　【易错答案】E

【答案分析】虚证崩漏的病机是冲任不固，血失统摄。脾虚型崩漏的病因为脾虚统血无力，故治疗时除主穴外还应加补脾的腧穴。脾俞为脾之背俞穴；足三里为胃经合穴，补益气血之要穴，二穴合用可健脾统血。其余选项均不是补脾之腧穴组合。

6. 治疗肾虚带下病，除用主穴外，还应加用（　　）

A. 阴陵泉、行间　　B. 中极、三阴交　　C. 关元、足三里

D. 肾俞、关元　　E. 阴陵泉、中极

【正确答案】D　　【易错答案】C

【答案分析】带下病的病位在胞宫，与带脉、任脉、脾、肾关系密切。其辨证分型中，肾虚不固型除主穴外，可选用补肾固精之穴。肾俞为肾之背俞穴，可益肾助阳；关元有培肾固本的功效，故选D。

7. 治疗乳汁不通，乳房胀痛，应选用的处方是（　　）

A. 膻中、乳根、少泽　　B. 膻中、乳根、少冲　　C. 膻中、乳根、至阴

D. 膻中、乳根、肩井、少泽　　E. 膻中、乳根、至阴、期门

【正确答案】D　　【易错答案】A

【答案分析】乳汁不通、乳房胀痛为产后乳少的症状，病位在乳房，与肝、胃、脾关系密切，病机为气血不足，乳汁无以化生，或气机不畅，乳络不通。针刺宜调理气血、疏通乳络，以足阳明经及任脉穴为主。膻中、肩井善于调理气机而疏通乳络；乳根位于乳房局部，可催生乳汁；少泽为生乳、通乳效穴。

8. 治疗月经不调，主要取（　　）

A. 督脉、任脉穴　　B. 任脉、足少阴经穴　　C. 足太阴、足少阴经穴

D. 任脉、足太阴经穴　　E. 督脉、足太阴经穴

【正确答案】D　　【易错答案】B

【答案分析】月经不调是指月经的周期、经色、经量、经质出现异常改变，并伴有其他症状。病位在胞宫，与冲、任二脉及肾、脾、肝三脏关系密切。基本病机是冲任失调，脏腑功能失常，气血不和。临床针灸治疗主要是调理冲任，健脾理血。脾主统血且为后天气血生化之源，故取任脉和足太阴脾经穴为主。

9. 临床上治疗胎位不正，常选（　　）

A. 气海　　B. 关元　　C. 足三里

D. 至阴　　E. 百会

【正确答案】D　　【易错答案】E

【答案分析】至阴是足太阳经井穴，与足少阴经相连，具有疏通经络、调整阴阳、纠正胎位的功效，为调整胎位的经验效穴。

10. 治疗小儿遗尿，除选用关元、三阴交、肾俞、膀胱俞外，还应加用（　　）

A. 中极　　B. 阴陵泉　　C. 气海

D. 足三里　　E. 神阙

【正确答案】A　　【易错答案】E

【答案分析】小儿遗尿的基本病机是膀胱和肾的气化功能失调，膀胱约束无权。针刺治疗宜调理膀胱、温肾健脾，以任脉及足太阳膀胱的背俞穴、募穴为主。关元为任脉与足三阴经交会穴，配肾俞可培补元气，固摄下元；中极、膀胱俞俞募配穴，可振奋膀胱气化功能，促进膀胱气化；三阴交可通调肝、脾、肾三经经气，健脾益气、益肾固本而止遗尿。

11. 治疗疳疾的经验效穴是（　　）

A. 神阙　　B. 足三里　　C. 关元

D. 中极　　E. 四缝

【正确答案】E　　【易错答案】A

【答案分析】四缝为经外奇穴，是治疗小儿疳证的经验效穴。治疗方法为点刺出血，出针后轻轻挤出少许黄色透明黏液。

12. 治疗小儿食积，主要取（　　）

A. 足太阴经穴　　B. 足阳明经穴　　C. 任脉经穴

D. 督脉经穴　　E. 足太阳经穴

【正确答案】B　　【易错答案】A

【答案分析】小儿食积的病位在脾胃，基本病机是脾胃运化失调，气机升降失常。治疗当健脾和胃，消食化积。主穴为中脘、天枢、足三里、上巨虚。此四穴除中脘为任脉穴外，天枢、足三里、上巨虚均为足阳明经穴。

13. 小儿食积，若伴呕吐，除选用主穴外，还应加用（　　）

A. 中脘　　B. 天枢　　C. 内关

D. 足三里　　E. 三阴交

【正确答案】C　　【易错答案】A

【答案分析】内关为手厥阴经络穴、八脉交会穴（通阴维脉），有宽胸理气、降逆止呕的功效，为止呕吐要穴。

14. 治疗小儿脑性瘫痪的针灸处方是（　　）

A. 百会、夹脊、四神聪、悬钟、足三里、合谷

B. 百会、大椎、四神聪、足三里、关元、太冲

C. 百会、夹脊、神门、关元、悬钟、三阴交

D. 百会、气海、四神聪、关元、悬钟、合谷

E. 百会、气海、四神聪、悬钟、足三里、合谷

【正确答案】A　　【易错答案】B

【答案分析】小儿脑性瘫痪病位在脑，与五脏皆密切相关。基本病机是脑髓失充，五脏不足。针灸治疗宜健脑益聪、化瘀通络，以督脉、足少阳、手足阳明经穴及夹脊穴为主。百会为督脉穴，督脉入络脑，故能健脑调神开窍；四神聪为经外奇穴，有健脑益智之功；悬钟为髓会，可益髓补脑，强壮筋骨；足三里培补后天之本，化生气血，滋养筋骨、脑髓；合谷调理气血，化瘀通络；夹脊穴可通阳活络、强脊。

15. 小儿脑性瘫痪，治疗除选用主穴外，若伴颈软，常加用（　　）

A. 脾俞　　B. 肾俞　　C. 天柱

D. 关元　　E. 命门

【正确答案】C　　【易错答案】E

【答案分析】天柱穴属足太阳膀胱经，位于颈后区，横平第 2 颈椎棘突上方，斜方肌外缘凹陷中，可疏利后头部、项部气机，为治疗小儿脑性瘫痪颈软的局部取穴。

16. 虚证痛经除选用任脉经穴外，还应选用的经穴所属经脉是（　　）

A. 足少阳、足少阴　　B. 足太阴、足少阴　　C. 足太阴、足太阳

D. 足少阴、足阳明　　E. 足太阴、足阳明

【正确答案】E　　【易错答案】D

【答案分析】虚证痛经的病机为冲任虚损，胞宫、经脉失却濡养，不荣则痛。针刺治疗宜调

补气血、温养冲任，以任脉、足太阴、足阳明经穴为主，主穴为：关元、三阴交、足三里、次髎、十七椎。

17. 患者从未月经来潮，而被诊断为“经闭”的最低年龄是（　　）

A. 16 周岁　　B. 17 周岁　　C. 18 周岁

D. 19 周岁　　E. 20 周岁

【正确答案】A　　【易错答案】C

【答案分析】经闭又称闭经，凡年过 16 周岁而月经尚未来潮者称为原发性闭经，凡以往有过正常月经，现停经在 3 个周期以上者，称为继发性闭经。

18. 治疗实热型崩漏，最适宜选用（　　）

A. 关元、三阴交、隐白、脾俞、足三里

B. 关元、三阴交、隐白、血海、太冲

C. 关元、足三里、三阴交、血海、脾俞

D. 关元、三阴交、隐白、血海、行间、曲池

E. 关元、三阴交、隐白、肾俞、命门

【正确答案】D　　【易错答案】A

【答案分析】崩漏的治法为通调冲任，固崩止漏。主穴是关元、三阴交、隐白。辨证配穴：血热型配血海、行间、曲池；血瘀型配血海、太冲；脾虚型配脾俞、足三里；肾阳虚型配肾俞、命门；肾阴虚型配肾俞、太溪。5 个选项中选项 C 主穴不对，A 为脾虚型崩漏针刺选穴，B 为血瘀型崩漏针刺选穴，E 为肾阳虚型崩漏针刺选穴，D 为实热型崩漏针刺选穴。

19. 治疗缺乳点刺出血的穴位是（　　）

A. 膻中　　B. 少泽　　C. 乳根

D. 肝俞　　E. 足三里

【正确答案】B　　【易错答案】C

【答案分析】少泽为手太阳小肠经井穴，又是通乳效穴，一般井穴宜点刺出血。

20. 遗尿是指年满（　　）以上儿童，具有正常排尿功能，但在睡眠中小便不能自控的疾病

A. 3 周岁　　B. 4 周岁　　C. 5 周岁

D. 6 周岁　　E. 7 周岁

【正确答案】C　　【易错答案】D

【答案分析】年满 5 周岁以上，具有正常排尿功能的小儿，在睡眠中小便不能自行控制，称遗尿。偶因疲劳或饮水过多而遗尿者，不作病态论。

（二）多项选择题

1. 月经不调是指（　　）

A. 月经先期　　B. 月经后期　　C. 月经先后无定期

D. 闭经　　E. 痛经

【正确答案】ABC　　【易错答案】A、B、C、D、E

【答案分析】中医妇科中，月经不调的含义有广义与狭义之分，广义的月经不调，泛指一切月经病；狭义的月经不调仅指月经的周期、经色、经量、经质出现异常改变，并伴有其他症状。针灸诊疗中的月经不调是以月经周期的异常为主，分为月经先期（经早）、月经后期（经迟）、月经先后无定期（经乱）。

2. 血滞经闭的治疗以何经为主（　　）

A. 督脉　　B. 任脉　　C. 足太阴经

D. 手阳明经　　E. 足少阴经

【正确答案】BCD　　【易错答案】A、B、C、D、E

【答案分析】血滞经闭的病位在胞宫，与肝、肾、脾、胃有关，基本病机是脉道不通。针灸治疗宜通调冲任、活血通经，以任脉、足太阴、手阳明经穴为主。中极为任脉穴，能通调冲任，疏通下焦；血海、三阴交、合谷活血化瘀作用明显，同用可以使气血、冲任调和，经闭可通。

3. 虚证痛经的治法为（　　）

A. 行气散寒　　B. 通经止痛　　C. 调补气血

D. 温养冲任　　E. 活血化瘀

【正确答案】CD　　【易错答案】B、C、D

【答案分析】痛经的治疗分实证和虚证，实证宜行气散寒、活血化瘀、通经止痛，取“通则不痛”之意。虚证痛经的病机为冲任虚损，胞宫、经脉失却濡养，不荣则痛。针刺治疗宜调补气血，温养冲任，以任脉、足太阴、足阳明经穴为主。

4. 虚证经闭宜取何经为主（　　）

A. 任脉　　B. 督脉　　C. 足太阴经

D. 足阳明经　　E. 足少阴经

【正确答案】AC　　【易错答案】B、D、E

【答案分析】虚证经闭的病机是血海空虚，病因为气血不足，故以任脉、足太阴经、足阳明胃经穴为主。

5. 治疗月经先后无定期的主穴为（　　）

A. 太冲　　B. 血海　　C. 关元

D. 三阴交　　E. 肝俞

【正确答案】CDE　　【易错答案】A、B、C、D、E

【答案分析】月经先后无定期属月经不调，病位在胞宫，与冲、任二脉及肾、脾、肝三脏关系密切。基本病机是冲任失调，脏腑功能失常，气血不和。针灸治疗宜调补肝肾、调理冲任，以任脉、足太阴经穴为主。关元补肾培元，通调冲任；三阴交补脾胃、益肝肾、调气血；肝俞疏肝理气。三穴共用可调理经血。

6. 月经先期宜取（　　）

A. 任脉穴　　B. 足少阴经穴　　C. 足太阴经穴

D. 足厥阴经穴　　E. 足太阳经穴

【正确答案】AC　　【易错答案】A、B、C

【答案分析】月经先期属月经不调，病位在胞宫，与冲、任二脉及肾、脾、肝三脏关系密切。基本病机是冲任失调，脏腑功能失常，气血不和。月经先期多为热证或气虚，针灸治疗宜理气调血、固摄冲任，以任脉、足太阴经穴为主。

7. 治疗实证痛经，可取（　　）

A. 中极　　B. 大赫　　C. 足三里

D. 次髎　　E. 地机

【正确答案】ADE　　【易错答案】A、C、D、E

【答案分析】痛经实证的病因病机为冲任瘀阻，气血运行不畅，胞宫经血流通受阻，不通则痛。中极为任脉穴，与足三阴经相交会，可调冲任，理下焦之气；地机为脾经郄穴，善于止痛治血，取之能行气活血止痛；次髎是治疗痛经的经验效穴。

8. 崩漏临床辨证所分证型有（　　）

A. 血热　　B. 血瘀　　C. 肾阴虚

D. 肾阳虚　　E. 脾虚

【正确答案】ABCDE　　【易错答案】漏项

【答案分析】崩漏的发生常与素体阳盛或脾肾亏虚、房劳多产、七情内伤、饮食不节、劳倦思虑等因素有关。病位在胞宫，与冲、任二脉及脾、肾关系密切。基本病机分实证和虚证，实证是因热、瘀血阻滞冲任，血不归经；虚证是冲任不固，血失统摄。临床上根据病因及症状分为五型。

9. 崩漏始起，血量多，色紫红，气味臭秽，血浓稠夹有瘀块，腹痛拒按，大便秘结，口干作渴，脉弦数有力，舌红苔黄，选用（　　）

A. 任脉穴　　B. 足太阴经穴　　C. 足厥阴经穴

D. 手阳明经穴　　E. 足阳明经穴

【正确答案】ABCD　　【易错答案】A、B、C、D、E

【答案分析】根据题干中的病证表现，本证当属崩漏实证血热型。治疗以通调冲任、固崩止漏并清热为法，当取治疗崩漏实证的任脉和足太阴经穴加足厥阴肝经荥穴行间和手阳明经曲池泻热止崩。

10. 主穴为三阴交的处方主要用于治疗（　　）

A. 带下病　　B. 崩漏　　C. 血滞经闭

D. 虚证痛经　　E. 月经不调

【正确答案】ABCDE　　【易错答案】漏项

【答案分析】三阴交为足三阴经交会穴，可调肝、脾、肾三经，补法，可养血育阴、健脾益气、补益肝肾；泻法，可活血化瘀、清热利湿、疏肝理气；先泻后补，可祛瘀生新，为治疗妇科疾病要穴。故以上疾病主穴皆有三阴交。

11. 新病带下，黏腻色黄，其气秽臭，大便干结，小便短赤，脉象濡数，舌苔黄腻；或带色兼红，口苦咽干，烦热，心悸失眠，急躁易怒，脉象弦数，苔黄，选用（ ）

A. 任脉穴　B. 足阳明经穴　C. 足太阴经穴

D. 足太阳经穴　E. 足厥阴经穴

【正确答案】ABCDE　【易错答案】漏项

【答案分析】根据题干，本证属带下病湿热下注，治疗除带下病基本治则中任脉、足太阴经穴外，还应配伍使用足阳明经穴水道、足太阳经穴次髎和足厥阴经穴行间。

12. 乳汁不足可针刺（ ）

A. 太冲　B. 乳根　C. 少泽

D. 膻中　E. 日月

【正确答案】BCD　【易错答案】A、B、C、D

【答案分析】乳少病位在乳房，与肝、胃、脾关系密切，病机为气血不足，乳汁无以化生或气机不畅，乳络不通。针刺宜调理气血、疏通乳络，以足阳明经及任脉穴为主。膻中善于调理气机而疏通乳络；乳根位于乳房局部，可催生乳汁；少泽为生乳、通乳效穴。

13. 治疗小儿遗尿，针刺（ ）

A. 督脉穴　B. 任脉穴　C. 足太阳经背俞穴

D. 足太阴经穴　E. 足少阴经穴

【正确答案】BC　【易错答案】A、D、E

【答案分析】小儿遗尿的基本病机是膀胱和肾的气化功能失调，膀胱约束无权。针刺治疗宜调理膀胱、健脾益气，以任脉、足太阳膀胱经的背俞穴、募穴为主。关元为任脉与足三阴经交会穴，配肾俞可培补元气，固摄下元；中极、膀胱俞俞募配穴，可振奋膀胱气化功能，促进膀胱气化；三阴交为足太阴经穴，可通调肝、脾、肾三经经气，健脾益气、益肾固本而止遗尿。

14. 小儿食积的临床特征是（ ）

A. 不思饮食　B. 食而不化　C. 腹满胀痛

D. 嗳气呕吐　E. 大便不调

【正确答案】ABCDE　【易错答案】A、B、C、E

【答案分析】小儿食积的定义是指小儿以不思饮食、食而不化、腹部胀满、大便不调为主症的病证。其主症为：不思饮食、胃脘胀满或疼痛，呕吐酸馊乳食，大便酸臭，或溏薄或秘结。故5个选项均为小儿食积的临床特征。

15. 脾胃虚弱型小儿食积，最宜选用（ ）

A. 足三里　B. 天枢　C. 中脘

D. 胃俞　　E. 内关

【正确答案】ABCD　　【易错答案】A、B、D

【答案分析】小儿食积的针灸治疗宜健脾和胃、消食化积，以胃、大肠的募穴和下合穴为主。主穴为中脘、天枢、足三里、上巨虚，脾胃虚弱配伍胃俞、脾俞。

16. 小儿脑性瘫痪，针灸治疗主穴宜选用（　　）

A. 督脉穴　　B. 足太阳经背俞穴　　C. 足少阳经穴

D. 手阳明经穴　　E. 足阳明经穴

【正确答案】ACDE　　【易错答案】A、B、C、D、E

【答案分析】小儿脑性瘫痪病位在脑，与五脏皆密切相关。基本病机是脑髓失充，五脏不足。针灸治疗宜健脑益聪，化瘀通络。以督脉、足少阳、手足阳明经穴及夹脊穴为主。夹脊穴与背俞穴都可以调节脏腑功能气血，但夹脊穴使用更加安全，故本病选用夹脊穴。

17. 小儿脑性瘫痪伴语言障碍者，除选用主方外，还宜加用（　　）

A. 通里　　B. 下关　　C. 廉泉

D. 颊车　　E. 金津、玉液

【正确答案】ACE　　【易错答案】A、C、D、E

【答案分析】通里穴属手少阴心经络穴，具有开心窍、通舌络之功效。《灵枢·经脉》记载："手少阴之别，名曰通里。去腕一寸半，别而上行，循经入于心中，系舌本，属目系。"由于本穴与舌关系密切，故治疗舌病疗效良好。廉泉为任脉穴，在喉结上方，舌骨体上缘的中点处，是治疗咽喉口舌病证的要穴。金津、玉液为经外奇穴，在口腔内，舌系带两侧静脉上，左为金津，右为玉液，点刺可疏通舌络。此三穴配伍可通舌窍，利言语。

（三）名词解释

1. 月经不调

【正确答案】以月经的周期及经期、经色、经质、经量异常为主症的病证称为月经不调。

【易错答案】月经周期提前或拖后。

【答案分析】月经不调不仅包括月经周期的改变，还包括经量、经质、经色等月经其他方面的改变以及伴随症状，答题需回答全面。

2. 痛经

【正确答案】痛经是指妇女在经期或经期前后发生周期性小腹疼痛或痛引腰骶，甚至剧痛难忍，或伴有恶心呕吐的病证。

【易错答案】妇女在经期发生，少腹部疼痛，甚至剧痛难忍者，称为痛经。

【答案分析】痛经可能会发生在经期，也可能会发生在经前经后。

3. 乳少

【正确答案】乳少是指产后哺乳期内产妇乳汁甚少或全无，又称"产后乳少""乳汁不足""乳汁不行”等。

【易错答案】乳少是指乳汁过少。

【答案分析】乳少是哺乳期产妇产乳过少的病证，答题中应指出。

4. 经闭

【正确答案】经闭是指女子年过 16 周岁而月经尚未来潮，或经行又复中断 3 个周期以上的病证（妊娠或哺乳期除外）。

【易错答案】经闭是指女子年过 18 周岁而月经尚未来潮。

【答案分析】年龄为 16 周岁而不是成年的 18 周岁。行经又复中断 3 个周期以上也是经闭。一般把年过 16 周岁月经尚未来潮称为原发性闭经，把经行又复中断 3 个周期以上的称为继发性闭经。

（四）填空题

1. 治疗月经不调，宜取（　　）（　　）穴为主。

【正确答案】任脉　足太阴经

【易错答案】任脉　督脉

【答案分析】月经不调，病位在胞宫，与冲、任二脉及肾、脾、肝三脏关系密切。基本病机是冲任失调，脏腑功能失常，气血不和。针灸治疗宜调补肝肾，调理冲任。以任脉、足太阴经穴为主。

2. 治疗月经先后无定期的主穴为关元、（　　）（　　）。

【正确答案】三阴交　肝俞

【易错答案】三阴交　足三里

【答案分析】月经先后无定期由肝气郁滞或脾虚肾虚导致，治疗宜调补肝肾，调理冲任。关元补肾培元、通调冲任；三阴交补脾胃、益肝肾、调气血；肝俞疏肝理气。

3. 治疗虚证痛经，除取主穴外，根据病情变化，肾气亏损可选取（　　）、肾俞，气血不足可配气海、（　　）等穴。

【正确答案】太溪　脾俞

【易错答案】关元　血海

【答案分析】治疗虚证痛经，肾气亏损当补肾气，太溪为肾之原穴，故选太溪；气血不足可补益气血，脾胃为气血生化之源，故补脾俞。

4. 经闭根据发病原因，症状、脉象等，分为（　　）和（　　）2 类。

【正确答案】血枯经闭　血滞经闭

【易错答案】实证　虚证

【答案分析】经闭根据病因可分虚实，一般将虚证，病机为血海空虚的称为血枯经闭；将实证，病机为脉道不通的称为血滞经闭。

5. 治疗崩漏，除用主方外，根据证型不同变化，血热者加刺（　　）（　　）（　　）。

【正确答案】血海　行间　曲池

【易错答案】血海　大椎　曲池

【答案分析】崩漏实证血热型治疗以通调冲任、固崩止漏并清热为法，当取治疗崩漏实证的主穴加足太阴经血海以活血，足厥阴肝经荥穴行间和手阳明经曲池以泻热止崩。

6. 治疗崩漏，除用主方外，肾阴虚者加刺（　　）（　　）。

【正确答案】肾俞　太溪

【易错答案】肾俞　命门

【答案分析】太溪为肾经原穴，与肾俞配伍可滋补肾阴。命门为督脉穴，是壮肾阳的要穴，不适宜治疗肾阴虚证。

7. 乳汁为（　　）所化，针刺治疗乳少应取（　　）（　　）经穴为主。

【正确答案】气血　任脉　足阳明

【易错答案】气血　足少阴　足太阴

【答案分析】乳汁为母亲气血所化，乳少针刺宜调理气血、疏通乳络，以任脉及足阳明经穴为主。

8. 用针灸矫正胎位的主穴是（　　），多数用（　　）法。

【正确答案】至阴　灸

【易错答案】至阴　点刺放血

【答案分析】至阴为矫正胎位的经验效穴，虽然为井穴，但其矫正胎位的用法为灸法。

9. 导致遗尿的主要原因是肾气不足、气化功能减弱，故取（　　）（　　）穴，有充益肾气、固摄下元的作用。

【正确答案】关元　肾俞

【易错答案】肾俞　命门

【答案分析】关元为任脉与足三阴经交会穴，配肾俞可培补元气、固摄下元。

10. 小儿食积辨证常分为（　　）（　　）两型。

【正确答案】乳食内积　脾胃虚弱

【易错答案】外感　内伤

【答案分析】小儿食积的发生常与素体虚弱、饮食不节、喂养不当等因素有关。由于素体虚弱，见面色萎黄，形体消瘦，困倦乏力，夜卧不安，腹满喜按，大便稀溏，夹有乳食残渣，唇舌淡红，苔白腻，脉细滑，为脾胃虚弱。由于喂养不当、饮食不节，见腹痛胀满拒按，烦躁多啼，夜卧不安，纳呆，小便短黄如米泔，低热，手足心热，舌红，苔白厚或黄腻，脉滑数，指纹紫滞，为乳食内积。

11. 针刺治疗小儿食积的主穴为中脘、（　　）（　　）上巨虚。

【正确答案】足三里　天枢

【易错答案】足三里　内关

【答案分析】小儿食积的病位在脾胃，基本病机是脾胃运化失调，气机升降失常。治疗宜健脾和胃，消食化积。以胃、大肠的募穴中脘、天枢，下合穴足三里、上巨虚为主穴。

（五）问答题

1. 何谓小儿遗尿？其治法和处方是什么？

【正确答案】遗尿是指 5 周岁以上儿童，在睡中小便自遗，醒后方觉的一种病证。

治法：调理膀胱，温肾健脾。以任脉经穴和膀胱经背俞穴、募穴为主。毫针刺用补法，可灸。

处方：关元、中极、三阴交、肾俞、膀胱俞。

【易错答案】处方不全。

【答案分析】本证选穴关元为任脉与足三阴经交会穴，配肾俞可培补元气、固摄下元；中极、膀胱俞俞募配穴，可振奋膀胱气化功能，促进膀胱气化；三阴交可通调肝、脾、肾三经经气，健脾益气、益肾固本而止遗尿。

2. 临床上常将月经不调分为哪几型？治疗经早的处方是什么？

【正确答案】临床将月经不调分为月经先期、月经后期和月经先后无定期三型。治疗经早的处方为：以任脉、足太阴经穴为主，主穴为：关元、血海、三阴交、地机。毫针刺，气虚者针后加灸或用温针灸。

【易错答案】临床将月经不调分为月经先期、月经后期。穴位不全。

【答案分析】月经不调的分型有 3 种。经早的治疗宜理气调血、固摄冲任，以任脉、足太阴经穴为主。关元调理冲任；血海、三阴交、地机为脾经腧穴，均为妇科调经要穴。

3. 痛经临床辨证一般分为几型？各有何特点？

【正确答案】痛经临床分实证和虚证两型。

经前或行经期小腹剧烈疼痛，痛处拒按为实证。兼有经前伴乳房胀痛，舌有瘀斑，脉沉弦或涩为气滞血瘀；腹痛有冷感，得热则舒，经量少，色紫黑有块，苔白腻，脉沉紧为寒凝血瘀。

行经期或经后小腹或腰骶部绵绵隐痛，痛处喜按为虚证。兼有面色苍白或萎黄，倦怠无力，头晕眼花，心悸，舌淡苔薄，脉细弱为气血不足；腰膝酸软，夜寐不宁，头晕耳鸣，目昏，舌淡苔薄，脉沉细为肾气亏损。

【易错答案】只答出实证和虚证，未答辨证分型。

【答案分析】痛经的病因病机比较复杂，既有引起“不通则痛”的实证，也有“不荣则痛”的虚证。

4. 虚证痛经的治法及处方是什么？

【正确答案】虚证痛经的治法：调补气血，温养冲任。以任脉、足太阴经、足阳明经穴为主。毫针刺用补法，并灸。

处方：关元、三阴交、足三里、次髎、十七椎。

【易错答案】穴位回答不全。

【答案分析】关元为任脉穴，又为全身强壮要穴，可补益肝肾、温养冲任；足三里为足阳明胃经穴，功擅补益气血；三阴交可调肝、脾、肾，健脾益气活血；三穴合用，可使气血充足，胞宫得养，冲任自调。十七椎、次髎是治疗痛经的经验效穴。

5. 治疗带下如何选穴？

【正确答案】治疗带下的主穴：带脉、中极、白环俞、三阴交、阴陵泉。

随证配穴：湿热下注配水道、次髎、行间；脾虚湿盛配气海、足三里、脾俞；肾虚不固配关元、肾俞。

【易错答案】腧穴回答不全。

【答案分析】带下病的主穴带脉固摄带脉，调经理气；中极清理下焦，利湿化浊；白环俞助膀胱气化，利湿；三阴交健脾利湿，调理肝肾以止带；阴陵泉利湿止带。

6. 如何用至阴穴矫正胎位？

【正确答案】艾条灸。解松腰带，每次灸 15 ~ 20 分钟，每天 1 ~ 2 次，或用黄豆大艾炷置于双侧至阴穴，局部有灼热感时即除去艾灰，灸 7 ~ 9 壮，治疗 3 天后复查，直至胎位转正为止。

【易错答案】点刺放血。

【答案分析】至阴穴为足太阳井穴，位于足小趾末节外侧，趾甲根角旁，临床这类腧穴常常点刺放血，但至阴穴矫正胎位须用灸法。

7. 何谓小儿食积？针刺取穴主方及方义是什么？

【正确答案】小儿食积是指小儿以不思饮食、食而不化、腹部胀满、大便不调为主症的病证。

处方：中脘、天枢、足三里、上巨虚。

方义：本病为胃肠运化失常，故取胃之募穴中脘、大肠之募穴天枢，以疏通脘腹部气机，为局部取穴；胃之下合穴足三里与大肠之下合穴上巨虚相配，属于远端选穴，可调理胃肠。

【易错答案】与疳证混淆。

【答案分析】疳证是由多种慢性疾患引起的一种疾病，临床以面黄肌瘦、毛发稀疏、腹部膨隆、精神萎靡为特征。多发生于 5 岁以下的婴幼儿。疳证的选穴有典型效穴——四缝。

8. 治疗痛经有哪几种针灸方法？请分别叙述，并分述所取穴位位于何处。

【正确答案】治疗痛经有 4 种方法，分别是刺灸法、耳针法、皮肤针法、穴位注射法。刺灸法分实证和虚证。实证取中极、三阴交、地机、次髎、十七椎；虚证取关元、足三里、三阴交、次髎、十七椎。耳针法取耳部内生殖器、内分泌、交感、神门、皮质下、肾、骶腰椎。皮肤针取背腰部夹脊或背俞穴，下腹部任脉、足太阴脾经、足少阴肾经、足阳明胃经。穴位注射法取关元、气海、足三里、三阴交、地机。

【易错答案】方法或穴位回答不全。

【答案分析】治疗痛经有 4 种方法，包括基本治疗的针灸和其他治疗方法。

皮外伤科病证

◎ **重点** ◎

1. 项痹、落枕、肩痹、肘劳、腰痛的针灸辨证治疗
2. 蛇串疮、痤疮的针灸辨证治疗

◎ **难点** ◎

瘾疹、斑秃、痄腮、乳痈、乳癖、肠痈、痔疮、坐骨神经痛、腱鞘囊肿、踝关节扭伤的针灸辨证治疗

扫码获取同步习题

精选习题

（一）单项选择题

1. 痄腮一般多流行于（　　）

A. 冬季　　B. 夏季　　C. 冬春季

D. 秋冬季　　E. 夏秋季

【正确答案】C　　【易错答案】E

【答案分析】痄腮为急性呼吸道传染病，冬春季由于风寒邪气易感，故常发病。

2. 治疗痄腮的主穴是（　　）

A. 颊车、地仓、支沟、侠溪

B. 翳风、颊车、外关、合谷、关冲

C. 听宫、下关、合谷

D. 翳明、风池、睛明、承泣、合谷

E. 风池、内关、神门、太阳

【正确答案】B　　【易错答案】A

【答案分析】痄腮的治疗宜清热泻火，消肿散结。以手少阳、手足阳明经穴为主。近取手足少阳之会翳风、足阳明经穴颊车，宣散患部气血蕴结；远取手少阳经之络穴外关、手阳明经之原穴合谷清泻郁热温毒而解毒散结；手少阳经井穴关冲点刺出血以疏利少阳之气机。诸穴合用，共奏疏风解表、清热解毒、消肿止痛之功。

3. 治疗乳痈的经验穴是（　　）

A. 足三里　　B. 梁丘　　C. 期门

D. 内关　　E. 肩井

【正确答案】E　　【易错答案】C

【答案分析】肩井为足少阳经穴，能理气通经、豁痰解郁，是治疗乳痈的经验效穴。其余各

穴都可以疏通胸部经脉气血，但不是经验效穴。

4. 乳痈多发生于（　　）

A. 怀孕期　　B. 月经期　　C. 产后哺乳期

D. 经前期　　E. 分娩期

【正确答案】C　　【易错答案】D

【答案分析】乳痈是以乳房红肿疼痛，乳汁排出不畅，以致结脓成痈为主症的病证。以初产妇多见，好发于产后 3 ~ 4 周，故又有“产后乳痈”之称。

5. 治疗肠痈适宜的手法是（　　）

A. 补法　　B. 泻法　　C. 疾出针不留针

D. 平补平泻法　　E. 三棱针点刺

【正确答案】B　　【易错答案】E

【答案分析】肠痈的病位在大肠。基本病机是肠腑气血壅滞、热瘀互结、血败肉腐。治疗宜清热导滞，通调腑气。本病主要为实证，“实者泻之”，故手法为毫针泻法，并可适当加强刺激强度。

6. 针刺治疗肠痈所取主穴主要属于（　　）

A. 手阳明经穴　　B. 足阳明经穴　　C. 手足阳明经穴

D. 手少阳经穴　　E. 足少阳经穴

【正确答案】B　　【易错答案】C

【答案分析】针刺治疗肠痈所取主穴为阑尾、天枢、上巨虚，其中天枢、上巨虚为足阳明经穴。

7. 根据《玉龙歌》记载，治疗痔疮的经验穴是（　　）

A. 外关　　B. 二间　　C. 委中

D. 二白　　E. 支沟

【正确答案】D　　【易错答案】B

【答案分析】二白为经外奇穴，是治疗痔疮的经验效穴。外关、支沟为手少阳经穴，可通调腑气，治便秘；二间、委中可清热泻火，均不是治疗痔疮的经验穴。

8. 治疗痔疮的最适宜处方是（　　）

A. 次髎、足三里、天枢、承山

B. 次髎、中极、大肠俞、会阳、二白

C. 二白、长强、天枢、会阳、足三里

D. 次髎、长强、二白、承山、会阳

E. 二白、天枢、承山、会阳、中极

【正确答案】D　　【易错答案】B

【答案分析】痔疮的治疗宜清热利湿，化瘀止血，以督脉、足太阳经穴为主。近部取长强，可疏导肛门瘀滞之气血；足太阳经别“别入肛中”，取足太阳之会阳、承山、次髎能清泻肛肠湿热、消肿止痛、凉血止血；二白为经验效穴。

9. 踝关节扭伤恢复期主要取穴在（　　）

A. 受伤局部　B. 远部　C. 近部和远部相结合

D. 同经　E. 异经

【正确答案】A　【易错答案】B

【答案分析】扭伤的病位在伤部筋络。基本病机是经气运行受阻，气血壅滞。恢复期治疗宜舒筋活络，消肿止痛。取穴以受伤局部为主。

10. 治疗肘劳所取主穴属（　　）

A. 手少阳经穴　B. 局部经穴　C. 远部取穴

D. 手太阳经穴　E. 阿是穴

【正确答案】E　【易错答案】B

【答案分析】肘劳的基本病机为筋脉不通，气血痹阻。治疗宜舒筋通络、活血止痛，以取局部阿是穴为主。阿是穴可疏通局部经络气血，舒筋通络止痛。

11. 腱鞘囊肿好发于（　　）

A. 腕背部　B. 足背部　C. 腕背和足背部

D. 手掌　E. 脚趾

【正确答案】C　【易错答案】A

【答案分析】腕背和足背部，因活动较多，易劳损，故均为本病的好发部位。

12. 痤疮主要取（　　）

A. 阳明经穴　B. 太阳经穴　C. 少阳经穴

D. 督脉穴　E. 任脉穴

【正确答案】A　【易错答案】B

【答案分析】痤疮病位在肌肤腠理，与肺、胃、肝关系密切。基本病机是热毒郁蒸肌肤。治宜清泻肺胃、活血散结，以取局部穴及手足阳明经穴为主。皮损局部阿是穴及面部颧髎、四白，能疏通患部的经络气血，化瘀散结；曲池、内庭清泻阳明之热，配大椎以加强清热之力；肺主皮毛，肺俞可清肺泻热。

13. 冲任不调所致痤疮，除选主穴外，还应加刺（　　）

A. 中极、关元　B. 关元、气海　C. 血海、关元

D. 公孙、三阴交　E. 气海、三阴交

【正确答案】D　【易错答案】A

【答案分析】公孙为八脉交会穴，通冲脉；三阴交可活血化瘀、清热利湿、疏肝理气。两穴配伍，共奏调理冲任之功。

14. 治疗斑秃的主穴是（ ）

A. 合谷、曲池、内庭、四白、大椎

B. 大椎、曲池、膈俞、合谷

C. 百会、风池、太渊、阿是穴、膈俞

D. 百会、风池、膈俞、合谷

E. 百会、大椎、风池、太渊

【正确答案】C　　【易错答案】A

【答案分析】斑秃的病位在头部毛发，与肝、肾关系密切。基本病机为精血亏虚或气滞血瘀，血不养发。针刺治疗宜养血祛风、活血化瘀，以督脉及局部阿是穴为主。局部阿是穴可疏通患部气血，促新发生长；头为诸阳之会，百会为足太阳与督脉之交会穴，配风池可疏散在表风邪；太渊为肺之原穴，“肺主皮毛”，膈俞为血会，二穴相配，补能益气养血，泻能活血化瘀。

15. 落枕一证属于（ ）

A. 经病　　B. 络脉病　　C. 经筋病

D. 皮部病　　E. 以上均不是

【正确答案】C　　【易错答案】B

【答案分析】落枕是指急性单纯性颈项强痛，活动受限的一种病证，系颈部伤筋。答题时易与络病混淆。本病的病位在经筋，基本病机是经筋受损，筋络拘急，气血阻滞不通。

16. 腰扭伤脊柱正中扭伤者，伤在何经（ ）

A. 足太阳经　　B. 足少阳经　　C. 足厥阴经

D. 督脉　　E. 带脉

【正确答案】D　　【易错答案】B

【答案分析】腰部正中脊柱为督脉经脉所行。

17. 肩关节周围炎远部取穴正确的是（ ）

A. 臂臑　　B. 孔最　　C. 三阴交

D. 足三里　　E. 阳陵泉

【正确答案】E　　【易错答案】D

【答案分析】阳陵泉为八会穴之筋会，肩关节周围炎属筋病，故可取阳陵泉。

（二）多项选择题

1. 治疗漏肩风的主穴是（ ）

A. 肩髃　　B. 肩髎　　C. 阿是穴

D. 肩前　　E. 肩贞

【正确答案】ABCDE　　【易错答案】漏项

【答案分析】漏肩风的治疗宜通经活血、舒筋止痛，以取局部穴及循经远端穴为主。以上各项均为肩关节周围穴位。

2. 治疗瘾疹的主穴为（　　）

A. 曲池、合谷　　B. 膈俞、血海　　C. 委阳

D. 阳陵泉、太冲　　E. 委中

【正确答案】ABE　　【易错答案】A、B、D、E

【答案分析】瘾疹的病位在肌肤腠理。基本病机是营卫失和，邪郁腠理。治宜祛风止痒，养血和营。以手阳明、足太阴、足太阳经穴为主。曲池、合谷同用，善于开泄，既可疏风解表，又能清泻阳明，无论外邪侵袭还是胃肠积热者皆可用之；本病邪在营血，膈俞为血会，可活血祛风；委中又名血郄，亦为阳之合，与血海同用，可理血和营。太冲、阳陵泉为肝经原穴和胆经合穴，可疏泄肝胆之热邪。瘾疹多为胃肠积热，非肝胆之热，故不用。

3. 腰部正中扭伤的远端取穴可以取（　　）

A. 合谷　　B. 水沟　　C. 足三里

D. 后溪　　E. 三间

【正确答案】BD　　【易错答案】A、B、D

【答案分析】腰部正中扭伤为督脉经脉损伤。水沟为督脉穴，后溪为八脉交会穴，通督脉。

4. 痄腮如并发睾丸肿大，除取主穴外，还可酌取（　　）

A. 行间　　B. 太冲　　C. 曲骨

D. 蠡沟　　E. 大敦

【正确答案】BD　　【易错答案】A、B、C、D、E

【答案分析】痄腮如并发睾丸肿大，为温毒内陷。因足厥阴经经脉循行“环阴器，抵小腹”，经过睾丸，故选原穴太冲和络穴蠡沟，原络相配，清瘀解毒。

5. 针刺治疗乳癖，可选用的处方有（　　）

A. 肝俞、膻中、太冲　　B. 屋翳、膻中、行间　　C. 屋翳、膻中、足三里

D. 血海、天宗、三阴交　　E. 乳根、期门、太冲

【正确答案】CE　　【易错答案】B、D

【答案分析】乳癖是以女性乳房部出现慢性、良性多发性肿块和胀痛为主症的病证，又称“乳痰”“乳核”。本病病位在乳房，与胃、肝、脾三经关系密切。治疗宜理气化痰、调理冲任。以任脉、足阳明、足厥阴经穴为主。膻中为气会，合期门可宽胸理气，散结化滞；乳根、屋翳位于乳房局部，属胃经，可通调阳明经气；期门临近乳房，为肝之募穴，疏肝气，调冲任；循经远取足三里、太冲，分别疏通胃、肝经气机。诸穴合用，可化痰散结。

6. 根据“合治内府”的原则，肠痈患者可取（　　）

A. 足三里　　B. 阳陵泉　　C. 上巨虚

D. 天枢　　E. 曲池

【正确答案】AC　　【易错答案】B、D、E

【答案分析】题目中根据“合治内府”的原则取穴，备选答案中A、B、C均为下合穴，但阳陵泉为胆之下合穴，足三里和上巨虚为胃和大肠的下合穴。肠痈为病位在肠，故取A、C。

7. 痔疮除取足太阳经穴外，另外两穴是（　　）

A. 天枢　　B. 二白　　C. 足三里

D. 长强　　E. 会阴

【正确答案】BD　　【易错答案】A、B

【答案分析】痔疮的针灸治疗宜清热利湿，化瘀止血。取督脉、足太阳经穴为主。主穴为长强、会阳、承山、次髎、二白，其中会阳、承山、次髎为足太阳经穴，故另两穴为长强、二白。

8. 落枕如不能前后俯仰，除选主穴外，还宜加用（　　）

A. 昆仑　　B. 支正　　C. 肩井

D. 后溪　　E. 天宗

【正确答案】AD　　【易错答案】B、C

【答案分析】落枕如不能前后俯仰属督脉、太阳经证，应配伍足太阳经昆仑和手太阳经后溪，且后溪为八脉交会穴，通督脉。

9. 治疗带状疱疹可选用的处方是（　　）

A. 夹脊穴　　B. 支沟　　C. 阳陵泉

D. 行间　　E. 阿是穴

【正确答案】ABCDE　　【易错答案】漏项

【答案分析】带状疱疹的针灸治疗以泻火解毒、通络止痛为主，取局部阿是穴、病变相应节段夹脊穴及手足少阳经穴为主。主穴为阿是穴、夹脊穴、支沟、阳陵泉、行间。

10. 肺经风热所致痤疮除选主穴外，还宜加用（　　）

A. 大杼　　B. 鱼际　　C. 商阳

D. 尺泽　　E. 风池

【正确答案】BD　　【易错答案】B、C、D、E

【答案分析】肺经风热应取可祛风清肺热之穴。鱼际为肺经荥穴，尺泽为肺经合穴，可清泻肺经风热。余穴中大杼、风池非肺经穴。

11. 脾胃湿热所致痤疮，除选主穴外，还宜加用（　）

A. 阴陵泉　　B. 三阴交　　C. 丰隆

D. 中脘　　E. 足三里

【正确答案】AC　　【易错答案】A、D、E

【答案分析】脾胃湿热证，当除湿清热。阴陵泉为除湿要穴，胃经络穴丰隆可清脾胃两经之热，二穴相配，可清脾胃湿热。中脘、足三里虽为健脾胃要穴，但无清热之功。

12. 斑秃临床辨证分型，一般可分为（　　）

A. 气血两虚　　B. 肝肾不足　　C. 气滞血瘀

D. 血热生风　　E. 脾胃阳虚

【正确答案】ABCD　　【易错答案】A、B、C、D、E

【答案分析】斑秃属中医学“油风”范畴。其发生多与肝肾不足、脾胃虚弱、情志不遂、思虑太过等原因有关。基本病机为精血亏虚或气滞血瘀，血不养发。针灸治疗辨证可分为气血两虚、肝肾不足、气滞血瘀、血热生风。

13. 针刺治疗坐骨神经痛应取（　　）

A. 足阳明经　　B. 足太阳经　　C. 足少阴经

D. 足少阳经　　E. 足太阴经

【正确答案】BD　　【易错答案】A、B、D

【答案分析】由于本病病位在足太阳、足少阳经，故循经取足太阳和足少阳经穴以疏导两经闭阻不通之气血，“通则不痛”。

（三）名词解释

1. 肘劳

【正确答案】类似今之肱骨外上髁炎，是以肘部局限性慢性疼痛为主症的病证。属中医学“伤筋”“痹证”范畴。

【易错答案】未答出属中医学“伤筋”“痹证”范畴。

【答案分析】本病的病证特点较简单，但应答出病位“伤筋”。

2. 瘾疹

【正确答案】瘾疹是以皮肤上出现风团，伴有瘙痒为主症的病证，又称“风疹”“风疹块”。

【易错答案】瘾疹是以皮肤上出现风团的病证。

【答案分析】本病的定义既有性状，还有患者的感觉，回答时应注意答全。

3. 乳痈

【正确答案】乳痈是以乳房红肿热痛，乳汁排出不畅，以致结脓成痈为主症的病证，以初产妇为多见，好发于产后 3 ～ 4 周，故又有“产后乳痈”之称。

【易错答案】仅答出乳房红肿疼痛，未答出乳汁排出不畅。

【答案分析】因本病为乳汁排出不畅导致，故应说明。

（四）填空题

1. 坐骨神经痛取（　　）和（　　）经穴为主。

【正确答案】足太阳　足少阳

【易错答案】足太阳　督脉

【答案分析】坐骨神经痛取穴在坐骨神经走行上，即足太阳经和足少阳经。

2. 腰痛骤然举发痛热，可用三棱针点刺（　　）穴。

【正确答案】委中

【易错答案】未答出。

【答案分析】“腰背委中求”，故取委中刺络放血。

3. 腰痛取（　　）（　　）穴为主。

【正确答案】足太阳经　局部阿是

【易错答案】足太阳　足少阳

【答案分析】因足太阳经行于腰背部，“经脉所过，主治所及”，故可循经取穴；近部选穴取阿是穴，可疏通局部筋脉气血，通络止痛。

4. 灯火灸治疗痄腮，应选取病侧(　　)穴。用点燃的灯草迅速触点穴位，闻及“叭”的响声后，立即提起。

【正确答案】角孙

【易错答案】耳尖

【答案分析】角孙灯草灸治疗痄腮是临床经验效穴。

5. 痄腮患者自起病至（　　）时须进行隔离。流行季节针刺颊车、合谷，可作为（　　）。

【正确答案】腮肿完全消退　预防

【易错答案】不再发热　预防

【答案分析】痄腮患者自起病至腮肿完全消退皆有传染性，故应当隔离。

6. 乳癖的针灸治疗是取（　　）（　　）（　　）为主，毫针刺用（　　）法。

【正确答案】任脉　足阳明经穴　足厥阴经　泻

【易错答案】漏项。

【答案分析】因足阳明经脉经过乳房，故乳癖的针灸治疗以取足阳明经穴为主。取任脉、足厥阴经可疏调任脉、疏肝气、调冲任。

7. 临床按痔核发生的位置，分为（　　）（　　）和混合痔，统称为痔疮。

【正确答案】内痔　外痔

【易错答案】未答出。

【答案分析】发于肛门齿线以上者为内痔；齿线以下者为外痔；齿线上下均有者为混合痔。

8. 踝关节扭伤临床主要表现为损伤部位（　　）和（　　）。

【正确答案】肿胀疼痛　关节活动受限

【易错答案】肿胀　疼痛

【答案分析】扭伤临床主要表现既有肿胀疼痛等不适，还包括关节活动受限但无骨折、脱臼、皮肉破损等情况。

9. 落枕，又称（　　）。一般常见头向（　　）倾斜。

【正确答案】失枕或失颈　患侧

【易错答案】项痹　健侧

【答案分析】项痹是指颈椎病，落枕患者是由于颈项部经筋受损，筋络拘急所致，头部歪向患侧。

10. 治疗落枕，以取（　　）穴为主，配合远端取穴，还配用经外奇穴（　　）。

【正确答案】阿是穴　落枕穴（或外劳宫）

【易错答案】足厥阴经　落枕

【答案分析】落枕发生在颈项部，以局部阿是穴为主，配合远端取穴。虽然足厥阴肝经主筋，落枕属筋伤，但本病不是主穴。

11. 肘劳的治法为（　　）（　　）。以（　　）取穴为主。

【正确答案】舒筋通络　活血止痛　局部阿是穴

【易错答案】疏散风邪　通络止痛　手阳明经

【答案分析】肘劳是由于慢性劳损所致的肘关节慢性疼痛，证属“伤筋”，故治法为舒筋通络、活血止痛，以局部取穴为主。本病的疼痛不是由外感风邪引起，故治法无疏散风邪。

12. 腱鞘囊肿的治法是局部针刺。其方法：先固定囊肿，常规消毒，然后用（　　）或（　　）从囊顶部刺入，并向四周深刺。

【正确答案】粗毫针　三棱针

【易错答案】毫针　三棱针

【答案分析】因本病的治疗以刺破对侧囊壁为度，且须迅速用力挤出浓稠胶冻状物质。故普通毫针不能达到，需使用粗针。

13. 蛇丹，即现代医学的（　　），是由病毒引起的（　　）。

【正确答案】带状疱疹　急性疱疹性皮肤病

【易错答案】荨麻疹　过敏性炎症

【答案分析】蛇串疮是以皮肤突发簇集状疱疹，呈带状分布，并伴强烈痛感为主症的病证。因其疱疹常累如串珠，分布于腰、胁部，状如蛇形，名“蛇串疮”，又称为“蛇丹”“缠腰火丹”等。本病相当于西医学的带状疱疹，是由水痘－带状疱疹病毒所致的皮肤病，成簇的水疱沿一侧周围神经或三叉神经的分支分布，多伴有神经痛。

14. 治疗蛇丹，毫针刺用（　　）法，局部沿疱疹分布带多针（　　）刺。

【正确答案】泻　平

【易错答案】补　排

【答案分析】治疗蛇丹均用毫针泻法，疱疹局部阿是穴用围针法，在疱疹带的头、尾各刺一针，两边则根据疱疹带大小选取数点，向疱疹带中央沿皮平刺。

15. 肩关节周围炎早期表现以（　　）以主，后期以（　　）为主。

【正确答案】疼痛　活动障碍

【易错答案】活动障碍　疼痛

【答案分析】肩周炎早期由于体虚、劳损、风寒等原因，导致肩部经络阻滞不通，不通则痛，故以疼痛为主症；后期因筋肉失于濡养，以活动障碍为主症。

16. 坐骨神经痛取（　　）和（　　）经穴为主。

【正确答案】足太阳　足少阳

【易错答案】足阳明　足厥阴

【答案分析】因坐骨神经走行接近足太阳膀胱经与足少阳胆经，故本病发作时疼痛部位也多位于此二经，因此，取穴以取此二经为主。

（五）问答题

1. 肩关节周围炎的针刺主穴为哪些？

【正确答案】肩关节周围炎的主穴有肩髃、肩髎、肩前、阿是穴、阳陵泉、曲池、肩贞。

【易错答案】穴位回答不全。

【答案分析】肩关节周围炎的主穴以局部取穴和循经远取组成。

2. 简述坐骨神经痛的取穴及循经配穴。

【正确答案】坐骨神经痛针灸治疗宜通经止痛，以取足太阳、足少阳经穴为主。取穴为：足太阳经证，腰夹脊、阿是穴、秩边、殷门、委中、承山、昆仑；足少阳经证，腰夹脊、阿是穴、环跳、阳陵泉、悬钟、丘墟。

【易错答案】未能分经取穴。

【答案分析】坐骨神经痛针刺取穴在坐骨神经通路上，即病证的疼痛部位，以足太阳和足少阳经为主。

3. 治疗风疹如何选穴？

【正确答案】风疹即瘾疹，治疗宜祛风止痒、养血和营，以取手阳明、足太阴、足太阳经穴为主。主穴：曲池、合谷、血海、膈俞、委中。辨证随证配穴：风热袭表——大椎、风池；肠胃积热——足三里、天枢；血虚风燥——足三里、三阴交；呼吸困难——天突；恶心呕吐——内关；风寒袭表——风门、肺俞。

【易错答案】取穴或证型不全。

【答案分析】风疹的基本病机为营卫失和，邪郁腠理。治疗选穴以手阳明、足太阴、足太阳经穴为主。

4. 如何运用灯火灸治疗痄腮？

【正确答案】先将病侧角孙穴处头发剪短，常规皮肤消毒，取灯草蘸香油点燃，迅速触点穴位，闻及“叭”的响声，立即提起，灸治 1 ~ 2 次即可。若肿势不退，次日再灸 1 次。

【易错答案】穴位选用不对或未指明闻及“叭”的响声。

【答案分析】此法为传统经典方法，属灸法中的“天灸”。

5. 肠痈的临床特征是什么？如何选穴？

【正确答案】肠痈临床特征是指转移性右下腹疼痛、右下腹局限而固定的压痛、反跳痛。选穴是：阑尾、天枢、上巨虚。

【易错答案】临床特点未答出转移性右下腹疼痛，穴位不全。

【答案分析】本病为大肠腑病，故取大肠募穴天枢、下合穴上巨虚通调肠腑，清泻肠腑积热；阑尾穴为经验效穴。

6. 治疗痔疮的针灸处方是什么？

【正确答案】痔疮治疗以取督脉和足太阳经穴为主，主穴：长强、会阳、承山、次髎、二白。配穴：气滞血瘀——太冲、血海； 湿热下注——中极、阴陵泉；脾虚气陷——神阙、百会；肛门肿痛——孔最、飞扬；便秘——支沟、天枢；便后出血——孔最、膈俞。刺法：长强沿尾骶骨内壁进针 1~1.5 寸，要求针感扩散至肛门周围；承山穴向上斜刺。脾虚气陷用补法，配合灸神阙、百会。

【易错答案】未答出配穴。

【答案分析】痔疮根据病因病机及临床症状表现，辨证有偏实的气滞血瘀和湿热下注，也有偏虚的脾虚气陷。证型较多，对症配穴也较多，需答全。

7. 肘劳如何针灸治疗？

【正确答案】治法：舒筋通络，活血止痛。以局部阿是穴为主。处方：阿是穴。配穴：手阳明经筋证取肘髎、合谷；手太阳经筋证取阳谷；手少阳经筋证取外关、天井。操作：毫针泻法，局部压痛点采用多向透刺或多针齐刺，可加灸或低频电针。网球肘局部疼痛明显者可用隔姜灸法，针刺留针 20 分钟，每日或隔日 1 次，10 ~ 15 次为一疗程。

【易错答案】未分经证治。

【答案分析】肘劳根据疼痛部位不同，其劳伤的筋脉不同，故应分经证治，以手三阳经为主。

8. 治疗痤疮如何选穴？

【正确答案】治法：清泻肺胃，活血散结。以局部穴及手足阳明经穴为主。主穴：阿是穴、四白、颧髎、肺俞、大椎、曲池、内庭。随证配穴：肺经郁热——鱼际、尺泽；脾胃湿热——阴陵泉、丰隆；冲任不调——公孙、三阴交；便秘——足三里、天枢；根据具体部位配局部经穴及循经远端配穴。

【易错答案】穴位回答不全。

【答案分析】中医学认为痤疮病位在肌肤腠理，与肺、胃、肝关系密切。基本病机是热毒郁蒸肌肤。治疗应清泻肺胃、活血散结，取穴既有主穴，也应根据辨证，对症配伍取穴。

五官科病证

◎ 重点 ◎

目赤肿痛、近视、耳鸣、耳聋、咽喉肿痛、牙痛的针灸辨证治疗

◎ 难点 ◎

麦粒肿、鼻渊的针灸辨证治疗

扫码获取
同步习题

精选习题

（一）单项选择题

1. 治疗目赤肿痛的主方是（　　）

A. 合谷、曲池、太阳、中冲、风池

B. 合谷、太冲、少商、睛明、风池

C. 合谷、太冲、睛明、太阳、风池

D. 合谷、中冲、曲池、太阳、风池

E. 合谷、睛明、少商、中冲、太阳

【正确答案】C　　【易错答案】B

【答案分析】目赤肿痛的病位在眼，与肝、胆两经的关系密切，针灸治疗宜疏风清热、消肿止痛，以取局部穴及手阳明、足厥阴经穴为主。取局部穴睛明、太阳宣泄患部郁热以消肿；取合谷调阳明经气，清头面邪热；太冲、风池分属肝、胆两经，导肝胆之火下行。

2. 目赤肿痛风热者，最宜选用（　　）

A. 合谷、太冲、少商、太阳、风池、外关

B. 合谷、太冲、太阳、上星、睛明、少商

C. 合谷、太冲、睛明、少商、太阳、风池

D. 合谷、太冲、睛明、太阳、风池、少商、外关

E. 合谷、太冲、少商、太阳、上星

【正确答案】D　　【易错答案】C

【答案分析】目赤肿痛的主穴为睛明、太阳、风池、合谷、太冲，风热型配穴为少商、外关，故选 D。

3. 点刺法治疗麦粒肿，所挑治红色疹点的部位是（　　）

A. 第 1 ~ 7 胸椎两侧　　B. 第 1 ~ 6 胸椎两侧　　C. 第 1 ~ 5 胸椎两侧

D. 第 1 ~ 4 胸椎两侧　　E. 第 1 ~ 3 胸椎两侧

【正确答案】A　　【易错答案】C

【答案分析】麦粒肿除针刺外，还可以用三棱针法点刺。方法：在两肩胛间，第 1 ～ 7 胸椎两侧，探寻淡红色疹点，用三棱针点刺，挤出少量血，可反复挤 3 ～ 5 次。

4. 针灸治疗耳鸣、耳聋，主要取（　　）

A. 少阳经穴　　B. 太阳经穴　　C. 阳明经穴

D. 少阴经穴　　E. 厥阴经穴

【正确答案】A　　【易错答案】B

【答案分析】耳鸣、耳聋病位在耳，手足少阳经均循行至耳，故可取其穴治疗。

5. 对耳鸣、耳聋胆火盛者，除取主穴外，根据“病在上，取之下”，宜加用的穴位是（　　）

A. 太溪　　B. 丘墟　　C. 阳陵泉

D. 曲泉　　E. 阴谷

【正确答案】B　　【易错答案】A

【答案分析】对耳鸣、耳聋胆火盛者，根据“病在上，取之下”，应取胆经下部的腧穴，丘墟为胆经原穴，泻之可利胆去火。

6. 翳风、听会、侠溪、中渚诸穴组成的处方，可用于治疗（　　）

A. 耳鸣、耳聋　　B. 聤耳　　C. 麦粒肿

D. 目赤肿痛　　E. 近视眼

【正确答案】A　　【易错答案】B

【答案分析】听会、侠溪为足少阳经腧穴，居耳周，可疏导少阳经气，主治耳疾；翳风、中渚为手少阳经腧穴，共用可宣通耳窍，治疗耳鸣、耳聋。

7. 鼻流浊涕，色黄腥秽，鼻塞不闻香臭，黄涕量多，伴头痛、发热、咳嗽，舌红苔黄，脉浮数。宜选的处方是（　　）

A. 合谷、太冲、睛明、太阳、尺泽、少商

B. 风池、听会、翳风、合谷、头维、曲池

C. 印堂、迎香、合谷、列缺、通天、尺泽、少商

D. 翳风、听会、侠溪、中渚、尺泽、少商

E. 列缺、曲池、迎香、鼻通、尺泽、少商

【正确答案】C　　【易错答案】A

【答案分析】此病辨证为鼻渊肺经风热型。鼻渊的主穴为印堂、迎香、合谷、列缺、通天，肺经风热的配穴为尺泽、少商，故选 C。

8. 上牙痛循经应取（　　）

A. 颊车　　B. 合谷　　C. 太冲

D. 后溪　　E. 前谷

【正确答案】A　　【易错答案】B

【答案分析】足阳明胃经循行“入上齿中”，故上牙痛可取足阳明胃经腧穴颊车。

9. 下牙痛循经应取（　　）

A. 内庭　B. 合谷　C. 太冲

D. 后溪　E. 前谷

【正确答案】B　【易错答案】A

【答案分析】手阳明大肠经循行“入下齿中”，故下牙痛可取手阳明大肠经原穴合谷。

10. 治疗牙痛主要取（　　）

A. 阳明经穴　B. 太阳经穴　C. 少阳经穴

D. 任脉穴　E. 督脉穴

【正确答案】A　【易错答案】C

【答案分析】手阳明大肠经循行“入下齿中”，足阳明胃经循行“入上齿中”，故循经取穴应以阳明经穴为主。

11. 治疗牙痛阴虚型的处方是（　　）

A. 合谷、颊车、内庭、太溪、风池

B. 合谷、下关、内庭、行间、外关

C. 合谷、颊车、下关、太溪、行间

D. 合谷、外关、颊车、太溪、行间

E. 合谷、颊车、内庭、外关、风池

【正确答案】C　【易错答案】A

【答案分析】牙痛针灸治疗应祛风泻火、通络止痛，以手、足阳明经穴为主。主穴为：合谷、颊车、下关。阴虚牙痛配太溪、行间，故选C。

12. 治疗咽喉肿痛实证的首选穴是（　　）

A. 少冲　B. 中冲　C. 少商

D. 商阳　E. 涌泉

【正确答案】C　【易错答案】D

【答案分析】少商为手太阴肺经井穴，点刺出血，可清泻肺热，为治疗喉证的主穴。

13. 治疗咽喉肿痛阴虚型，主要取（　　）

A. 手太阴经穴、足太阴经穴

B. 足太阴经穴、手厥阴经穴

C. 手少阴经穴、足太阴经穴

D. 足少阴经穴、手太阴经穴

E. 手厥阴经穴、足少阴经穴

【正确答案】D　【易错答案】E

【答案分析】治疗阴虚型咽喉肿痛应滋养肾阴、清热降火，以足少阴、手太阴经穴为主。

14. 治疗咽喉肿痛实热证，根据“实则泻其子”之意，泻肺经实热可选（　　）

A. 少商　B. 尺泽　C. 鱼际

D. 经渠　　E. 太渊

【正确答案】B　　【易错答案】C

【答案分析】治疗咽喉肿痛实热证，根据“实则泻其子”之意，应泻肺经子穴。肺五行属金，水为金之子，故取肺经属水的腧穴合穴尺泽。

15. 对咽喉稍肿，色暗红，疼痛较轻，或吞咽时觉痛楚，微有热象，入夜则症较重者，下列针刺方法正确的是（　　）

A. 鱼际用补法　　B. 太浮用泻法　　C. 三阴交浅刺不留针

D. 照海用平补平泻法　　E. 复溜针上加灸

【正确答案】D　　【易错答案】E

【答案分析】此为咽喉肿痛之肾阴不足证，治宜滋养肾阴、清热降火，以足少阴、手太阴经穴为主。主穴：太溪、照海、列缺、鱼际。入夜发热者加三阴交、复溜。其中，鱼际用毫针泻法，余穴均以毫针补法或平补平泻法。列缺、照海行针时可配合做吞咽动作。

16. 针灸治疗近视的取穴原则应是（　　）

A. 近部取穴　　B. 远部取穴　　C. 近取与远取相结合

D. 取足厥阴经穴　　E. 取足太阳经穴

【正确答案】C　　【易错答案】A

【答案分析】近视的病位在眼，与心、肝、脾、肾关系密切。基本病机是目络瘀阻，目失所养。治宜通络活血、养肝明目，以局部穴及手足太阳、足少阳经穴为主。

17. 治疗近视所取穴位中，针感须扩散至颞及前额或至眼区的穴位是（　　）

A. 翳风　　B. 睛明　　C. 风池

D. 承泣　　E. 养老

【正确答案】C　　【易错答案】A

【答案分析】风池疏导头面气血，可加强眼区穴位的疏通经络作用。

（二）多项选择题

1. 阴虚牙痛者除主穴外可以配用（　　）

A. 太溪　　B. 行间　　C. 厉兑

D. 内庭　　E. 外关

【正确答案】AB　　【易错答案】A、B、C、D

【答案分析】阴虚牙痛为肝肾阴亏导致虚火上炎所致，故配足少阴肾经太溪和足厥阴肝经行间补肝肾、滋阴降火。

2. 治疗目赤肿痛处方中的主穴有（　　）

A. 风池　　B. 太冲　　C. 太阳

D. 合谷　　E. 睛明

【正确答案】ABCDE　　【易错答案】漏项

【答案分析】目赤肿痛的病位在眼，与肝、胆两经的关系密切，针灸治疗宜疏风清热、消肿止痛，以取局部穴及手阳明、足厥阴经穴为主。取局部穴睛明、太阳宣泄患部郁热以消肿；取合谷调阳明经气，清头面邪热；太冲、风池分属肝、胆两经，导肝胆之火下行。

3. 治疗虚证耳鸣、耳聋，可取（　　）

A. 手少阳经穴　　B. 足少阳经穴　　C. 足少阴经穴

D. 手太阴经穴　　E. 足太阴经穴

【正确答案】ABC　　【易错答案】C

【答案分析】手足少阳经经脉循行入耳，无论何种证型耳鸣、耳聋都可选用。虚证宜补肾养窍，以局部选穴及足少阴经穴为主。

4. 治疗实证耳鸣、耳聋处方中的主穴有（　　）

A. 风池　　B. 翳风　　C. 听会

D. 侠溪　　E. 中渚

【正确答案】BCDE　　【易错答案】A、B、C、D、E

【答案分析】听会、侠溪为足少阳经腧穴，居耳周，可疏导少阳经气，主治耳疾；翳风、中渚为手少阳经腧穴，共用宣通耳窍。

5. 治疗耳鸣、耳聋可选的方法有（　　）

A. 针刺艾灸　　B. 穴位注射　　C. 挑治

D. 头针　　E. 拔罐

【正确答案】ABD　　【易错答案】A、B、C、D、E

【答案分析】治疗耳鸣、耳聋常用的方法有常规针刺、穴位注射（水针）、头针、耳针。

6. 耳鸣、耳聋的病因有（　　）

A. 肝胆火盛　　B. 外感风邪　　C. 肾虚阴亏

D. 心脾蕴热　　E. 脾胃湿热

【正确答案】ABC　　【易错答案】A、B、C、D、E

【答案分析】耳鸣、耳聋的发生常与外感风邪、肝胆火旺、肾精亏虚等因素有关。实证多因外感风邪或肝胆郁火循经上扰清窍；虚证多因肾精亏虚，耳窍失养。基本病机是邪扰耳窍或耳窍失养。

7. 鼻流浊涕，色黄腥秽，鼻塞不闻香臭的治法是（　　）

A. 祛风清热　　B. 消肿定痛　　C. 清热宣肺

D. 通利鼻窍　　E. 清热泻火

【正确答案】CD　　【易错答案】D、E

【答案分析】此病辨证为鼻渊，其病位在鼻，基本病机为邪壅鼻窍。治宜清热宣肺、通利鼻窍，以局部穴、手太阴、手阳明经穴为主。

8. 牙痛的病因病机有（　　）

A. 胃火亢盛　　B. 风热外袭　　C. 心火上炎

D. 肾阴不足　　E. 肝风内动

【正确答案】ABD　　【易错答案】ABCDE

【答案分析】牙痛的病因病机主要为风火、胃火和虚火上炎。心火上炎和肝风内动不是牙痛的病因。

9. 上牙痛循经可取的穴位是（　　）

A. 颊车　　B. 合谷　　C. 内庭

D. 下关　　E. 曲池

【正确答案】ACD　　【易错答案】B、D

【答案分析】足阳明胃经循行“入上齿中”，故上牙痛可取足阳明胃经腧穴颊车、内庭、下关，而合谷、曲池为手阳明经穴。

（三）名词解释

1. 目赤肿痛

【正确答案】是以目赤而痛、羞明多泪、眵多为主症的一种急性常见眼科疾病。

【易错答案】是以目赤而痛为主症的一种急性常见眼科疾病。

【答案分析】本病的症状特点是目赤、肿、多泪、眵多。

2. 耳鸣、耳聋

【正确答案】是指听觉异常的 2 种症状，可以由多种疾病而引起。耳鸣是以自觉耳内鸣响，如蝉如潮，妨碍听觉为主症；耳聋以听力不同程度减退或失听为主症。

【易错答案】只答一种症状。

【答案分析】本病是由耳鸣和耳聋 2 种病证组成，故作答时应全面。

3. 风火牙痛

【正确答案】牙痛甚而龈肿，兼形寒身热，脉浮数等症者，为风火牙痛。

【易错答案】答成胃火牙痛。

【答案分析】胃火牙痛兼有口臭、口渴、便秘、脉洪；风火牙痛兼形寒身热，脉浮数。

4. 肾虚牙痛

【正确答案】牙龈隐隐作痛，时作时息，口不臭，脉细，为肾虚牙痛。

【易错答案】答成风火牙痛或胃火牙痛。

【答案分析】此为虚证，为隐隐作痛，脉细。

（四）填空题

1. 中医学认为牙痛原因主要与（　　）（　　）和（　　）有关。

【正确答案】外感风火邪毒　过食膏粱厚味　体弱过劳

【易错答案】漏项。

【答案分析】牙痛的病因有实有虚，其发生常与外感风火邪毒、过食膏粱厚味、体弱过劳等因素有关。

2. 手足阳明经脉分别入下、上齿中，因此牙痛可循经取（　　）（　　）、下关作为治疗处方。

【正确答案】合谷　颊车

【易错答案】内庭　合谷

【答案分析】合谷为手阳明经穴，下牙痛取之；颊车为足阳明经穴，上牙痛取之。

3. 针刺治疗近视的治法是调节（　　）经气，以（　　）相结合为法。

【正确答案】眼部　近取与远取

【易错答案】肝经　补泻

【答案分析】应理解题意作答。

4. 耳鸣、耳聋在选取主穴的基础上，如肝胆火盛，可配取（　　）（　　）。

【正确答案】行间　丘墟

【易错答案】肝俞　太溪

【答案分析】肝胆火盛耳鸣、耳聋可取肝胆经穴位，行间为肝经荥穴，丘墟为胆经原穴，合用可清肝胆实火。

（五）问答题

1. 治疗目赤肿痛的主穴有哪些？对风热和肝胆火热如何配穴？

【正确答案】目赤肿痛治宜疏风清热、消肿止痛，以局部穴及手阳明、足厥阴经穴为主。主穴：睛明、太阳、风池、合谷、太冲。肝胆火盛配侠溪、行间；外感风热配少商、外关。

【易错答案】穴位回答不全。

【答案分析】取局部穴睛明、太阳宣泄患部郁热以消肿；取合谷调阳明经气，清头面邪热；太冲、风池分属肝、胆两经，导肝胆之火下行。

2. 耳鸣、耳聋的治法及处方。

【正确答案】实证治法：疏风泻火，通络开窍。以局部穴及手足少阳经穴为主。主穴：听会、翳风、中渚、侠溪。配穴：肝胆火旺取行间、丘墟；外感风邪取外关、风池。

虚证治法：补肾养窍。以局部选穴及足少阴经穴为主。主穴：听宫、翳风、太溪、肾俞。

【易错答案】回答不全面。

【答案分析】耳鸣、耳聋根据其病因病机，分为实证和虚证，回答时应全面。

3. 鼻渊的治法及处方。

【正确答案】治法：清热宣肺，通利鼻窍。以局部穴、手太阴经、手阳明经穴为主。毫针刺用泻法。主穴：印堂、迎香、合谷、列缺、通天。配穴：肺经风热取尺泽、少商；胆腑郁热取阳陵泉、侠溪；湿热阻窍取曲池、阴陵泉。

【易错答案】回答不全面。

【答案分析】鼻渊的治疗以局部和远端取穴结合，除主穴外还有辨证配穴。

4. 咽喉肿痛的临床上分几型？各有何特点？

【正确答案】分外感风热、肺胃实热和肾阴不足 3 种证型。

外感风热的特点：咽喉红肿疼痛，吞咽困难，咳嗽，伴有寒热头痛，舌质红，脉浮数。

肺胃实热的特点：咽喉肿痛，兼见咽干，口渴，便秘，尿黄，舌红，苔黄，脉洪大。

肾阴不足的特点：咽喉稍肿，色暗红，疼痛较轻，或吞咽时觉痛楚，入夜则见症较重，舌红，少苔，脉细数。

【易错答案】回答不全面。

【答案分析】咽喉肿痛辨证分虚实。

5. 治疗近视的处方是什么？

【正确答案】近视的治疗宜通络活血、养肝明目，以局部穴及手足太阳、足少阳经穴为主。主穴：风池、承泣、睛明、太阳、光明、养老。配穴：肝肾不足配肝俞、肾俞、太溪、照海；心脾两虚配心俞、脾俞、神门、足三里。

【易错答案】回答不全面。

【答案分析】主穴有局部取穴，也有循经辨证远取。配穴有 2 个证型。

急症

◎ **重点** ◎

高热、内脏绞痛的针灸治疗

◎ **难点** ◎

晕厥、虚脱、抽搐的针灸治疗

精选习题

扫码获取同步习题

（一）单项选择题

高热的针灸处方主穴为（　　）

A. 大椎、外关、肺俞、列缺

B. 曲池、合谷、鱼际、外关

C. 列缺、风门、风池、合谷

D. 大椎、十二井或十宣、曲池、合谷

E. 少商、外关、风池、鱼际

【正确答案】D　　【易错答案】B

【答案分析】高热治法为清泻热邪。以督脉、手阳明经穴及四肢末端穴为主。大椎总督一身之阳，可宣散全身阳热之气；十二井、十宣穴为阴阳经交接之处，三棱针点刺，有明显的退热作用；合谷、曲池清泻肺热。

（二）多项选择题

1. 晕厥的针灸治疗主穴是（　　）

A. 水沟　　B. 人中　　C. 内关

D. 足三里　　E. 涌泉

【正确答案】ACE　　【易错答案】A、B、C、D、E

【答案分析】晕厥的治法为苏厥醒神。以督脉、手厥阴经穴为主。水沟属督脉穴，督脉入络脑，开窍醒神；内关调心气，苏心神；涌泉可激发肾经之气，醒神开窍，多用于昏厥之重证。

2. 治疗虚脱，针灸的取穴是（　　）

A. 膏肓　　B. 关元　　C. 水沟

D. 神阙　　E. 百会

【正确答案】BDE　　【易错答案】A、B、D、E

【答案分析】虚脱的治法为：回阳固脱，苏厥救逆。以督脉、任脉及手厥阴经穴为主。督脉穴百会清脑开窍、升阳救逆；任脉之神阙、关元重灸可大补元气、敛阴固脱、回阳救逆。

3. 肾绞痛的处方主穴包括（　　）

A. 肾俞　　B. 京门　　C. 膀胱俞

D. 中极　　E. 三阴交

【正确答案】ABCDE　　【易错答案】漏项

【答案分析】肾绞痛的治疗宜清利湿热、通淋止痛，以取相应俞募穴及足太阴经穴为主。肾俞与京门、膀胱俞与中极均为俞募配穴法，可清利下焦湿热，助膀胱气化，通调肾与膀胱气机，行气止痛；三阴交可疏肝行气、益肾利尿、化瘀通滞。

4. 晕厥是指（　　）

A. 骤起而短暂的意识和行动的丧失

B. 亡阴和亡阳

C. 经脉和气血一时不能上充或阴阳经不相接续的病理状态

D. 阴阳离绝状态

E. 四肢肌肉不随意抽动

【正确答案】AC　　【易错答案】A、B、C、D、E

【答案分析】晕厥是以突发而短暂的意识丧失、四肢厥冷为主症的病症。主要病机是气机逆乱，神窍受扰，或气血不足，脑窍失养。昏厥是可以苏醒的，一般无后遗症。B和D均为机体阴阳丧失，将要死亡的状态，与本病病机不符。本病虽然会出现四肢厥冷或牙关紧闭的症状，但不会出现抽搐。

5. 抽搐患者多见于（ ）

A. 小儿惊厥　　B. 破伤风　　C. 癫痫

D. 颅脑外伤　　E. 颅内感染

【正确答案】ABCDE　　【易错答案】漏项

【答案分析】抽搐的发生常与感受六淫疫毒、暴怒、头部外伤、药物中毒、失血津伤等因素有关。基本病机为热极生风或虚风内动，致筋脉失养。抽搐可见于西医学的小儿高热惊厥、颅内感染、颅脑外伤、癫痫、破伤风、高血压脑病等疾病中。因此以上选项中的病证都会出现抽搐。

6. 虚脱出现肢冷脉微时，除针刺水沟、素髎、内关外，宜重灸（ ）

A. 中冲　　B. 关元　　C. 涌泉

D. 神阙　　E. 百会

【正确答案】BDE　　【易错答案】B、C、D、E

【答案分析】督脉之百会清脑开窍、升阳救逆与任脉之神阙、关元重灸可大补元气，敛阴固脱，回阳救逆。

（三）名词解释

虚脱

【正确答案】是以突然面色苍白、肢冷汗出、表情淡漠或烦躁不安，甚则昏迷、二便失禁、脉微欲绝为特征的危重证候，类似现代医学的休克。

【易错答案】与晕厥混淆。

【答案分析】晕厥是以突发而短暂的意识丧失、四肢厥冷为主症的病证，又称“暴厥”“卒厥”“尸厥”等。二者都是针刺急症，应区分清楚。

（四）填空题

1. 虚证的晕厥除选取主穴外，还应配取（ ），采取（ ）法。

【正确答案】气海、关元　灸

【易错答案】肾俞、命门　补

【答案分析】虚证晕厥治宜苏厥醒神、回阳补虚。“陷下则灸之”，故用灸法。

2. 实证的晕厥除选取主穴外，还应配取（ ），采取（ ）法。

【正确答案】合谷、太冲　针刺泻

【易错答案】行间、大椎　针刺泻

【答案分析】合谷、太冲为四关穴，为醒神开窍之要穴。

（五）问答题

虚脱的临床表现是什么？怎样治疗？

【正确答案】虚脱的临床表现主症是：面色苍白，神志淡漠，反应迟钝或昏迷，或烦躁不安，尿少或二便失禁，张口自汗，肢冷肤凉，血压下降，脉微细或芤大无力。兼见呼吸微弱，唇发紫，舌质胖，脉细无力，为亡阳；口渴，烦躁不安，唇舌干红，脉细数无力，为亡阴。若病情恶化可导致阴阳俱脱之危候。

治宜回阳固脱、苏厥救逆，以取任、督二脉及手厥阴经穴为主。主穴：素髎、百会、神阙、关元、内关。督脉为阳脉之海，入络脑，督脉穴百会、素髎有醒脑开窍、升阳救逆之功；脐下为元气所聚之处，任脉为阴脉之海，任脉穴神阙、关元均位于脐部，重灸可大补元气，敛阴固脱，回阳救逆；内关为手厥阴心包经络穴，又是八脉交会穴，通于阴维脉，可维系、调节诸阴之气，有通心络、益心气、强心醒神之功。其中，素髎毫针强刺激；百会、神阙、关元用灸法。

临床若亡阳配气海、足三里；亡阴配太溪、涌泉；神志昏迷配中冲、涌泉。

【易错答案】回答不全面或与晕厥混淆。

【答案分析】虚脱与晕厥，二者病位都在脑，与五脏关系密切。但二者症状表现、病因病机均不同，治法治则及处方也不同。

其他病证

◎ 重点 ◎

肥胖症的针灸治疗

◎ 难点 ◎

慢性疲劳综合征、戒断综合征、衰老的针灸治疗

精选习题

扫码获取同步习题

（一）单项选择题

1. 体重超过正常（　　）者称为肥胖

A. 10%　　B. 15%　　C. 20%

D. 25%　　E. 30%

【正确答案】C　　【易错答案】D

【答案分析】肥胖是指由于能量摄入超过消耗，人体脂肪积聚过多，体重超过标准体重的20%以上的疾病。分为单纯性和继发性两类，前者不伴有明显神经或内分泌系统功能变化，临床上最为常见；后者继发于神经、内分泌和代谢疾病，或与遗传、药物有关。肥胖症容易合并糖尿病、高血压、动脉粥样硬化、冠心病和各种感染性疾病。

2. 下列哪种治法是衰老的基本治疗方法（　　）

A. 祛痰化湿、通经活络　　B. 疏通经络、调和气血　　C. 补益气血、调理经气

D. 调养脏腑，补益气血　　E. 活血化瘀

【正确答案】D　　【易错答案】C

【答案分析】中医学认为，衰老的发生主要与肾、胃、脾、肝、心等脏腑关系密切。基本病机是肾精不足，脾胃虚弱，五脏失养，阴阳失调。且本病以虚证为主，因此基本治法为补益气血，调养脏腑。

3. 戒烟穴的位置是（　　）

A. 合谷与三间之间　　B. 列缺与阳溪之间　　C. 通里与神门之间

D. 前谷与后溪之间　　E. 外关与支沟之间

【正确答案】B　　【易错答案】C

【答案分析】戒烟穴为经验效穴，其位置在列缺与阳溪连线的中点。

4. 慢性疲劳综合征的治疗以何穴为主（　　）

A. 俞穴　　B. 募穴　　C. 原穴

D. 络穴　　E. 下合穴

【正确答案】A　　【易错答案】C

【答案分析】慢性疲劳综合征属于中医学的“虚劳”“五劳”等范畴。基本病机是五脏气血阴阳失调。因此治疗重点是调理五脏阴阳，背俞穴是脏腑之气输注于背腰部的腧穴，根据《素问·阴阳应象大论》“从阴引阳，从阳引阴”等论述，脏病（阴病）多与背俞穴（阳部）有关，所以背俞穴是本病的治疗主穴。

5. 腹部肥胖为主的配穴为（　　）

A. 支沟、上巨虚　　B. 神门、膻中、内关　　C. 三阴交、水分

D. 大横、下脘、中极、归来　　E. 申脉、照海

【正确答案】D　　【易错答案】C

【答案分析】肥胖尤以腹部肥胖者是由于痰热积于肠胃，而使痰湿浊脂滞留于腹部造成。所以治疗时除了主穴，还可配伍腹部通肠胃和祛痰除湿的大横、下脘、中极、归来等穴。支沟、上巨虚可用于肥胖便秘；神门、膻中、内关可用于肥胖心悸胸闷；三阴交、水分可用于肥胖下肢水肿；申脉、照海可用于肥胖嗜睡者。

6. 衰老患者，除主穴外，肾精不足者宜配用（　　）

A. 神门、照海　　B. 印堂、水沟　　C. 太白、三阴交

D. 肾俞、太溪　　E. 脾俞、太白

【正确答案】D　　【易错答案】A

【答案分析】中医学认为，衰老的基本病机是肾精不足，脾胃虚弱，五脏失养，阴阳失调。且本病以虚证为主，因此基本之法为补益气血，调养脏腑。其中肾精不足者可取肾的背俞穴肾俞和肾经原穴太溪调补肾元，益肾、抗衰老。

7. 衰老患者，除主穴外，脾胃虚弱者宜配用（　　）

A. 神门、照海　　B. 印堂、水沟　　C. 太白、三阴交

D. 肾俞、太溪　　E. 脾俞、胃俞、太白

【正确答案】E　　　　【易错答案】C

【答案分析】中医学认为，衰老的基本病机是肾精不足，脾胃虚弱，五脏失养，阴阳失调。且本病以虚证为主，因此基本之法为补益气血，调养脏腑。脾俞、胃俞为脾、胃的背俞穴，太白为脾之原穴，三穴合用，可健脾和胃、补益气血，抗衰老。

8. 除主穴外，戒毒时腹泻者加（　　）

A. 中冲、涌泉　　B. 阳陵泉　　C. 申脉、照海

D. 足三里　　E. 上巨虚、天枢

【正确答案】E　　　　【易错答案】D

【答案分析】上巨虚为大肠的下合穴，“合治内腑”，与大肠的募穴天枢配合，可调理大肠功能，治疗腹痛、腹泻和便秘。

（二）多项选择题

1. 耳针治疗肥胖的穴位有（　　）

A 肾上腺　　B. 内分泌　　C. 三焦

D. 脾　　E. 胃

【正确答案】BCDE　　　　【易错答案】A、B、C、D、E

【答案分析】肥胖的耳针治疗，根据脏腑辨证，选取相关脏腑脾、胃；按照经络辨证，选取三焦、肺，其中三焦通调上、中、下三焦之气，祛湿通腑，肺可利水消肿；按照现代医学理论，选取内分泌、皮质下；控制饮食饥饿感选取口。

2. 导致或加快衰老的原因有（　　）

A. 劳逸过度　　B. 房事不节　　C. 饮食所伤

D. 七情太过　　E. 阴阳失衡

【正确答案】ABCDE　　　　【易错答案】漏项

【答案分析】中医学认为，衰老的发生常与劳逸过度、房事不节、饮食所伤、七情太过等因素有关。主要与肾、胃、脾、肝、心等脏腑关系密切。基本病机是肾精不足，脾胃虚弱，五脏失养，阴阳失调。本病以虚证为主。

3. 耳针戒烟的穴位是（　　）

A. 肺　　B. 口　　C. 肾

D. 神门　　E. 交感

【正确答案】ABDE　　　　【易错答案】A、B、C、D、E

【答案分析】耳针戒烟，主要是调理肺脏，抑制心理依赖。故选穴根据部位选取口、鼻；根据脏腑选取肺；根据现代医学理论选取皮质下、交感；根据经验选取神门。

4. 除背俞穴外，慢性疲劳综合征治疗时可以加（　　）

A. 百会　　B. 阳陵泉　　C. 三阴交

D. 关元　　E. 足三里

【正确答案】ACDE　　【易错答案】A、D、E

【答案分析】慢性疲劳综合征的基本病机是五脏气血阴阳失调。因此治疗重点是疏肝健脾、益肾养神。除背俞穴外，还可以选用调养脏腑，保健的要穴：百会位于头部，可升举阳气，清利头目，健脑益神；关元鼓舞先天原气，肾俞补益肾精；足三里补益后天气血生化之源；三阴交疏肝理气，健脾益肾，消除疲劳。

模拟试卷

A卷

扫码获取
同步习题

一、单项选择题(每小题1分，共20分)

1.《针灸甲乙经》中记载的腧穴数目是(　　)

A. 349个　　B. 354个
C. 359个　　D. 360个
E. 361个

2. 对针灸学进行了第三次总结的著作是(　　)

A.《针灸大成》　　B.《黄帝内经》
C.《针灸甲乙经》　　D.《针灸逢源》
E.《针灸大全》

3. 因寒而致的呕吐、腹痛等病证，灸法宜用(　　)

A. 隔附子饼灸　　B. 隔蒜灸
C. 隔盐灸　　D. 隔姜灸
E. 隔黄蜡灸

4. 腘横纹至外踝尖的骨度分寸是(　　)

A. 8寸　　B. 10寸
C. 12寸　　D. 13寸
E. 16寸

5. 下列腧穴孕妇禁用的是(　　)

A. 手五里　　B. 列缺
C. 迎香　　D. 昆仑
E. 足三里

6. 定位在耳屏间切迹前，下颌骨髁状突后缘的腧穴是(　　)

A. 听会　　B. 听宫
C. 耳门　　D. 翳风
E. 风池

7. 八会穴当中腑会是(　　)

A. 章门　　B. 中脘
C. 膻中　　D. 膈俞
E. 阳陵泉

8. 矫正胎位首取(　　)

A. 合谷　　B. 三阴交
C. 至阴　　D. 太溪
E. 次髎

9. 位于前发际正中直上5寸的腧穴是(　　)

A. 百会　　B. 后顶
C. 脑户　　D. 前顶
E. 上星

10. 头皮针进针时，针尖与头皮呈多少度夹角进针(　　)

A. 5度　　B. 10度
C. 30度　　D. 45度
E. 60度

11. 乳少宜取下列何穴(　　)

A. 少泽　　B. 少冲
C. 少商　　D. 少府
E. 外关

12. 能增加代谢，促进气血循环，改善组织营养，消除炎性水肿的电针波型为(　　)

A. 断续波　　B. 疏波
C. 密波　　D. 疏密波
E. 疏密波

13. 足三阴经在足内踝上8寸以下按前、中、

后依次分布的是（ ）

A．厥阴、少阴、太阴

B．少阴、厥阴、太阴

C．厥阴、太阴、少阴

D．太阴、厥阴、少阴

E．太阴、少阴、厥阴

14．八脉交会穴中与阴维脉脉气相通的是（ ）

A．外关 B．内关

C．公孙 D．足临泣

E．申脉

15．下列各组腧穴中，皆是原穴的是（ ）

A．神门、章门 B．期门、日月

C．合谷、太白 D．中极、肾俞

E．足三里、太渊

16．按照“经脉所过，主治所及”的理论，治疗后头痛应首选（ ）

A．足三里 B．三间

C．外关 D．阳陵泉

E．昆仑

17．下列腧穴中，需斜刺或平刺，以免伤及内脏的是（ ）

A．肾俞 B．日月

C．大肠俞 D．中脘

E．气海

18．循行经过“心”的经脉是（ ）

A．足阳明胃经 B．足太阴脾经

C．足少阳胆经 D．足厥阴肝经

E．足太阳膀胱经

19．下列腧穴中，善于治疗失语的是（ ）

A．神门 B．合谷

C．三阴交 D．间使

E．通里

20．下列属于八脉交会穴的是（ ）

A．公孙 B．侠溪

C．光明 D．悬钟

E．章门

二、双项选择题（每小题1分，共10分）

1．行针的基本手法包括（ ）

A．迎随法 B．提插法

C．震颤法 D．搓捻法

E．捻转法

2．四关穴是指下列哪2个穴位的组合（ ）

A．内关 B．外关

C．合谷 D．十宣

E．太冲

3．下列耳穴的分布规律不正确的是（ ）

A．与头面相应的耳穴在耳垂

B．与上肢相应的耳穴在耳舟

C．与躯干相应的耳穴在对耳轮上、下脚

D．与下肢相应的耳穴在对耳轮体部

E．与内脏相应的耳穴集中在耳甲

4．深刺易致气胸的腧穴有（ ）

A．大椎 B．天宗

C．膻中 D．肩井

E．中府

5．循行经过外眼角的经脉是（ ）

A．大肠经 B．肾经

C．胆经 D．胃经

E．三焦经

6．下列说法哪些是正确的（ ）

A．眉间至第7颈椎棘突下是12寸

B．股骨大转子至腘横纹是19寸

C．腋横纹头至肘横纹是12寸

D．耻骨联合上缘至股骨内上髁上缘是18寸

E. 腘横纹至足底是16寸

7. 下列腧穴中，均是络穴的有(　　)
A. 通里、神门　　B. 公孙、解溪
C. 太渊、偏历　　D. 支正、偏历
E. 公孙、丰隆

8. 下列哪些属于复式补泻手法(　　)
A. 捻转补泻　　B. 提插补泻
C. 烧山火　　D. 呼吸补泻
E. 透天凉

9. 隔蒜灸属于下列何种灸法(　　)
A. 悬起灸　　B. 实按灸
C. 直接灸　　D. 间接灸
E. 艾柱灸

10. 下面哪2条经脉均可主治目病及耳病(　　)
A. 手少阳经　　B. 手太阴经
C. 手太阳经　　D. 手阳明经
E. 手少阴经

三、多项选择题(每小题1分，共10分)

1. 腧穴的分类包括(　　)
A. 十四经穴　　B. 特定穴
C. 奇穴　　D. 五输穴
E. 阿是穴

2. 腧穴的主治特点包括(　　)
A. 近治作用　　B. 疏通作用
C. 特殊作用　　D. 调整作用
E. 远治作用

3. 耳穴的选穴原则有(　　)
A. 按相应部位选穴
B. 按临床经验选穴
C. 按现代医学理论选穴
D. 按经络辨证选穴
E. 按脏腑辨证选穴

4. 捻转补法包括以下哪些因素(　　)
A. 拇指向后用力　　B. 拇指向前用力
C. 右转为主　　D. 左转为主
E. 小幅度捻转

5. 下列哪些腧穴属于经外奇穴(　　)
A. 腰眼　　B. 翳明
C. 翳风　　D. 二白
E. 四白

6. 八脉交会穴中，下列正确的是(　　)
A. 照海通阴跷　　B. 足临泣通带脉
C. 内关通冲脉　　D. 公孙通阴维
E. 列缺通任脉

7. 治疗胃病的常用腧穴是(　　)
A. 中脘　　B. 足三里
C. 支沟　　D. 太溪
E. 内关

8. 十二经脉的命名依据是(　　)
A. 四肢　　B. 手足
C. 脏腑　　D. 表里
E. 阴阳

9. 押手的作用是(　　)
A. 减少刺痛　　B. 施行手法操作
C. 固定腧穴位置　　D. 夹持针身
E. 协助调节针感

10. 足厥阴肝经循行经过的部位有(　　)
A. 前阴　　B. 胃
C. 肾　　D. 颠顶
E. 肺

四、判断题(每小题1分，共10分)

1. 头针要求捻转速度每分钟200次左右。(　　)
2. 针灸治疗扭伤以受伤局部穴为主。(　　)
3. 头针只能治疗脑源性疾病。(　　)
4. 十二经脉中，循行分布于胸腹部的均为

阴经。(　)

5. 奇穴有一定的称号，有明确的位置，均分布在十二经脉之外。(　)

6. 手三里穴位于曲池与阳溪的连线上，曲池下3寸。(　)

7. 足太阳膀胱经循行经过了颠顶。(　)

8. 针刺环跳、阳陵泉时，患者应取俯卧位。(　)

9. 大肠的下合穴是上巨虚。(　)

10. 取睛明、光明穴配伍治疗目疾属同名经配穴法。(　)

五、填空题(每空1分，共10分)

1. 针灸的治疗作用是__________、_________、________。

2. 十四经中，既不直属于脏腑，又无表里配合关系的是________和________。

3. 手太阴肺经的荥穴是________，足阳明胃经的荥穴是________。

4. 皮肤针叩刺时运用________的弹力，使针尖叩刺皮肤后，立即弹起。

5. 艾条灸包括__________和__________2种方式。

六、名词解释题(每题2分，共10分)

1. 天灸

2. 五输穴

3. 得气

4. 经络

5. 奇经八脉

七、问答题(共20分)

1. 写出下列腧穴的定位、归经和特定穴意义。(6分)

曲池　足三里　太渊　阳陵泉　关元　三阴交

2. 双手进针的方法有哪些。(4分)

3. 试述睛明穴的操作。(4分)

4. 简述十二经脉的循行走向与交接规律。(4分)

5. 简述为什么内关能治疗胃、心、胸疾患?(2分)

八、病案分析题(共10分)

患者，男，56岁。经常不易入睡5个月。患者睡眠差，心悸健忘，面色无华，纳差倦怠，易汗出，舌淡，脉细弱。请写出：中医诊断，辨证分型，针灸治法、处方和方义。

A卷答案解析

一、单项选择题

1. A。**解析：**《针灸甲乙经》保存了亡佚的古针灸医籍《明堂孔穴针灸治要》腧穴和腧穴主治的重要资料，皇甫谧取其精要，删其浮辞，厘定十二卷，撰成《针灸甲乙经》一书，全面论述了脏腑经络学说，发展和确定了349个腧穴的位置、主治、操作，介绍了针灸方法、宜忌和常见病的治疗，是继《黄帝内经》之后对针灸学的又一次总结，是现存最早的针灸学专著。

2. A。**解析:**《黄帝内经》是中医重要的古典医籍之一，包括《素问》和《灵枢》两部分。《灵枢》较为完整地论述了经络腧穴理论、刺灸方法和临床治疗等方面的内容，故又称《针经》。其对针灸医学作了比较系统的总结，标志着针灸理论的初步形成，是针灸学术史上的第一次大总结。

《针灸甲乙经》保存了亡佚的古针灸医籍《明堂孔穴针灸治要》腧穴和腧穴主治的重要资料，皇甫谧取其精要，删其浮辞，厘定十二卷，撰成《针灸甲乙经》一书，全面论述了脏腑经络学说，发展和确定了349个腧穴的位置、主治、操作，介绍了针灸方法、宜忌和常见病的治疗，是继《黄帝内经》之后对针灸学的又一次总结，是现存最早的针灸学专著。《针灸大成》是明代杨继洲在家传《卫生针灸玄机秘要》的基础上，汇集历代诸家学说和实践经验总结而成，是后世学习和研究针灸的重要参考文献，是继《黄帝内经》《针灸甲乙经》后对针灸学的又一次总结。

3. D。**解析：**隔姜灸、隔盐灸、隔附子饼灸和隔蒜灸是间接灸法，根据间隔物的不同，治疗作用各有偏重。隔姜灸临床适用于因寒而致的病证。隔蒜灸多用于结核病、腹中积块及胃溃疮疡。隔盐灸有回阳、救逆、固脱之功，多用于治疗伤寒阴证或吐泻并作、中风脱证等。隔附子灸多用于治疗命门火衰的阳痿、早泄及遗精和疮疡不愈等疾病。

4. E。**解析：**此题考查的是骨度折量定位法。腘横纹至外踝尖的骨度分寸是16寸，用于确定小腿外侧腧穴的纵向距离；胫骨内侧髁下方至内踝尖是13寸，用于确定小腿内侧腧穴的纵向距离。

5. D。**解析：**昆仑是足太阳膀胱经的经穴，具有清头明目、活血催产的作用，因此孕妇禁用，经期慎用。

6. A。**解析：**此题考查的是腧穴的定位，位置相近的穴位要注意区分。耳门是手少阳三焦经腧穴，位于耳屏上切迹前，下颌骨髁状突后缘，张口有凹陷处。听宫是手太阳小肠经腧穴，位于耳屏正中与下颌骨髁状突之间的凹陷中。听会是足少阳胆经腧穴，位于耳屏间切迹与下颌骨髁状突之间的凹陷中。

7. B。**解析：**此题考查的是八会穴。八会穴是指脏、腑、气、血、筋、脉、骨、髓之精气所会聚的8个腧穴，即脏会章门、腑会中脘、气会膻中、血会膈俞、筋会阳陵泉、脉会太渊、骨会大杼、髓会绝骨。八会穴的分布比较分散，在躯干前后和四肢部均有。

8. C。**解析：**此题考查的是腧穴的主治作用。至阴是足太阳膀胱经的井穴，具有疏通经络、调整阴阳、纠正胎位的作用，为转胎之经验效穴。合谷和三阴交也有促进子宫收缩，治疗妇产科疾病的功效，但矫正胎位首选灸至阴。

9. A。**解析：**此题考查的是腧穴的定位，位置相近的穴位要注意区分。百会位于前发际正中直上5寸，简便取穴法是两耳尖直上连线的中点。

10. C。**解析：**头皮针进针时，针体与头皮呈15°～30°夹角，针尖向穴线方向，快速将针刺入头皮下。当针尖达到帽状腱膜下层时，针下阻力减小，再将针体沿帽状腱膜下层按穴线方向进针。根据不同穴线长度，刺入不同深度。

11. A。**解析：**此题考查的是腧穴的主治作用。少泽是小肠经的井穴，具有泄热开窍、利咽通乳的作用，可以治疗乳痈、乳汁少等乳疾。

12. D。**解析：**电针电流的波型、频率不同，其作用亦不同。疏密波能增加代谢，促进气血循环，改善组织营养，消除炎性水肿。连续波中频率快的叫密波（高频连续波），先对感觉神经起抑制作用，接着对运动神经也产生抑制作用，常用于止痛、镇静、缓解肌肉和血管痉挛，针刺麻醉等；频率慢的叫疏波（低频连续波），短时兴奋肌肉，长时间则抑制感觉神经和运动神经，其刺激作用较强，能引起肌肉收缩，提高肌肉韧带的张力，对感觉和运动神经的抑制发生较慢，常用于治疗痿证和各种肌肉、关节、韧带、肌腱的损伤及慢性疼痛等。断续波能提高肌肉组织的兴奋性，对横纹肌有良好的刺激收缩作用。

13. C。**解析：**十二经脉的分布规律中，阴经是太阴在前、厥阴在中、少阴在后，但是足内踝上 8 寸以下是厥阴在前、太阴在中、少阴在后。

14. B。**解析：**此题考查的是八脉交会穴。公孙通冲脉，内关通阴维脉，足临泣通带脉，外关通阳维脉，后溪通督脉，申脉通阳跷脉，列缺通任脉，照海通阴跷脉。

15. C。**解析：**此题考查的是特定穴中的原穴。神门为心经原穴，章门为八会穴之脏会、脾之募穴。期门为肝之募穴，日月为胆的募穴。合谷为大肠经原穴，太白为脾经原穴。中极为膀胱的募穴，肾俞为肾的背俞穴。足三里为胃经的合穴、胃的下合穴，太渊为肺经原穴、八会穴之脉会。

16. E。**解析：**“经脉所过，主治所及”体现了经穴的远治特点，即是指在病变部位所属和相关的经络上，距病位较远的部位选取穴位。三间、足三里分属手足阳明经，经脉循行于头前；外关、阳陵泉分属手足少阳经，经脉循行于头侧；昆仑属足太阳经，经脉循行于头后，故可用于治疗后头痛。

17. B。**解析：**此题考查的是腧穴的位置及操作。肾俞、大肠俞在腰部，可直刺深刺；中脘位于上腹部，正中线上，气海位于脐下正中线上，均可直刺；日月位于第 7 肋间隙，前正中线旁开 4 寸，内有肺脏，故需斜刺或平刺。

18. B。**解析：**足太阴脾经：“其支者，复从胃，别上膈，注心中。”其他选项的经脉均不过心。

19. E。**解析：**此题考查的是腧穴的主治特点。通里为治疗失语等语言疾病的特效穴，《灵枢·经脉》中提到了通里穴的主病：“其实则支膈，虚则不能言。”可用于治疗舌体活动不利、暴喑失语等病。通里穴治疗舌病主要从 2 个方面考虑，首先，心开窍于舌，通里为心经腧穴；其次，手少阴络脉循行向上联系舌根，通里为心经络穴。

20. A。**解析：**此题考查的是八脉交会穴的定义。八脉交会穴是指十二经脉与奇经八脉相通的 8 个腧穴，均分布在腕踝部的上下。比较好的记忆方法是背诵八脉交会穴歌，其中包含了具体穴位，上下配穴，还包括了会合部位。八脉交会穴歌：公孙冲脉胃心胸，内关阴维下总同，临泣胆经连带脉，阳维目锐外关逢，后溪督脉内眦颈，申脉阳跷络亦通，列缺任脉行肺系，阴跷照海膈喉咙。

二、双项选择题

1. BE。**解析：**以上均为行针手法，但提插法与捻转法为行针的基本手法，而刮柄法、弹柄法、搓柄法以及循法、飞法和震颤法为行针的辅助手法。

2. CE。**解析：**合谷、太冲为四关穴，为醒神开窍之要穴。

3．CD。**解析：**此题的题干是问不正确的选项，因此正确答案应为与耳穴分布规律不符的选项。其中正确的规律是与躯干相应的穴位在对耳轮体部，与下肢相应的穴位在对耳轮上、下脚。

4．DE。**解析：**此题实际考查的是腧穴的定位。肩井在肩胛区，第 7 颈椎棘突与肩峰最外侧点连线的中点，深部正当肺尖，不可深刺。中府在胸部，横平第 1 肋间隙，锁骨下窝外侧，前正中线旁开 6 寸。操作时应向外斜刺或平刺 0.5 ~ 0.8 寸，不可向内下深刺，以免伤及肺脏，引起气胸。

5．CE。**解析：**此题考查的是经脉循行。足少阳胆经起于外眼角，向上到达额角，向后行至耳后。手少阳三焦经与足少阳胆经在目外眦（外眼角）交接。除此之外，手太阳小肠经经脉循行，“其支者：从缺盆循颈，上颊，至目锐眦，却入耳中”，也到达外眼角。大肠经与胃经虽到达头面，但是在目内眦（内眼角）交接，肾经不到达眼睛周围。

6．BD。**解析：**此题考查的是骨度折量定位法。腋前纹头至肘横纹的骨度分寸是 9 寸，腘横纹至外踝尖的骨度分寸是 16 寸，外踝尖至足底是 3 寸，眉间至前发际正中为 3 寸，前发际至后发际正中为 12 寸，股骨大转子至腘横纹是 19 寸，耻骨联合上缘至股骨内上髁上缘是 18 寸。故只有 BD 是正确的。

7．DE。**解析：**此题考查的是特定穴。通里为心经的络穴，神门为心经的原穴、输穴；公孙为脾经的络穴，解溪为胃经的经穴；太渊为肺经的原穴、输穴，偏历为大肠经的络穴；支正为小肠经络穴，偏历为大肠经络穴；公孙为脾经络穴，丰隆为胃经络穴。故选 DE。

8．CE。**解析：**选项均为补泻手法，其中 ABD 为单式补泻手法，CE 为复式补泻手法。

9．DE。**解析：**常用的艾灸法，分为艾炷灸、艾条灸、温针灸和温灸器灸，其中艾条灸分为悬起灸和实按灸，艾炷灸分为直接灸和间接灸。隔蒜灸属于艾柱灸中的间接灸。

10．AC。**解析：**此题考查的是经脉的主治规律。根据十二经分经主治规律，手三阳经虽然都到达头面部，可治疗头面五官的疾病，但具体来说，均可治疗目病和耳病的是手少阳三焦经和手太阳小肠经。

三、多项选择题

1．ACE。**解析：**此题考查的是腧穴的分类。人体的腧穴很多，可分为十四经穴、奇穴、阿是穴 3 类。十四经穴简称“经穴”，是指具有固定的名称和位置，且归属于十四经脉系统的腧穴。奇穴又称“经外奇穴”，是指既有一定的名称，又有明确的位置，但尚未列入或不便归入十四经系统的腧穴。阿是穴又称“天应穴”“不定穴”“压痛点”等，既无固定的名称，又无固定的位置，而是以压痛点或病变局部或其他反应点等作为针灸施术部位的一类腧穴。特定穴和五输穴都是经穴中按照功能划分的一组腧穴，不属于腧穴的分类。

2．ACE。**解析：**此题考查的是腧穴的主治特点。腧穴的主治特点包括：近治作用、远治作用和特殊作用。

3．ABCDE。**解析：**因耳穴是传统中医理论与现代西医理论相结合而产生的，所以选穴原则既包括传统理论中的部位、脏腑、经络辨证，又包括现代医学理论，还有临床经验。

4. BDE。**解析：**捻转补法的操作要领为捻转角度小，用力轻，频率慢，操作时间短，结合拇指向前、食指向后（左转用力为主）。AC 选项为捻转泻法的操作要领。

5. ABD。**解析：**经外奇穴是指既有一定的名称，又有明确的位置，但尚未列入或不便归入十四经系统的腧穴。选项 C 为手少阳经腧穴、E 为足阳明胃经腧穴。

6. ABE。**解析：**八脉交会穴是指十二经脉与奇经八脉相通的 8 个腧穴，均分布在腕踝部的上下。比较好的记忆方法是背诵八脉交会穴歌：公孙冲脉胃心胸，内关阴维下总同，临泣胆经连带脉，阳维目锐外关逢，后溪督脉内眦颈，申脉阳跷络亦通，列缺任脉行肺系，阴跷照海膈喉咙。

7. ABE。**解析：**中脘为胃的募穴，足三里为足阳明胃经的合穴、胃的下合穴，内关为八脉交会穴（通阴维脉），主治胃心胸的疾病，此三穴均为治疗胃病常用的腧穴。支沟为手少阳三焦经的腧穴，主治便秘、胁肋疼痛、瘰疬、耳鸣、耳聋、暴喑、热病。太溪为足少阴肾经的原穴，主治肾虚、阴虚、肺系及妇科病证。

8. BCE。**解析：**此题考查的是十二经脉的命名。十二经脉的名称是根据手足、阴阳、脏腑来命名的。其中用手、足将十二经脉分成手六经和足六经；凡属五脏和心包、分布于四肢内侧的经脉为阴经，属六腑、分布于四肢外侧的经脉为阳经。根据阴阳消长变化规律，阴阳又分为三阴三阳，三阴为太阴、少阴、厥阴；三阳为阳明、太阳、少阳。

9. ABCDE。**解析：**在针刺过程中押手的作用，主要是固定腧穴的位置，夹持针身，协助刺手进针，使针身有所依附，保持针身垂直，力达针尖，以利于进针，减少刺痛和协助调节、控制针感。其中协助调节、控制针感是在进针之后押手发挥的作用，比如说针刺后，刺手边行针，押手边沿着针刺穴位所在的经脉进行循按、轻弹等。

10. ABDE。**解析：**此题考查的是经脉循行。足厥阴肝经与脏腑器官的联系：属肝，络胆，与胃、肺、阴器、喉咙、颃颡、目系及唇相联系。其循行："连目系，上出于额部，与督脉会于巅。"没有经过肾。

四、判断题

1. 对。**解析：**头针要求快速捻转，每分钟应比普通体针的捻转行针速度快，可达 200 次 / 分。

2. 对。**解析：**扭伤的病位在伤部筋络。基本病机是经气运行受阻，气血壅滞。恢复期治疗宜舒筋活络，消肿止痛，以受伤局部穴为主。

3. 错。**解析：**头针主要用于治疗脑源性疾病，其症状可能包括全身症状。

4. 错。**解析：**除阴经外，足阳明胃经也循行于胸腹部。

5. 错。**解析：**此题考查的是奇穴的概念。奇穴又称"经外奇穴"，是指既有一定的名称，又有明确的位置，但尚未列入或不便归入十四经系统的腧穴。特点：有一定的名称，有明确的定位，但无一定的归属。主治范围比较单纯，但对某种病的疗效可靠。奇穴的分布比较分散，有的在十四经循行线上，有的不在十四经循行线上，但都与经络系统有着密切联系。

6．错。**解析：**手三里在前臂，阳溪与曲池连线上，肘横纹下2寸。

7．对。**解析：**《灵枢・经脉》载："膀胱足太阳之脉，起于目内眦，上额，交巅。其支者，从巅至耳上角。其直者，从巅入络脑，还出别下项，循肩髆内，挟脊抵腰中，入循膂，络肾，属膀胱。"

8．错。**解析：**环跳、阳陵泉均属足少阳胆经，经脉循行于身体两侧。环跳位于股骨大转子最凸点与骶管裂孔连线的外1/3与内2/3交点处；阳陵泉位于腓骨小头前下方凹陷中，针刺时需选取侧卧位。

9．对。**解析：**下合穴是六腑之气下合于下肢足三阳经的6个腧穴，包括胆之下合穴阳陵泉、胃之下合穴足三里、膀胱之下合穴委中、大肠之下合穴上巨虚、小肠之下合穴下巨虚、三焦之下合穴委阳。

10．错。**解析：**睛明属足阳明胃经，光明属足少阳胆经，二者不属于同名经配穴。

五、填空题

1．**答案：**疏通经络、调和阴阳、扶正祛邪

解析：此题考查的是针灸的治疗作用，易与腧穴的治疗特点混淆，注意分辨。

2．**答案：**任脉、督脉

解析：此题考查的是十四经脉。奇经八脉中的任脉、督脉，各有其所属腧穴，故与十二经相提并论合称"十四经"。十二经脉具有属络脏腑、表里配合的特性，但奇经八脉不具有。

3．**答案：**鱼际、内庭

解析：此题考查的是特定穴中的五输穴井、荥、输、经、合。手太阴肺经的五输穴分别是井穴少商、荥穴鱼际、输穴太渊、经穴经渠、合穴尺泽。足阳明胃经的五输穴分别是井穴厉兑、荥穴内庭、输穴陷谷、经穴解溪、合穴足三里。

4．**答案：**腕部

解析：皮肤针叩刺时，应使用腕部的弹力，避免用力过大。

5．**答案：**悬起灸、实按灸

解析：常用的艾灸法，分为艾炷灸、艾条灸、温针灸和温灸器灸，其中艾条灸分为悬起灸和实按灸，悬起灸又分为温和灸、回旋灸和雀啄灸。

六、解释名词术语

1．**答案：**又称药物灸、发疱灸，是将一些有刺激性的药物涂敷于穴位或患处，使局部充血、起疱，犹如灸疮，故名天灸。

解析：天灸所用药物多是单味中药，也有用复方。其常用的有白芥子、蒜泥、斑蝥、细辛、天南星等数十种。

2．**答案：**指十二经脉分布在肘、膝关节以下的5个特定腧穴，即井、荥、输、经、合穴。

解析：人体共有10大类特定穴，五输穴是其中一种，概念需分清。

3．**答案：**古称"气至"，今又称"针感"，是指毫针刺入腧穴一定深度后，施以一定的行

针手法，使针刺部位获得经气感应。

解析：应分清得气的概念和得气的表现。

4. **答案：**经络是经脉和络脉的总称，是指人体内运行气血、联络脏腑、沟通内外、贯穿上下的通路。

解析：应分清经络的定义和经络系统的组成。

5. **答案：**是指督脉、任脉、冲脉、带脉、阴维脉、阳维脉、阴跷脉、阳跷脉 8 条经脉，因与十二经脉不同而别道奇行，故称奇经八脉。

解析：指出特点是别道奇行，注意八条经脉的名称不要漏掉。

七、简答题

1. **答案：**（1）曲池：手阳明大肠经。定位：在尺泽与肱骨外上髁连线中点凹陷处。合穴。

（2）足三里：足阳明胃经。定位：犊鼻穴下 3 寸，胫骨前嵴外 1 横指处，犊鼻与解溪连线上。合穴、胃下合穴。

（3）太渊：手太阴肺经。定位：在腕前区，桡骨茎突与舟状骨之间，拇长展肌腱尺侧凹陷中。输穴、原穴、八会穴之脉会。

（4）阳陵泉：足少阳胆经。定位：腓骨小头前下方凹陷中。合穴、胆之下合穴、八会穴之筋会。

（5）关元：任脉。定位：在脐中下 3 寸，前正中线上。小肠之募穴。

（6）三阴交：足太阴脾经。定位：在内踝尖上 3 寸，胫骨内侧缘后迹。肝、脾、肾三经交会穴。

解析：此题考查的是腧穴的归经、定位和特定穴。其中足三里、太渊、阳陵泉的特定穴属性不只 1 种，不要漏答。三阴交为交会穴。

2. **答案：**（1）指切进针法：又称爪切进针法，以押手的拇指或食指或中指的爪甲切按在腧穴位置上，右手持针，紧靠押手指甲面将针刺入皮肤。适用于短针的进针。

（2）夹持进针法：或称骈指进针法，以严格消毒的押手拇、食二指夹持住针身下端，露出针尖，将针尖固定于针刺穴位皮肤表面位置，刺手捻动针柄，使针垂直，双手同时用力，协同将针刺入皮肤。适用于长针的进针。

（3）舒张进针法：用押手的食、中二指或拇、食二指将所针刺穴位处的皮肤向两侧撑开，使皮肤绷紧，刺手持针，使针从押手的食、中二指或拇、食二指中间刺入。适用于皮肤松弛部位腧穴的进针。

（4）提捏进针法：以押手的拇、食二指将所刺腧穴部位的皮肤提起，刺手持针从捏起的皮肤的上端刺入。适用皮肉浅薄处的进针。

解析：应分清单手进针法和双手进针法。

3. **答案：**嘱患者闭目，医者押手轻推眼球向外侧固定，刺手缓慢进针，紧靠眶缘直刺 0.5 ~ 1 寸。遇到阻力时，不宜强行进针，应改变进针方向或退针。不捻转，不提插（或只轻微的提插和捻转）。出针后按压针孔片刻，以防出血。针具宜细，消毒宜严。禁灸。

解析：此题考查的是特殊穴位的针刺操作。眼周的腧穴操作都应严格遵守操作规范，尤其注意安全操作。

4. **答案：**（1）走向规律：手三阴经从胸走手，手三阳经从手走头，足三阳经从头走足，足三阴经从足走腹胸。

（2）交接规律：相表里的阴经与阳经在手足末端交接，同名的阳经与阳经在头面交接，相互衔接的阴经在胸中交接。

解析：十二经脉需记忆的有分布规律、走向规律、交接规律、流注规律，应区分不同，不要混淆。

5. **答案：**内关穴为心包经络穴，同时又为八脉交会穴，通于阴维脉。心包经起于胸中，出属心包络，下膈，历络上中下三焦。而阴维脉自足上走小腹，上行经胸。由此可见，两脉直接与胃、心、胸相连，所以内关为主治胃、心、胸诸疾的要穴。

解析：此题考查的是内关穴的主治作用。内关是手厥阴心包经腧穴，是络穴、八脉交会穴（通阴维脉），具有宁心安神、理气宽胸、和胃降逆的作用。根据“经脉所过，主治所及”的理论，内关穴主治胃、心、胸诸疾。

八、病案分析题

答案：（1）中医诊断：不寐（2分）。

（2）辨证分型：心脾两虚（1.5分）。

（3）针灸治法：调和阴阳，安神利眠（2分）。

（4）处方：百会、照海、申脉、三阴交、神门、安眠、心俞、脾俞、足三里（写出6～7穴2分，4～5穴1.5分，3～4穴1分，2～3穴0.5分）。

（5）方义：督脉入络脑，百会为督脉穴，可调神安神、清利头目（0.5分）。心之原穴神门宁心安神（0.5分）；三阴交为肝、脾、肾经的交会穴，可益气养血安神（0.5分）。照海、申脉为八脉交会穴，分别与阴跷脉、阳跷脉相通，阴、阳跷脉主睡眠，若阳跷脉功能亢盛则失眠，故补阴泄阳使阴阳跷脉功能协调，不眠自愈（0.5分）；安眠穴安神利眠，为治疗失眠的经验效穴（0.5分）。

解析：中医诊断由主诉得出，与心悸相鉴别。根据兼症，考虑心脾两虚。方义分析中容易遗漏阴、阳跷脉的功能。

扫码获取同步习题

B卷

一、单项选择题（每小题1分，共15分）

1. 皇甫谧的著作名称是（　）

A.《肘后备急方》　B.《针灸甲乙经》

C.《针灸大成》　D.《备急千金要方》

E.《针灸大全》

2. 手厥阴心包经在何处与手少阳三焦经交接（　）

A. 手食指　B. 手小指

C. 手无名指　D. 手拇指

E. 手中指

3. 从四肢末端走向头身，行于体表，不入内脏，约束骨骼，利于关节屈伸活动的是（　）

A. 十二经脉　B. 十二经筋

C. 十五络脉　D. 十二经别

E. 十二皮部

4. 如果头痛的部位在后头部，经络辨证为（　）

A. 厥阴头痛　B. 太阳头痛

C. 少阳头痛　D. 阳明头痛

E. 少阴头痛

5. 立正姿势，两手自然下垂，中指端在下肢所触及处为风市，是采用下列哪种方法取穴（　）

A. 简便取穴　B. 中指同身寸

C. 固定标志　D. 活动标志

E. 骨度分寸定位

6. 下列手阳明大肠经腧穴中，能够治疗妇科经闭、滞产的是（　）

A. 合谷　B. 商阳

C. 三间　D. 二间

E. 阳溪

7. 急性胃痛发作，首选下列哪个腧穴治疗为宜（　）

A. 合谷　B. 上巨虚

C. 梁丘　D. 太冲

E. 内关

8. 治疗暴喑、舌强不语，宜选用下列哪个穴位（　）

A. 列缺　B. 神门

C. 后溪　D. 通里

E. 阳溪

9. 耳门归属于哪条经脉（　）

A. 足少阳胆经

B. 足太阳膀胱经

C. 手阳明大肠经

D. 手太阳小肠经

E. 手少阳三焦经

10. 在头部，耳尖直上入发际1.5寸的是（　）

A. 角孙　B. 悬厘

C. 率谷　D. 头维

E. 颔厌

11. 产生针刺补泻效应的基础是（　）

A. 腧穴的特异性

B. 针刺的补泻手法

C. 手法的刺激量

D. 机体的功能状态

E. 针刺的治神

12. 四肢末端的井穴或十宣穴，采用三棱针的哪种刺法为宜（　）

A. 点刺法　B. 散刺法

C. 挑刺法　D. 刺络法
E. 刺络拔罐法

13. 电针波形中，有明显镇痛作用的是(　)
A. 疏波　B. 密波
C. 疏密波　D. 断续波
E. 锯齿波

14. 月经不调选内分泌穴属于下列哪种选穴原则(　)
A. 按相应部位选穴
B. 按中医辨证选穴
C. 按西医理论选穴
D. 根据临床经验选穴
E. 对症选穴

15. 针灸治疗作用中，哪项是针灸治疗最终要达到的目的(　)
A. 调和气血　B. 调理脏腑
C. 疏通经络　D. 扶正祛邪
E. 调和阴阳

二、双项选择题(每小题1分，共10分)

1. 任脉、督脉两经腧穴共同主治的病证是(　)
A. 前阴病　B. 头部病
C. 神志病　D. 热病
E. 脏腑病

2. 在手小指尺侧和桡侧的井穴有(　)
A. 少冲　B. 中冲
C. 少泽　D. 关冲
E. 商阳

3. 足太阳膀胱经上，分布的八会穴是(　)
A. 骨会　B. 血会
C. 脉会　D. 髓会
E. 气会

4. 金针和银针在哪两方面优于不锈钢针(　)
A. 传热　B. 强度
C. 韧性　D. 导电性
E. 针感

5. 毫针的规格主要由以下哪2个因素决定(　)
A. 针柄形状　B. 针柄长度
C. 针身长度　D. 针身粗细
E. 有无针尾

6. 辅助手法中哪2种适用于一些不宜施行大角度捻转的腧穴(　)
A. 循法　B. 刮法
C. 飞法　D. 弹法
E. 摇法

7. 属于直接灸的有(　)
A. 天灸　B. 灯火灸
C. 瘢痕灸　D. 雀啄灸
E. 无瘢痕灸

8. 顶颞后斜线是哪2个穴位间的连线(　)
A. 前顶　B. 前神聪
C. 悬厘　D. 百会
E. 曲鬓

9. 治高热，除大椎、曲池、合谷外，主穴还包括(　)
A. 十二井穴　B. 十宣
C. 内关　D. 百会
E. 三阴交

10. 中脘、内关、足三里常用于治疗下列哪些病证(　)
A. 腹痛　B. 泄泻
C. 胃痛　D. 呕吐
E. 痢疾

三、多项选择题（每小题1分，共5分）

1. 经脉循行中联络到耳的有（　）
   A. 足阳明胃经　B. 手太阳小肠经
   C. 手少阳三焦经　D. 足少胆经
   E. 足厥阴肝经

2. 奇经八脉的作用有（　）
   A. 统率、主导作用
   B. 沟通、联络作用
   C. 蓄积、渗灌作用
   D. 保卫机体
   E. 抗御外邪

3. 临床上选择体位的原则有（　）
   A. 患者自然舒适　B. 能持久留针
   C. 医生取穴方便　D. 医生操作方便
   E. 防止针刺异常情况

4. 拔罐时，火罐法的方法包括（　）
   A. 闪火法　B. 贴棉法
   C. 滴酒法　D. 投火法
   E. 抽气法

5. 按经配穴法包括（　）
   A. 本经配穴法　B. 表里经配穴法
   C. 同名经配穴法　D. 子母经配穴法
   E. 交会经配穴法

四、判断题（每小题1分，共10分）

1. 在体表相应部位出现的一些如压痛、结节、皮疹、皮肤色泽改变等的异常反应，与经络有密切联系。（ ）
2. 十二经脉的命名主要以手足来分，与脏腑、阴阳没有关系。（　）
3. 阴经属脏、络腑、主里，阳经属腑、络脏、主表。（　）
4. 十二经筋具有“离、入、出、合”的特点。（　）
5. 腧穴、输穴、俞穴含义不同，其中腧穴的范围最大，输穴、俞穴范围较小。（　）
6. 压痛或体表反应点一定就是阿是穴。（　）
7. 公孙是足太阴脾经络穴，又是八脉交会穴（通于冲脉）。（　）
8. 针刺的深度必须结合体质强弱、年龄、病情、腧穴所在部位、时令等因素来定深浅。（　）
9. 出现滞针现象时，不必处理，起针时可强行拔针。（　）
10. 穴位埋线时，可吸收性外科缝线线头可暴露在皮肤外面。（　）

五、填空题（每空1分，共10分）

1. 能够反映针灸学核心理论经络学说的早期面貌，是现存最早的古代关于经脉的两本著作是________和________。
2. 督、任、冲脉皆起于________，同出于会阴，称为“一源三岐”。
3. 具有远治作用的腧穴，主要指的是十二经脉在________。
4. ________主要在纸垫上练习，________主要在棉团上练习。
5. 行针的基本手法包括提插法和________。
6. 使用提插法时指力要均匀一致，幅度不宜过大，一般以________分为宜。
7. 留针的目的是为了________、守气、催气，加强针刺的作用以及继续行针施术。
8. 针灸治疗作用中，________是针灸最基本和最直接的治疗作用。

六、名词解释题（每题2分，共10分）

1. 十五络脉
2. 经穴
3. 骨度分寸定位法

4. 平补平泻

5. 间接灸

七、简答题（共40分）

1. 足三阴经在下肢的分布规律。（4分）

2. 经络的作用。（4分）

3. 特定穴的分类。（5分）

4. 常用的双手进针法有几种？（4分）

5. 患者得气的表现。（4分）

6. 简述针灸治疗的选穴原则，并举例说明。（4分）

7. 写出下列腧穴的归经、定位及特定穴属性。（共15分）

孔最　丰隆　后溪　肾俞　昆仑　阳池

悬钟　中脘　少商　然谷

B卷答案解析

一、单项选择题

1. B。**解析：**晋代皇甫谧在深入钻研《黄帝内经》《明堂孔穴针灸治要》的基础上，择其精华，撰成《针灸甲乙经》一书。《肘后备急方》的作者是葛洪。《针灸大成》的作者是杨继洲。《备急千金要方》的作者是孙思邈。《针灸大全》的作者是徐凤。

2. C。**解析：**此题考查的是十二经脉的交接规律。手之阴阳经交接在手指末端，其中手太阴肺经与手阳明大肠经在食指端交接；手少阴心经与手太阳小肠经在小指端交接；手厥阴心包经与手少阳三焦经在无名指端交接。

3. B。**解析：**此题考查的是经络系统各个组成的功能特点。十二经脉是经络系统的主体，其“内属于腑脏，外络于肢节”。十二经别是十二正经别行深入体腔的支脉，沟通脏腑，加强表里经的联系。十五络脉是十二经脉在四肢部以及躯干前、后、侧三部的重要支脉，起沟通表里和渗灌气血的作用。十二经筋是十二经脉之气结、聚、散、络于筋肉关系的体系，是附属于十二经脉的筋肉系统，具有约束骨骼，利于关节屈伸活动，以保持人体正常运动功能的作用。十二皮部是十二经脉功能活动反映于体表的部位，也是络脉之气在皮肤所散布的部位，居人体最外层，是机体的卫外屏障，有保卫机体、抗御外邪和反映病证的作用。

4. B。**解析：**经络辨证是根据经脉循行所过部位及脏腑属络进行辨证论治，前额部为阳明经经脉循行经过；侧头部为少阳经经脉循行经过；后枕部为太阳经经脉循行经过；颠顶部为厥阴经经脉循行经过。故选B。

5. A。**解析：**此题考查的是腧穴定位方法。常用的腧穴定位方法有骨度折量定位法、体表解剖标志定位法、手指同身寸定位法、简便定位法。骨度折量定位法是指以体表骨节为主要标志折量全身各部的长度和宽度，定出分寸，用于腧穴定位的方法。体表解剖标志定位法是以人体解剖学的各种体表标志为依据确定腧穴定位的方法。体表解剖标志可分为固定标志和活动标志2种。手指同身寸定位法是指依据被取穴者本人手指所规定的分寸来量取腧穴的方法，又称指寸定位法。一般分为中指同身寸、拇指同身寸和横指同身寸（一夫法）。简便取穴，就是临床上一种简便易行的取穴方法，如题干中所示方法。

6. A。**解析：**此题考查的是腧穴的主治。手阳明大肠经的腧穴可主治头面五官疾患、肠腑病、神志病、热病，及经脉循行部位的相应病证。其中，合谷穴的主治较多：①头痛、目赤肿痛、齿痛、鼻衄、口眼歪斜、耳聋等头面五官诸疾。②发热恶寒等外感病证。③热病无汗或多汗。④痛经、经闭、滞产等妇产科病证。⑤各种痛证，为牙拔除术、甲状腺手术等五官及颈部手术针麻常用穴。

7. C。**解析：**此题考查的是腧穴的主治作用。梁丘是胃经的郄穴，阳经郄穴主治急性疼痛，因此梁丘可以治疗急性胃痛。合谷虽然是止痛要穴，可治疗各种痛症，但急性胃痛的首选是梁丘穴。

8. D。**解析：**此题考查的是腧穴的主治作用。通里为手少阴心经的络穴，手少阴心经的络脉“循经入于心中，系舌本”，故通里主治：①心悸、怔忡等心系病证。②舌强不语、暴喑。③腕臂痛。

9. E。**解析：**此题考查的是腧穴的定位，位置相近的穴位要注意区分。耳门是手少阳三焦经腧穴，位于耳屏上切迹前，下颌骨髁状突后缘，张口有凹陷处。

10. C。**解析：**此题考查的是腧穴的定位。耳尖直上入发际处的穴位是角孙；耳尖直上，入发际 1.5 寸的是率谷。

11. D。**解析：**此题考查的是针刺补泻的影响因素。针刺时的机体功能状态，是产生针刺补泻效果的主要因素。腧穴作用的相对特异性、针刺手法的选择和运用等因素都会影响针刺的补泻效应。

12. A。**解析：**三棱针的针刺方法可分为点刺法、散刺法、刺络法、挑刺法 4 种。点刺法多用于指、趾末端放血和头面、耳部，如十宣、十二井穴、耳尖及头面部的攒竹、上星、太阳等穴。散刺法多用于局部瘀血、血肿或水肿、顽癣等。刺络法多用于曲泽、委中等肘膝关节附近有较明显浅表血络或静脉的部位。挑刺法常用于比较平坦的利于挑提牵拉的部位，多用于治疗血管神经性头痛、肩周炎、失眠、胃脘痛、颈椎病、支气管哮喘等。

13. B。**解析：**电针电流的波型、频率不同，其作用亦不同。疏密波能增加代谢，促进气血循环，改善组织营养，消除炎性水肿。连续波中频率快的叫密波（高频连续波），先对感觉神经起抑制作用，接着对运动神经也产生抑制作用，常用于止痛、镇静、缓解肌肉和血管痉挛，针刺麻醉等；频率慢的叫疏波（低频连续波），短时兴奋肌肉，长时间则抑制感觉神经和运动神经，其刺激作用较强，能引起肌肉收缩，提高肌肉韧带的张力，对感觉和运动神经的抑制发生较慢，常用于治疗痿证和各种肌肉、关节、韧带、肌腱的损伤及慢性疼痛等。断续波能提高肌肉组织的兴奋性，对横纹肌有良好的刺激收缩作用。

14. C。**解析：**耳穴中的一些穴名是根据西医理论命名的，如“交感”“肾上腺”“内分泌”等。这些穴位的功能基本上与西医理论一致，故在选穴时应考虑其功能。

15. E。**解析：**针灸治疗的作用：①调和阴阳：是针灸治病的最终目的。②疏通经络：是针灸最基本和最直接的治疗作用。③扶正祛邪：是针灸治病的根本法则和手段。

二、双项选择题

1. CE。**解析：**此题考查的是腧穴的主治规律。任脉主治中风脱证、虚寒证、神志病、脏腑病、妇科病等；督脉主治中风昏迷、热病、头面病、神志病、脏腑病、妇科病。两经的相同主治为神志病、脏腑病、妇科病。

2. AC。**解析：**此题考查的是腧穴的定位。少冲在小指末节桡侧，指甲根角侧上方 0.1 寸。中冲在中指末端最高点。少泽在小指末节尺侧，指甲根角侧上方 0.1 寸。关冲在第 4 指末节尺侧，指甲根角侧上方 0.1 寸。商阳在食指末节桡侧，指甲根角侧上方 0.1 寸。

3. AB。**解析：**此题考查的是八会穴的定义。八会穴是指脏、腑、气、血、筋、脉、骨、髓之精气所会聚的 8 个腧穴。八会穴的分布比较分散，在躯干前后和四肢部均有。脏会章门属足厥阴肝经；腑会中脘与气会膻中属任脉；血会膈俞与骨会大杼属足太阳膀胱经；筋会阳陵泉与髓会绝骨属足少阳胆经；脉会太渊属手太阴肺经。

4. AD。**解析：**毫针是用金属制作成的，以不锈钢为制针材料者最常用。不锈钢毫针，具有较高的强度和韧性，针体挺直滑利，能耐高热、防锈，不易被化学物品等腐蚀，故目前临床广泛应用。也有用其他金属制作的毫针，如金针、银针，其传热、导电性能虽优于不锈钢针，但针体较粗，强度、韧性远不如不锈钢针，加之价值昂贵，除特殊需要外，一般临床很少应用。

5. CD。**解析：**毫针的规格主要是以针身的直径和长度来区分。以“mm”为计量单位，但多俗称“寸”。一般临床以直径为 28~30 号（0.32~0.38mm）和长短为 1~3 寸（25~75mm）者最为常用。短毫针主要用于耳穴和皮肉浅薄部位的腧穴，作浅刺之用；长毫针多用于肌肉丰厚部位的腧穴作深刺，以及某些腧穴作横向透刺之用。

6. BD。**解析：**一般不宜施行大角度捻转的腧穴多为重要脏器或者五官周围的穴位，故震颤法、飞法和摇法这种行针时针的运动幅度大的针法也不适宜。弹法和刮法不会引起针体大幅度运动，所以可以使用。

7. CE。**解析：**常用的艾灸法，分为艾炷灸、艾条灸、温针灸和温灸器灸，其中艾炷灸分直接灸和间接灸，将艾炷直接放在皮肤上施灸的方法为直接灸，又称明灸或着肤灸，根据是否造成皮肤伤害，又可分为瘢痕灸和无瘢痕灸。

8. DE。**解析：**顶颞后斜线是顶颞前斜线之后 1 寸，与其平行的线，从督脉百会到颞部胆经曲鬓穴之间的连线。顶颞前斜线是从督脉前顶到颞部胆经悬厘穴的一条穴线，也是头针常用穴线，其与顶颞后斜线是平行的，应区分清楚。

9. AB。**解析：**高热治法为清泻热邪。以督脉、手阳明经穴及四肢末端穴为主。主穴：大椎、曲池、合谷、十二井或十宣。大椎总督一身之阳，可宣散全身阳热之气；十二井、十宣穴为阴阳经交接之处，三棱针点刺出血，有明显退热的作用；合谷、曲池清泻肺热。

10. CD。**解析：**中脘、内关、足三里为治疗胃肠道疾病的常用穴，是治疗胃痛和呕吐的主穴。腹痛主穴为足三里、天枢、关元；泄泻的主穴为天枢、阴陵泉、上巨虚、大肠俞、神阙；痢疾的主穴为天枢、上巨虚、合谷、三阴交。

三、多项选择题

1. BCD。**解析：**经络循行中联络到耳的经脉比较多。三焦经："其支者，从耳后入耳中，出走耳前，过客主人前，交颊，至目锐眦。"小肠经："其支者：从缺盆循颈，上颊，至目锐眦，却入耳中。"胆经："其支者，从耳后入耳中，出走耳前，至目锐眦。"这三条经脉均入耳中。胃经："出大迎，循颊车，上耳前，过客主人。"膀胱经："起于目内眦，上额，交巅。其支者：从巅至耳上角。其直者，从巅入络脑，还出别下项。"这两条经脉虽然也经过耳，但不入耳中。

2. ABC。**解析：**奇经八脉纵横交错循行分布于十二经脉之间，主要作用体现在三方面。其一，统率、主导作用。奇经八脉将部位相近、功能相似的经脉联系起来，起到统率有关经脉气血、协调阴阳的作用。其二，沟通、联络作用。奇经八脉在循行分布过程中，与其他各经相互交会沟通，加强了十二经脉之间的相互联系。其三，蓄积、渗灌的调节作用。奇经八脉纵横交错循行于十二经脉之间，当十二经脉和脏腑之气旺盛时，奇经加以储蓄；当十二经脉生理功能需要时，奇经又能渗灌和供应。奇经八脉没有卫外功能。

3. ABCD。**解析：**适宜体位的选用，对于正确定位取穴，方便针灸施术，持久留针以及防止晕针、滞针、弯针、折针等意外情况的发生，都有重要的意义。因此，针刺时体位选择的原则为：既有利于腧穴的正确定位，又便于针灸的施术操作和较长时间的留针而患者感到舒适自然，不致于疲劳，并能持久。选项 E 防止针刺异常情况是正确选择体位的意义，不是原则。

4. ABCD。**解析：**火罐法是利用火在罐内燃烧时产生的热力排出罐内空气，形成负压，将罐吸附在皮肤上。闪火法是最常用的吸拔方法。投火法宜在侧面横拔。滴酒法和贴棉法也属于火罐法。

5. ABCDE。**解析：**配穴方法是在选穴原则的指导上，针对疾病的病位、病因、病机等，选取主治相同或相近，或对于治疗疾病具有协同作用的腧穴加以配伍应用的方法。包括按经脉配穴法和按部位配穴法，按经脉配穴法包括本经配穴法、表里经配穴法、同名经配穴法、子母经配穴法、交会经配穴法；按部位配穴法包括上下配穴法、左右配穴法和前后配穴法。

四、是非判断题

1. 对。**解析：**此题考查的是经络学说的临床应用中经络的病理变化。由于经络是人体通内达外的一个通道，在生理功能失调时，其也是病邪传注的途径，具有反映病候的特点，故临床某些疾病的病理过程中，常常在经络循行通路上出现明显的压痛，或结节、条索状等反应物，以及相应的部位皮肤色泽、形态、温度、电阻等的变化。通过望色、循经触摸反应物和按压等，可推断疾病的病理变化。

2. 错。**解析：**此题考查的是十二经脉的命名。随着十二经脉在《黄帝内经》中的出现，根据其循行所联络的部位，以手足、阴阳、脏腑三方面结合来命名。其中用手、足将十二经脉分成手六经和足六经；凡属五脏和心包、分布于四肢内侧的经脉为阴经，属六腑、分布于四肢外侧的经脉为阳经。根据阴阳消长变化规律，阴阳又分为三阴三阳，三阴为太阴、少阴、厥阴；三阳为阳明、太阳、少阳。

3. 对。**解析：**因十二经脉在体内与脏腑相络属，而脏腑有表里相合的关系，故十二经脉之阴经与阳经之间也有明确的脏腑属络和表里关系。阴经属脏、络腑、主里；阳经属腑、络脏、主表，一脏配一腑，一阴配一阳，十二经脉构成六组表里属络关系。

4. 错。**解析：**题干混淆了十二经别与十二经筋的特点。十二经筋均起于四肢末端，结聚于关节骨骼部，而走向头面躯干，行于体表，不入内脏。十二经别的循行具有离、入、出、合的特点，多是从四肢肘膝关节附近正经别出（离），经过躯干深入体腔与相关的脏腑联系（入）；再浅出体表上行于头项部（出）；在头项部，阳经经别合于本经的经脉，阴经经别合于其相表里的阳经经脉（合），十二经别正好是阴阳表里两经相合，为六对，故又称之为“六合”。

5. 对。**解析：**在《黄帝内经》时期，腧、输、俞三字通用。后来为了区分方便，三字就有了不同的含义。腧穴，指穴位的统称。输穴，专指五输穴中的第三个穴。俞穴，专指特定穴中的背俞穴。

6. 错。**解析：**阿是穴多以压痛点或病变局部或其他反应点取穴，但在临床上，经穴、奇穴亦有以压痛取穴。这也就是说，凡有压痛之处，不一定都称之为“阿是穴”。

7. 对。**解析：**此题考查的是公孙穴的特定穴属性。公孙是足太阴脾经的腧穴，是脾经的络穴，同时也是八脉交会穴（通于冲脉）。

8. 对。**解析：**《素问·刺要论篇》指出：“刺有浅深，各致其理……浅深不得，反为大贼（害）。”说明针刺的深浅必须适当。每个腧穴的可针刺深度都有一定的范围，临床上一般根据患者的年龄、体质、病情及部位，采用不同的针刺深度。所使用的手法并不是针刺深度的考虑因素。

9. 错。**解析：**出现滞针，应及时处理。若患者精神紧张，局部肌肉过度痉挛，嘱其不要紧张，可稍延长留针时间，或于滞针腧穴附近进行循按或叩弹针柄，或在附近再刺一针，以宣散气血，缓解肌肉的痉挛。若行针不当，或单向捻转而致者，可向相反方向将针捻回，并用刮柄、弹柄法，使缠绕的肌纤维回释，即可消除滞针。不可强行拔针。

10. 错。**解析：**穴位埋线时，可吸收性外科缝线线头不可暴露在皮肤外面，以防感染和脱落。

五、填空题

1. **答案：**《足臂十一脉灸经》《阴阳十一脉灸经》

解析：1973 年在长沙马王堆三号汉墓出土的医学帛书（用丝绸当纸张）中，有 2 种关于经脉的著作，即《足臂十一脉灸经》和《阴阳十一脉灸经》。两书论述了十一条经脉的循行分布、病候表现和灸法治疗，是现存最早的经络学说专著。

2. **答案：**胞中

解析：此题考查的是奇经八脉中任脉、督脉和冲脉的循行。任脉、督脉、冲脉皆起于胞中，同出于会阴，而分别循行于人体的前、后正中线和腹部两侧，故称为“一源三岐”。

3. **答案：**四肢肘膝关节以下的腧穴

解析：远治作用是指腧穴具有治疗其远隔部位的脏腑、组织器官病证的作用。一般认为，十四经腧穴中，尤其是十二经脉肘膝关节以下的腧穴，远治作用尤为突出，可以治疗本经所过的远端部位的疾病。

4. **答案：** 指力、手法

解析： 针刺练习，主要是对指力和手法的锻炼，一般分三步进行：①指力练习，主要在纸垫上练习。②手法的练习，主要是在棉团上进行。③手感练习，通过纸垫、棉团的物体练针。掌握了一定的指力和针刺手法后，可以在自己身上选择一些穴位进行试针练习，也可以彼此相互试针，以亲身体会指力的强弱、针刺的感觉、行针的手法等。

5. **答案：** 捻转法

解析： 行针分为基本手法和辅助手法，应区分清楚。

6. **答案：** 3~5

解析： 提插法是将针刺入腧穴一定深度后，施以上提下插的操作手法。使用提插法时的指力一定要均匀一致，幅度不宜过大，一般以 3 ~ 5 分为宜，频率不宜过快，每分钟 60 次左右，保持针身垂直，不改变针刺角度、方向。一般而言，行针提插的幅度大，频率快，刺激量就大；反之，提插的幅度小，频率慢，刺激量就小。

7. **答案：** 候气

解析： 候气是将针留置于所刺腧穴之内，安静地较长时间的留针；亦可间歇地运针，施以提插、捻转等催气手法，直待气至。留针候气，要有耐心，不可操之过急。

8. **答案：** 疏通经络

解析： 针灸治疗的作用：①调和阴阳：是针灸治病的最终目的。②疏通经络：是针灸最基本和最直接的治疗作用。③扶正祛邪：是针灸治病的根本法则和手段。

六、解释名词术语

1. **答案：** 十二经脉和任脉、督脉各自别出一络，加上脾之大络，总计 15 条，称为十五络脉。

解析： 十五络脉是十二经脉在四肢部以及躯干前、后、侧三部的重要支脉，起沟通表里和渗灌气血的作用。十五络脉是指十二经脉和任、督二脉各自别出一络，加上脾之大络，总计 15 条，称为十五络脉。

2. **答案：** 指分布在十二经脉和任、督二脉上的腧穴，即归属于十四经的穴位，总称十四经穴。

解析： 此题考查的是十四经穴的定义。十四经穴简称“经穴”，是指归属于十二经和任脉、督脉循行线上的腧穴。特点：有固定位置、名称，有一定的经属，主治本经及相应脏腑病证。背诵时易漏掉任、督二脉。

3. **答案：** 是指以体表骨节为主要标志折量全身各部的长度和宽度，定出分寸，用于腧穴定位的方法，又称骨度折量定位法。

解析： 此题考查的是骨度分寸定位法的定义。骨度分寸法不分男女老幼，体形的高矮胖瘦，均按比例折算成同等长度和宽度，作为量取腧穴的依据。

4. **答案：** 指进针得气后均匀的提插、捻转后即可出针的方法。

解析： 平补平泻，“平”即“均”的意思。也就是说对于虚实不太显著或虚实兼有的病证，进针得气后可均匀地提插、捻转。

5. **答案：**又称隔物灸、间隔灸，即在艾炷与施灸腧穴皮肤之间垫上药物或其他材料而施灸的一种方法。

解析：间接灸名称有间接，表明不是直接放在皮肤上施灸，而是需间隔药物或物品，所以又称隔物灸。

七、简答题

1. **答案：**足三阴经在内踝上 8 寸以下，分布规律是厥阴在前、太阴在中、少阴在后，在内踝上 8 寸以上，足太阴经交出足厥阴经之前，分布规律为太阴在前、厥阴在中、少阴在后。

解析：阴经在四肢的分布，总体是太阴在前、厥阴在中、少阴在后，但足三阴经在下肢内踝上 8 寸以下是厥阴在前、太阴在中、少阴在后。

2. **答案：**（1）联系脏腑，沟通内外。

（2）运行气血，营养全身。

（3）抗御病邪，反映病候。

（4）传导感应，调和阴阳。

解析：错误答案是针灸的治疗作用。本题考查的是经络的作用，应区分清楚，不要混淆。

3. **答案：**共分十大类，有五输穴、原穴、络穴、背俞穴、募穴、八会穴、郄穴、下合穴、八脉交会穴、交会穴。

解析：此题考查的是特定穴的分类。包括在四肢肘膝以下的五输穴、原穴、络穴、郄穴、八脉交会穴、下合穴；在胸腹、背腰部的背俞穴、募穴；在四肢躯干部的八会穴以及全身经脉的交会穴。腧穴的分类包括十四经穴、奇穴、阿是穴 3 类。二者不可混淆。

4. **答案：**（1）指切进针法：又称爪切进针法，以押手的拇指或食指或中指的爪甲切按在腧穴位置上，右手持针，紧靠押手指甲面将针刺入皮肤。

（2）夹持进针法：或称骈指进针法，以严格消毒的押手拇、食二指夹持住针身下端，露出针尖，将针尖固定于针刺穴位皮肤表面位置，刺手捻动针柄，使针垂直，双手同时用力，协同将针刺入皮肤。

（3）舒张进针法：用押手的食、中二指或拇、食二指将所针刺穴位处的皮肤向两侧撑开，使皮肤绷紧，刺手持针，使针从押手的食、中二指或拇、食二指中间刺入。

（4）提捏进针法：以押手的拇、食二指将所刺腧穴部位的皮肤提起，刺手持针从捏起的皮肤的上端刺入。

解析：4 种双手进针法各自有使用的穴位或部位。①指切进针法：适用于短针的进针。②夹持进针法：适用于长针的进针。③舒张进针法：主要用于皮肤松弛部位的进针。④提捏进针法：主要用于皮肉浅薄部位的进针。

5. **答案：**当针刺腧穴得气时，患者自觉针刺部位有酸、麻、胀、重等感觉，有时还会出现热、凉、痒、痛、抽搐、蚁行等感觉，或呈现沿着一定的方向和部位传导、扩散等现象。少数患者还会出现循经性肌肤震颤等反应，或出现循经性皮疹带或红、白线等现象。

解析：得气的感觉分为患者和医者两方面，医者的刺手亦能体会到针下沉紧、涩滞或针体颤动等反应。应分清，不要混淆。

6. **答案**：（1）近部选穴：指选取病变所在部位或邻近部位的腧穴。如治近视眼选睛明。

（2）远部选穴：指选取距离病位较远处部位的腧穴。如治胃痛选足三里。

（3）辨证选穴：根据疾病的证候特点，分析病因病机而辨证选取穴位的方法。如心肾不交之失眠选心俞、肾俞。

（4）对症选穴：针对个别突出的症状而选取穴位。如痰多选丰隆。

解析：针灸处方中腧穴的选取，以脏腑经络学说为指导，以循经取穴为主，并根据不同证候选取不同腧穴。回答应与针灸的配穴方法区分。

7. **答案**：（1）孔最：手太阴肺经。在前臂前区，腕掌侧远端横纹上 7 寸，尺泽与太渊连线上。郄穴。

（2）丰隆：足阳明胃经。在小腿外侧，外踝尖上 8 寸，胫骨前肌的外缘；条口外侧一横指处。络穴。

（3）后溪：手太阳小肠经。在手内侧，第 5 掌指关节尺侧近端赤白肉际凹陷中。输穴、八脉交会穴（通督脉）。

（4）肾俞：足太阳膀胱经。在脊柱区，第 2 腰椎棘突下，后正中线旁开 1.5 寸。肾之背俞穴。

（5）昆仑：足太阳膀胱经。在踝区，外踝尖与跟腱之间的凹陷中。经穴。

（6）阳池：手少阳三焦经。在腕后区，腕背侧远端横纹上，指伸肌腱的尺侧缘凹陷中。原穴。

（7）悬钟：足少阳胆经。在小腿外侧，外踝尖上 3 寸，腓骨前缘。八会穴之髓会。

（8）中脘：任脉。在上腹部，脐中上 4 寸，前正中线上。胃之募穴、八会穴之腑会。

（9）少商：手太阴肺经。在手指，拇指末节桡侧，指甲根角侧上方 0.1 寸。井穴。

（10）然谷：足少阴肾经。在足内侧，足舟骨粗隆下方，赤白肉际处。荥穴。

解析：此题主要考查的腧穴的归经、定位和特定穴属性。其中，后溪和中脘各有多个特定穴属性，不要漏项。

C卷

扫码获取
同步习题

一、单项选择题（每小题1分，共20分）

1.《十四经发挥》的作者是（　）

A. 滑寿　B. 皇甫谧
C. 孙思邈　D. 王惟一
E. 杨继洲

2. 对针灸学进行了第一次总结的著作是（　）

A.《黄帝内经》　B.《十四经发挥》
C.《针灸甲乙经》　D.《备急千金要方》
E.《针灸大成》

3. 以下穴位中不归属于足阳明胃经的是（　）

A. 足三里　B. 天枢
C. 下关　D. 头维
E. 阳陵泉

4. 风门穴属于（　）

A. 手阳明大肠经　B. 足少阳胆经
C. 足太阳膀胱经　D. 足阳明胃经
E. 足太阴脾经

5. 最早的原始针具是（　）

A. 骨针　B. 砭石
C. 竹针　D. 铜针
E. 陶针

6. 经脉循行中，“连舌本，散舌下”的经脉是（　）

A. 手太阴肺经　B. 手少阴心经
C. 足厥阴肝经　D. 足太阴脾经
E. 足少阴肾经

7. 定位在耳屏间切迹前，下颌骨髁状突后缘的腧穴是（　）

A. 听会　B. 听宫
C. 耳门　D. 翳风
E. 风池

8. 既称十二经之海，又称血海的是（　）

A. 督脉　B. 足阳明胃经
C. 足少阴肾经　D. 冲脉
E. 足太阴脾经

9. 前后发际之间的骨度分寸是（　）

A. 8寸　B. 9寸
C. 10寸　D. 12寸
E. 18寸

10. 位于耳轮脚消失处的耳穴是（　）

A. 胃　B. 肝
C. 心　D. 肺
E. 脾

11. 八会穴中筋会是（　）

A. 悬钟　B. 阳陵泉
C. 大杼　D. 章门
E. 膈俞

12. 隔蒜灸属于下列何种灸法（　）

A. 悬起灸　B. 实按灸
C. 直接灸　D. 间接灸
E. 化脓灸

13. 下列腧穴中属于胆经的是（　）

A. 翳风　B. 头维
C. 头临泣　D. 攒竹
E. 听宫

14. 治疗痔疾常用的经验穴为（　）

A. 足三里　B. 昆仑
C. 委阳　D. 二白
E. 阴陵泉

15. 选用电针密波，起到的作用是（　）

A. 消除炎性水肿
B. 促进气血循环
C. 抑制神经而止痛
D. 兴奋神经而止痛
E. 改善组织营养

16. 皮肤针操作时主要运用哪个部位的力量( )
A. 指　　B. 腕
C. 肘　　D. 肩
E. 前臂

17. 腰脊正中的疼痛辨证归经，应属于( )
A. 督脉　　B. 足太阳经
C. 足少阳经　　D. 带脉
E. 足少阴经

18. 瘀血腰痛最好应用以下何种方法施术( )
A. 毫针泻法　　B. 毫针补法
C. 灸法　　D. 刺络拔罐法
E. 毫针补法加灸法

19. 头皮针进针时，针尖与头皮呈多少度夹角进针( )
A. 5度　　B. 10度
C. 30度　　D. 45度
E. 60度

20. 八脉交会穴中，与内关相配治疗胃、心、胸疾病的是( )
A. 公孙　　B. 后溪
C. 列缺　　D. 足临泣
E. 申脉

二、双项选择题(每小题1分，共10分)

1. 奇经八脉中，调节肢体运动、司眼睑开合的是( )
A. 冲脉　　B. 带脉
C. 阴跷脉　　D. 阳跷脉
E. 督脉

2. 既是络穴又是八脉交会穴的是( )
A. 列缺　　B. 飞扬
C. 偏历　　D. 上关
E. 公孙

3. 属于悬起灸的是( )
A. 天灸　　B. 温灸器灸
C. 回旋灸　　D. 实按灸
E. 温和灸

4. 行针基本手法包括( )
A. 摇柄法　　B. 捻转法
C. 提插法　　D. 循法
E. 弹柄法

5. 骨度分寸是18寸的有( )
A. 眉间至第7颈椎棘突下
B. 股骨大转子至腘横纹
C. 耻骨联合上缘至胫骨内上髁上缘
D. 腘横纹至足底
E. 耻骨联合上缘至股骨内上髁上缘

6. 下列哪些属复式补泻手法( )
A. 捻转补泻　　B. 提插补泻
C. 烧山火　　D. 呼吸补泻
E. 透天凉

7. 以下穴位中平第2腰椎棘突下的是( )
A. 心俞　　B. 肾俞
C. 膈俞　　D. 腰俞
E. 志室

8. 具有强壮作用的腧穴有( )
A. 百会　　B. 关元
C. 气海　　D. 中极
E. 阴交

9. 下列哪些腧穴不属于十四经穴（　）
A. 翳风　B. 翳明
C. 四白　D. 太阳
E. 会阳

10. 足三阴经腧穴三经相同的主治是（　）
A. 妇科病　B. 脾胃病
C. 热病　D. 腹部病
E. 神志病

三、多项选择题（每小题1分，共10分）

1. 押手的作用是（　）
A. 减少刺痛　B. 协助调节针感
C. 固定腧穴位置　D. 夹持针身
E. 施行手法操作

2. 腧穴的主治特点包括（　）
A. 近治作用　B. 疏通作用
C. 特殊作用　D. 调整作用
E. 远治作用

3. 耳穴的选穴原则有（　）
A. 按相应部位选穴
B. 按临床经验选穴
C. 按现代医学理论选穴
D. 按经络辨证选穴
E. 按脏腑辨证选穴

4. 捻转泻法包括以下何种因素（　）
A. 拇指向后用力　B. 拇指向前用力
C. 右转为主　D. 左转为主
E. 大幅度捻转

5. 手太阴肺经联系的脏腑器官有（　）
A. 肺　B. 胃
C. 大肠　D. 气管
E. 鼻

6. 八脉交会穴中，下列正确的为（　）
A. 照海通阴跷　B. 足临泣通带脉
C. 内关通冲脉　D. 公孙通阴维
E. 列缺通任脉

7. 下列穴位可直接灸的是（　）
A. 印堂　B. 关元
C. 命门　D. 人迎
E. 颊车

8. 以下属五输穴中输穴的穴位是（　）
A. 后溪　B. 三间
C. 中渚　D. 小海
E. 支沟

9. 治疗漏肩风的常用腧穴有（　）
A. 肩髃　B. 肩髎
C. 肩前　D. 肩贞
E. 阿是穴

10. 足厥阴肝经循行经过的部位有（　）
A. 前阴　B. 胃
C. 肾　D. 颠顶
E. 肺

四、判断题（每小题1分，共10分）

1. 头针要求捻转速度每分钟100次左右。（　）
2. 凡可供肌内注射用的药物均可用于穴位注射。（　）
3. 提插泻法的操作是先深后浅，轻插重提，频率快，幅度大，时间短。（　）
4. 除实热证以外，某些慢性病亦可采用三棱针放血疗法。（　）
5. 经穴是指分布在十二经脉循行线上的腧穴。（　）
6. 手三里穴位于曲池与阳溪的连线上，曲池下3寸。（　）

7. 足太阳膀胱经循行经过了巅顶。（ ）

8. 针刺环跳、阳陵泉时，患者应取俯卧位。（ ）

9. 后溪穴应当微握拳取穴。（ ）

10. 小儿腮腺炎可选用灯火灸治疗。（ ）

五、填空题（每空1分，共10分）

1. 针灸的选穴原则有近部选穴__________、__________、__________。

2.《难经·六十八难》载“井主心下满，__________主身热，输主体重节痛……”。

3. 使用三棱针在病变局部针刺10~20针的刺法是__________。

4. __________是针灸最基本和最直接的治疗作用。

5. 脾之大络名曰__________，出渊腋下三寸，布胁肋。

6. 皮肤针叩刺时，应运用__________的弹力，使针尖叩刺皮肤后，立即弹起。

7. 能提高肌肉组织的兴奋性，对横纹肌有良好的刺激收缩作用的电针波型是__________波。

8. 艾炷灸一般以艾炷的大小和________来掌握施灸刺激量的。

六、名词解释题（每题2分，共10分）

1. 腧穴

2. 募穴

3. 颃颡

4. 雀啄灸

5. 原络配穴

七、简答题（共4题，共20分）

1. 写出下列腧穴的定位和特定穴意义。（共6分）

丰隆　太渊　太溪　内关　阴郄　阳陵泉

2. 简述耳穴的分布规律。（5分）

3. 简述弯针的处理方法。（4分）

4. 如何理解“面口合谷收”。（5分）

八、问答题（共10分）

试述瘢痕灸的操作、灸疮的护理及禁忌。（10分）

C卷答案解析

一、单项选择题

1. A。**解析：**元代滑寿于公元1341年著《十四经发挥》，将十二经脉与任、督二脉合称为十四经脉，对后人研究经脉很有裨益。两晋时期，著名的针灸学家皇甫谧撰成《针灸甲乙经》是继《黄帝内经》之后对针灸学的又一次总结，是现存最早的一部针灸学专著。隋、唐时期著名医家孙思邈在其著作《备急千金要方》中创用阿是穴和指寸法。明代杨继洲《针灸大成》是继《黄帝内经》《针灸甲乙经》后对针灸学的又一次总结。北宋王惟一重新考订明堂经穴，于公元1026年撰成《铜人腧穴针灸图经》。

2. A。**解析：**战国到秦汉成书的《黄帝内经》，以阴阳、五行、脏腑、经络、腧穴、精神、气血、津液等为基本理论，用无神论观点、整体观点等阐述了人体生理、病理、诊断要领和防治原则，重点论述了经络、腧穴、针法、灸法等。特别是《灵枢》，较为完整地论述了经络腧穴理论、刺灸方法和临床治疗等，对针灸医学作了比较系统的总结，为后世针灸学的发展奠定了基础。

3. E。**解析：**足阳明胃经循行在头面、身体的前面和下肢的前外侧，共 45 个腧穴。阳陵泉位于小腿外侧，腓骨小头前下方，属足少阳胆经。

4. C。**解析：**风门是足太阳膀胱经背部第一侧线的腧穴，位于第 2 胸椎棘突下，后正中线旁开 1.5 寸。

5. B。**解析：**针灸医学起源于新石器时期，跨越旧石器时代晚期及整个新石器时代。针刺的起源——砭石，我们的祖先在最初并不是用针，而是用石头制成的砭石来治疗疾病。

6. D。**解析：**舌本指的是舌根部。足太阴脾经经脉循行，“入腹，属脾，络胃，上膈，夹咽，连舌本，散舌下”。

7. A。**解析：**此题考查的是腧穴的定位，位置相近的穴位要注意区分。耳门是手少阳三焦经腧穴，位于耳屏上切迹前，下颌骨髁状突后缘，张口有凹陷处。听宫是手太阳小肠经腧穴，位于耳屏正中与下颌骨髁状突之间的凹陷中。听会是足少阳胆经腧穴，位于耳屏间切迹与下颌骨髁状突之间的凹陷中。

8. D。**解析：**此题考查的是奇经八脉的功能。冲脉涵蓄十二经气血，故称“十二经之海”或“血海”；督脉总督六阳经，调节全身阳经经气，故称“阳脉之海”。

9. D。**解析：**此题考查的是头部骨度分寸。前发际正中至后发际正中是 12 寸。眉间（印堂）至前发际正中是 3 寸。眉间（印堂）至后发际正中是 15 寸。前两额角发际（头维）之间是 9 寸。耳后两乳突（完骨）之间是 9 寸。

10. A。**解析：**此题考查的是耳穴的定位。与内脏相应的穴位集中在耳甲，与消化道相对应的穴位在耳轮脚周围呈环形排列。其中胃位于耳轮脚消失处。

11. B。**解析：**此题考查的是八会穴。八会穴指脏会章门、腑会中脘、气会膻中、血会膈俞、筋会阳陵泉、脉会太渊、骨会大杼、髓会绝骨。

12. D。**解析：**常用的艾灸法，分为艾炷灸、艾条灸、温针灸和温灸器灸，其中艾条灸分为悬起灸和实按灸，艾炷灸分为直接灸和间接灸，直接灸分为化脓灸和非化脓灸。隔蒜灸属于艾柱灸中的间接灸。

13. C。**解析：**此题考查的是腧穴的归经。翳风是三焦经腧穴，头维是胃经腧穴，头临泣是胆经腧穴，攒竹是膀胱经腧穴，听宫是小肠经腧穴。

14. D。**解析：**此题考查的是腧穴的主治作用。经外奇穴二白具有利肠腑、舒筋骨的作用，是治疗痔疾的经验穴。二白在前臂前区，腕掌侧远端横纹上 4 寸，桡侧腕屈肌腱的两侧，一侧各 1 穴，左右两臂共 4 穴。

15. C。**解析：**电针电流的波型、频率不同，其作用亦不同。连续波中频率快的叫密波（高频连续波），先对感觉神经起抑制作用，接着对运动神经也产生抑制作用，常用于止痛、镇静、缓解肌肉和血管痉挛，针刺麻醉等。

16. B。**解析：**皮肤针叩刺时，应使用腕部的弹力，避免用力过大。

17. A。**解析：**根据“经脉所过，主治所及”，腰脊正中为督脉循行所过，故选 A。

18. D。**解析：**根据“瘀陈则除之”的原则，瘀血腰痛可选用刺络放血加拔罐法治疗。

19. C。**解析：**头皮针进针时，针体与头皮呈 15° ~ 30° 夹角，针尖向穴线方向，快速将针刺入头皮下。当针尖达到帽状腱膜下层时，针下阻力减小，再将针体沿帽状腱膜下层按穴线方向进针。根据不同穴线长度，刺入不同深度。

20. A。**解析：**此题考查的是八脉交会穴，可以根据歌诀来记忆，即“公孙冲脉胃心胸，内关阴维下总同”，公孙与内关配伍，上下配合，可以治疗胃、心、胸病证。

二、双项选择题

1. CD。**解析：**此题考查的是奇经八脉的功能。阴跷脉、阳跷脉能调节肢体运动，司眼睑开合。

2. AE。**解析：**此题考查的是特定穴。列缺为手太阴肺经的络穴、八脉交会穴（通任脉）；飞扬为足太阳膀胱经络穴；偏历为手阳明大肠经络穴；上关为足少阳胆经腧穴；公孙为足太阴脾经络穴、八脉交会穴（通冲脉）。

3. CE。**解析：**艾条灸分为悬起灸和实按灸。温和灸、雀啄灸和回旋灸是艾条灸中的悬起灸，太乙神针和雷火神针则为艾条灸中的实按灸。

4. BC。**解析：**以上均为行针手法，但提插法与捻转法为行针的基本手法，而摇柄法、弹柄法、搓柄法以及循法、飞法和震颤法为行针的辅助手法。

5. AE。**解析：**此题考查的是骨度分寸。眉间至第 7 颈椎棘突下是 18 寸；股骨大转子至腘横纹是 19 寸；耻骨联合上缘至胫骨内侧髁上缘是 22 寸；腘横纹至足底是 19 寸；耻骨联合上缘至股骨内上髁上缘是 18 寸。

6. CE。**解析：**选项均为补泻手法，其中 ABD 为单式补泻手法，CE 为复式补泻手法。

7. BE。**解析：**此题考查的是腧穴的定位。平第二腰椎棘突下的腧穴有督脉的命门，膀胱经第一侧线肾俞和膀胱经第二侧线志室。其他选项中，心俞平第五胸椎棘突下，膈俞平第七胸椎棘突下，腰俞在骶管裂孔处。

8. BC。**解析：**此题考查的是腧穴的主治作用。任脉腧穴主治腹、胸、颈、头面等的局部病证和相应的内脏器官疾病。部分腧穴有强壮作用，少数腧穴可治疗神志疾病。其中关元、气海为保健要穴，有强壮作用；百会可升阳举陷；中极、阴交可治疗下腹部疾病。

9. BD。**解析：**翳风为三焦经腧穴，四白为胃经腧穴，会阳为膀胱经腧穴，翳明、太阳为经外奇穴。

10. AD。**解析：**此题考查的是腧穴分经主治规律。足太阴脾经主治脾胃病；足厥阴肝经主治肝病；足少阴肾经主治肾病、肺病、咽喉病；足厥阴肝经和足少阴肾经相同主治为前阴病；足三阴经相同主治为腹部病、妇科病。

三、多项选择题

1. ABCDE。**解析：**在针刺过程中押手的作用，主要是固定腧穴的位置，夹持针身，协助刺手进针，使针身有所依附，保持针身垂直，力达针尖，以利于进针，减少刺痛和协助调节、控制针感。其中协助调节、控制针感是在进针之后押手发挥的作用，比如说针刺后，刺手边行针，押手边沿着针刺穴位所在的经脉进行循按、轻弹等。

2. ACE。**解析：**近治作用、远治作用、特殊作用为腧穴的主治特点，疏通经络、调和阴阳、扶正祛邪是针灸的治疗作用。两者不可混淆。

3. ABCDE。**解析：**因耳穴是传统中医理论与现代西医理论相结合产生的，所以选穴原则既包括传统理论中的部位、经络辨证、脏腑辨证，又包括西医理论，还有临床经验。

4. ACE。**解析：**捻转泻法的操作要领为捻转角度大，用力重，频率快，操作时间长，结合拇指向后，食指向前（右转用力为主）。BD 选项为捻转补法的操作要领。

5. ABCD。**解析：**此题考查的是手太阴肺经联系的脏腑器官。首先要明确肺经经脉循行，手太阴肺经起于中焦，属肺、络大肠，联络胃及肺系；从肺系出来（中府），外行线起于侧胸上部，循行于上肢内侧前缘，经过寸口，止于拇指桡侧端（少商）；分支从腕后（列缺）分出，止于食指桡侧端，与手阳明大肠经相接。联系的脏腑有肺、大肠、胃、肺系，肺系指喉咙，兼指气管。

6. ABE。**解析：**此题考查的是八脉交会穴。公孙通冲脉，内关通阴维脉，足临泣通带脉，外关通阳维脉，后溪通督脉，申脉通阳跷脉，列缺通任脉，照海通阴跷脉。

7. BC。**解析：**艾灸时对面部穴位、五官、乳头、大血管等处均不宜使用直接灸，以免烫伤形成瘢痕。关节活动部位亦不适宜用化脓灸，以免化脓溃破，不易愈合，甚至影响功能活动。印堂和颊车位于头面五官，人迎位于颈总动脉搏动处，是不可以使用直接灸的。

8. ABC。**解析：**此题考查的是五输穴。后溪是小肠经的输穴，三间是大肠经的输穴，中渚是三焦经的输穴，小海是小肠经的合穴，支沟是三焦经的经穴。

9. ABCDE。**解析：**根据近部选穴原则，“漏肩风”可选取肩关节周围的腧穴治疗，故全选。

10. ABDE。**解析：**《灵枢·经脉》载：“肝足厥阴之脉，起于大指丛毛之际，上循足跗上廉，去内踝一寸，上踝八寸，交出太阴之后，上腘内廉，循股阴，入毛中，环阴器，抵小腹，夹胃，属肝，络胆，上贯膈，布胁肋，循喉咙之后，上入颃颡，连目系，上出于额部，与督脉会于巅。其支者，从目系下颊里，环唇内。其支者，复从肝别贯膈，上注肺。”肝经与脏腑器官的联系：属肝，络胆，与胃、肺、阴器、喉咙、颃颡、目系及唇相联系。不包括肾。

四、判断题

1. 错。**解析：**头针要求快速捻转，每分钟应比普通体针的捻转行针速度快，可达 200 次 / 分。

2. 对。**解析：**凡是可供肌内注射用的药物，都可供穴位注射用。常用于制作注射液的中药有：当归、丹参、红花、板蓝根、徐长卿、灯盏花、补骨脂、柴胡、鱼腥草、川芎等；西药有：25% 硫酸镁，维生素 B_1、B_{12}、C、K_3，0.25% ~ 2% 盐酸普鲁卡因，阿托品，利血平，安络血，麻黄素，抗生素，胎盘组织液，生理盐水，风湿宁，骨宁等。

3. 错。**解析：**先深后浅，轻插重提，提插幅度大，频率快，操作时间长，以上提用力为主者为提插泻法。

4. 对。**解析：**三棱针刺络放血具有通经活络、开窍泻热、调和气血、消肿止痛等作用，各种实证、热证、瘀血、疼痛等均可应用。目前较常用于某些急症和慢性病，如昏厥、高热、中暑、中风闭证、咽喉肿痛、目赤红肿、顽癣、疖痈初起、扭挫伤、痄疾、痔疾、久痹、头痛、丹毒、指（趾）麻木等。

5. 错。**解析：**此题考查的是十四经穴的定义。十四经穴简称“经穴”，是指归属于十二经和任脉、督二脉循行线上的腧穴。特点：有固定位置、名称，有一定的经属，有治疗本经及相应脏腑病证的共同作用。

6. 错。**解析：**手三里在前臂，阳溪与曲池连线上，肘横纹下 2 寸。

7. 对。**解析：**《灵枢 · 经脉》载：“膀胱足太阳之脉，起于目内眦，上额，交巅。其支者：从巅至耳上角。其直者：从巅入络脑，还出别下项，循肩髆内，夹脊抵腰中，入循膂，络肾，属膀胱。”

8. 错。**解析：**环跳、阳陵泉均属足少阳胆经，经脉循行于身体两侧。环跳位于股骨大转子最凸点与骶管裂孔连线的外 1/3 与内 2/3 交点处；阳陵泉位于腓骨小头前下方凹陷中，针刺时需选取侧卧位。

9. 对。**解析：**后溪在第 5 掌指关节尺侧近端赤白肉际凹陷中，取穴时应当微握拳。

10. 对。**解析：**角孙灯火灸治疗痄腮是临床经验效穴。

五、填空题

1. **答案：**远部选穴、辨证选穴、对症选穴

解析：针灸的选穴原则与腧穴的治疗作用应区分。

2. **答案：**荥

解析：《难经 · 六十八难》指出“井主心下满，荥主身热，输主体重节痛，经主喘咳寒热，合主逆气而泄”。

3. **答案：**散刺法

解析：散刺法又叫豹纹刺，是对病变局部及其周围进行点刺的一种方法。根据病变部位大小的不同，可刺 10 ~ 20 针，由病变外缘环形向中心点刺，点刺后可配合挤压或拔罐等方法，以促使瘀血或水肿的排除，达到祛瘀生新、通经活络的目的。此法多用于局部瘀血、血肿或水肿、顽癣等。

4. **答案：**疏通经络

解析：针灸治疗作用中：①疏通经络，是指针灸具有祛除经络瘀阻而使其恢复通畅的作用，是针灸最基本和最直接的治疗作用。②调和阴阳，是指针灸具有使患者机体从阴阳失衡状态向平衡状态转化的作用，这是针灸治疗最终要达到的根本目的。③扶正祛邪，是指针灸具有扶助机体正气及祛除病邪的作用。

5. **答案：**大包

解析：此题考查的是经络循行的原文，应记忆清楚。

6. **答案：**腕部

解析：皮肤针叩刺时，应使用腕部的弹力，避免用力过大。

7. **答案：**断续

解析：电针电流的波型、频率不同，其作用亦不同。疏密波是疏波、密波自动交替出现的一种波型，疏、密波交替持续的时间各约1.5s，能克服单一波型易产生耐受现象的缺点。刺激作用较大，治疗时兴奋效应占优势。能增加代谢，促进气血循环，改善组织营养，消除炎性水肿。常用于各种痛症、扭挫伤、关节周围炎、腰背筋膜劳损、面瘫、肌无力、局部冻伤等。断续波是有节律地时断、时续的一种波型。断时，在1.5s时间内无脉冲电输出；续时，是密波连续工作1.5s。断续波型，机体不易产生耐受，其动力作用颇强，能提高肌肉组织的兴奋性，对横纹肌有良好的刺激收缩作用。常用于治疗痿证、瘫痪等。

8. **答案：**壮数多少

解析：一个艾炷燃烧完，称为一壮，艾炷灸灸量的大小，与艾炷的大小和壮数的多少有关。艾炷大、壮数多，刺激量大；艾炷小、壮数少，刺激量小。

六、解释名词术语

1. **答案：**人体脏腑经络之气输注于体表的特殊部位。

解析：此题考查的是腧穴的定义。腧穴是人体脏腑经络之气输注于体表的特殊部位。腧，本写作输，有转输、输注的含义，即经气转输之义；穴，有洞、孔、隙的意思，即经气所居之处。合起来就是气血输注的空隙。

2. **答案：**是脏腑之气汇聚于胸腹部的腧穴。

解析：此题考查的是募穴的定义。募穴是脏腑之气汇聚于胸腹部的腧穴，又称“腹募穴”。募，有聚集、汇合之意。

3. **答案：**上腭与鼻相通的部位，相当于鼻咽部。

解析：颃颡见于足厥阴肝经经脉循行，“循喉咙之后，上入颃颡，连目系，上出于额部，与督脉会于巅”，指的是鼻咽部。

4. **答案：**施灸时，艾条点燃的一端与施灸部位皮肤的距离并不固定，而是如鸟雀啄食一样上下活动，至皮肤红晕为度。

解析：雀啄灸从名称上就可以看出，施灸时手法像鸟雀啄食一样，一上一下的活动，因此得名。

5. **答案：**把先病脏腑的原穴和后病的相表里经脉的络穴相配合，称为“原络配穴”。

解析：表里经配穴法包括原络配穴法。

七、简答题

1. **答案：**（1）丰隆：定位：在小腿外侧，外踝尖上8寸，胫骨前肌的外缘；条口外侧一横指处。络穴。

（2）太渊：定位：在腕前区，桡骨茎突与舟状骨之间，拇长展肌腱尺侧凹陷中。输穴、原穴、八会穴之脉会。

（3）太溪：定位：内踝尖与跟腱之间的凹陷中；输穴、原穴。

（4）内关：定位：腕掌侧远端横纹上2寸，掌长肌腱与桡侧腕屈肌腱之间；络穴、八脉交会穴（通阴维脉）。

（5）阴郄：定位：腕掌侧远端横纹上 0.5 寸，尺侧腕屈肌腱的桡侧缘；郄穴。

（6）阳陵泉：定位：腓骨小头前下方凹陷中。合穴、胆之下合穴、八会穴之筋会。

解析：此题考查的是腧穴的定位和特定穴属性。其中太渊、太溪、内关、阳陵泉均有多个特定穴属性，不要漏项。

2. **答案：**耳穴的分布总体来看似一倒置的胚胎。

（1）与头面相应的穴位在耳垂。

（2）与上肢相应穴位在耳舟。

（3）与躯干和下肢相应的穴位在对耳轮体部和对耳轮上下脚。

（4）与内脏相应的穴位集中在耳甲，其中与消化道相应的耳穴弧形排列在耳轮脚周围。

解析：耳穴是指分布在耳郭上的一些特定区域。耳穴在耳郭的分布有一定的规律，犹如倒置的胚胎。按此规律有助于记忆。

3. **答案：**出现弯针后，不得再行提插、捻转等手法。如属轻微弯曲，应慢慢将针起出；若弯曲角度过大，应顺着弯曲方向将针起出；如弯曲不止一处，应视针柄扭转倾斜的方向，逐步分段退出；若由患者移动体位所致，应使患者慢慢恢复原来的体位，局部肌肉放松后，再将针缓慢起出。切忌强行拔针，以免将针身折断，留在体内。

解析：滞针是指在行针时或留针后，医者感觉针下涩滞，捻转、提插、出针均感困难，而患者感觉剧痛的现象。两者都有可能由于患者精神紧张，或改变体位造成，处理有相似之处，但弯针不会引起患者剧烈疼痛，所以只需将针顺弯曲方向退出即可。滞针需要放松肌肉，缓解痉挛，甚至另刺一针，才能将针拔出。

4. **答案：**合谷属手阳明大肠经原穴，既可补虚，又可泻实。手阳明大肠经从手走头，循行经过颊、下齿、口、人中沟、鼻旁，故擅长治疗“面口”的各种虚实病证。

解析：合谷是手阳明大肠经腧穴，是原穴，具有解表清热、清泻阳明、醒脑开窍、通络镇痛的功效，临床应用广泛。手阳明大肠经循行从缺盆上走颈，经颈部入下齿，过人中沟，止于对侧鼻旁（迎香），因此合谷擅长治疗“面口”的各种虚实病证。

八、问答题

答案：施灸前可先将拟灸腧穴部位涂以少量大蒜汁，以增强黏附和刺激作用。然后将大小适宜的艾炷置于腧穴上，从上端点燃施灸。每壮艾炷必须燃尽，除去灰烬后，方可继续易炷再灸，直至拟灸壮数灸完为止。施灸时，由于艾火烧灼皮肤，因此可能产生剧痛，此时可用手在施灸腧穴周围轻轻拍打，以缓解疼痛。正常情况下，灸后 1 周左右，施灸部位无菌性化脓形成灸疮，约 5 ～ 6 周左右，灸疮自行痊愈，结痂脱落后留下瘢痕。瘢痕灸会损伤皮肤，施灸前必须征求患者同意方可使用。在灸疮化脓期间，需注意局部清洁，避免继发感染。面部穴位、五官、乳头、大血管等处均不宜使用瘢痕灸，以免烫伤形成瘢痕。关节活动部位亦不适宜用化脓灸，以免化脓溃破，不易愈合，甚至影响功能活动。

解析：本题有 3 个方面的问题，操作、护理和禁忌。操作步骤较复杂，分为：涂抹介质、燃烧、止痛、燃尽换炷、发灸疮、化脓、成瘢 7 步。其中后三步需注意护理，避免感染。禁忌为身体耐受程度（虚弱）和皮肤情况（糖尿病、皮肤病）。